少林寺気功で心を強くして夢を実現する！

嵩山少林寺第34代最高師範
全日本少林寺気功協会会長
秦 西平

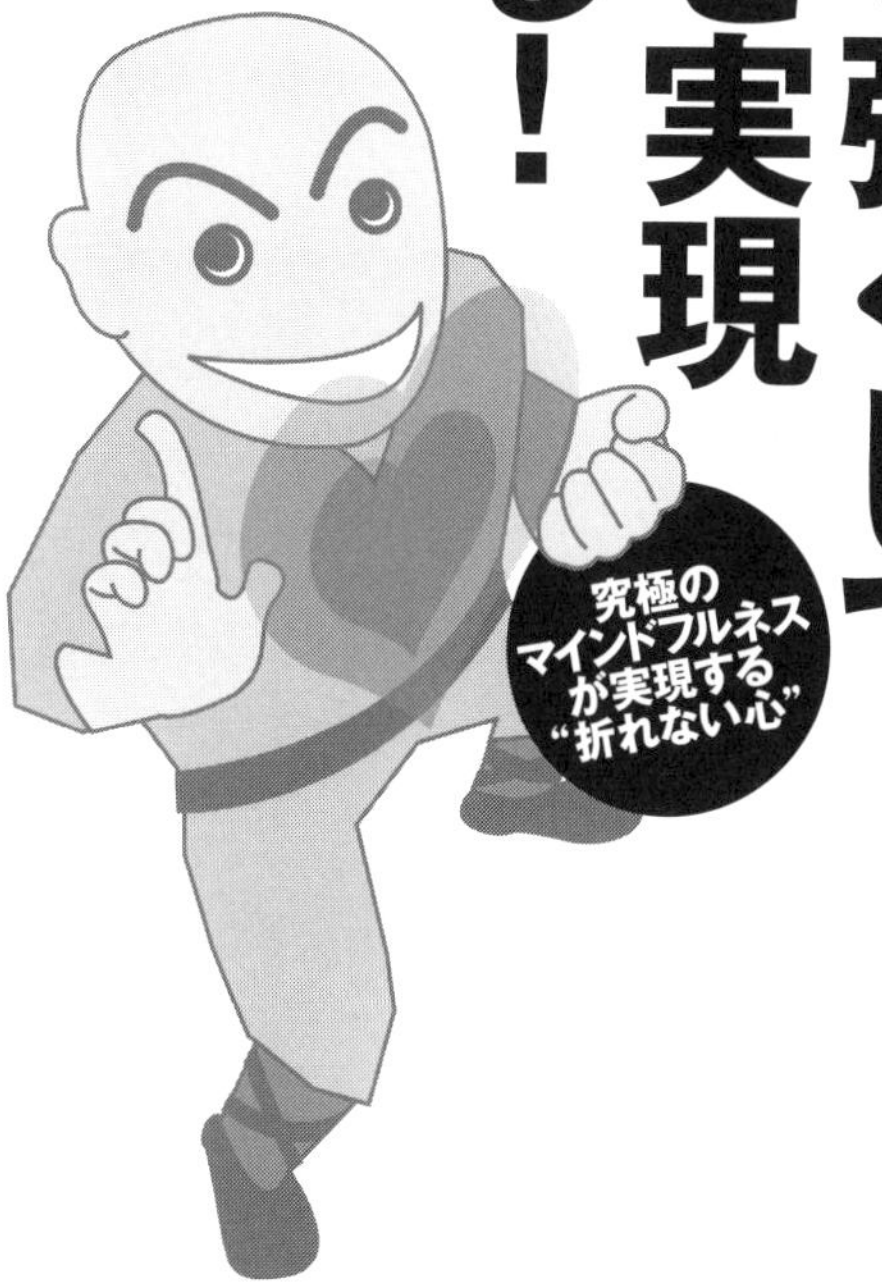

究極のマインドフルネスが実現する“折れない心”

BABジャパン

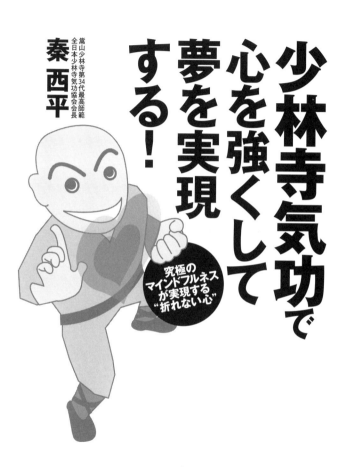

前書き

地球の上で、人間だけが〝心〟について考えて生きています。

人間は長い歴史の中でも、太古の昔から進化してきて一定のレベルになってから、自分自身の心はどういうものか、自分の人生とは何か、どうしたら意味のある人生や幸せな人生が送れるのか、あるいはなぜ人間はそんなに悩んでいるのか、なぜそんなに苦しんでいるのかなど考え始めました。

このような疑問を人間は何千年も昔から抱えています。そして心についての実践的な活動、非常に豊かな精神理論など心の研究が進むことにより宗教が誕生しました。

科学の分野のさまざまな学問は、長らく、心というものについて扱いあぐねてきました。

科学は人間の心以外の領域、大自然やその他の研究では非常に発展してきましたが、正直なところ心についての研究は進んでいません。だからその代わりに宗教が誕生したといえるでしょう。

現代は特に、さまざまな精神世界や心についての議論や発表、活動、講演、研究に関する本の出版など多くあります。しかしその中で、実際にはどういう効果があるのか、根本的に解釈できたのかなど、現在のところ人間の求める心の問題について期待通りの答えを出すには至っていません。だから心の研究、人間とは何か、などの探求は今現在もずっと続いています。

私は日本に来て今年で24年目になります。

もともとは中国の科学者の代表で日本に来て、科学者として仕事に携わっていましたが、だんだんと人間の心と肉体や健康のことに携わるように変わってきました。

実際のところ、日本は心についてどういう状態にあるのでしょうか。

私は、日本は世界的にみても国民の心の素質はかなりレベルが高いと感じています。道徳の面でのレベルが高いし、関心度も世界的にトップレベルでしょう。

しかし、心の強さについては昔の日本と比べるとどんどん失われてきているように思えます。

私が子どもだった頃の日本人に対する印象は武士のイメージで、精神が非常に強く強靭な心を持っていると思っていました。

私も将来大人になった時には、修行してそのような強い心、精神を得たいと思っていました。

しかし、日本に初めて来た時、そして二回目に来た時も、少林寺の気功や心と体の健康法や癒しの仕事を始めたら、びっくりするほど人が来ました。日本人がかかえる心のストレスやプレッシャーは、私が想像していた武士道の心を持つ日本人とは全然違っていました。

多くの日本人が心にストレスをかかえているこのような現状について、精神世界に関する学者や宗教家、心の研究家や指導者たちはどう対処し、何をしてきたのでしょうか。

私は、日本に来て、少林寺の気功、動功や静功を日本人に伝えなければならないと思いました。

少林寺の修行を50年近くやり続けてきた私の心と肉体の両方の修行から感じた結論です。

日本人が強靭な心を持っていたという事実には、変わらぬ確信を持っています。しかしその強靭さ、そしていかに心を強靭なものにしていったかという方法論が失われかけているとすれば、それは確かに少林寺気功に残っているのです。

私が日本に来て2、3年たったある夜、ある流派の空手の会長が訪ねてきました。

その方は千日回峰という修行も行なったことがあるそうで、昔はそういう厳しい修行を行なったものだが、現代の人達に対してはどうすればよいのかという相談でやってきたのです。

私は日本で気功を指導し始めてちょうど一年がたった頃でした。

私はこう答えました。

自分達の時代の修行は、その時代や環境、自分自身の条件の中で行なっているもので、現代の人達にそれと同じ事を要求しても通じません。それぞれの時代背景、自分自身の成長環境に合う方法を選んでよいと思うのです。

ただ、一つだけ大切な事として訴えておきたい要素があります。

それは、肉体と精神は繋がっているという事です。

今、肉体と精神は別個の独立した事象としてとらえられがちな傾向があります。気功は肉体的な健康を追究するためのものであり、精神を鍛えるには例えばイメージ・トレーニングなどのように肉体運動を伴わないもので行なう、というのが現在の日本における大多数の認識なのではないかと思います。しかし、実際の少林寺気功は、精神的な強靭さを追究するためのものでもあるのです。

少林寺気功は、肉体的動作の中で精神力の向上をはかるからこそ、より具体的に心というものに向き合え、とらえる事ができ、鍛えてゆく事ができるのです。逆に言えば、肉体運動をまったく伴わない精神鍛錬は、なかなか成果を上げる事ができません。

科学は、誰でも同じように理解できる普遍的な性質を持つものですが、先に述べましたように、心の領域についてはいまだ発展途上です。宗教はどうしても普遍性に欠ける所があります。しかし、少林寺気功は、肉体と精神を同等にとらえることにより、心の領域における普遍的な構造証明に至り、その強化法を具体的に発見していたのです。

ぜひ、少林寺に伝わる、〝心を鍛える気功〟を知って下さい。中国における心のとらえ方を知って下さい。

〝心の解明〟は、学術的にはまだまだのように思えるかもしれませんが、実はすでに、具体的で相当な高いレベルにあるのです。

2016年11月

全日本少林寺気功協会　秦　西平

目次

第2章　心の段階と機能　……51

終章 夢・目標を実現するために ……169

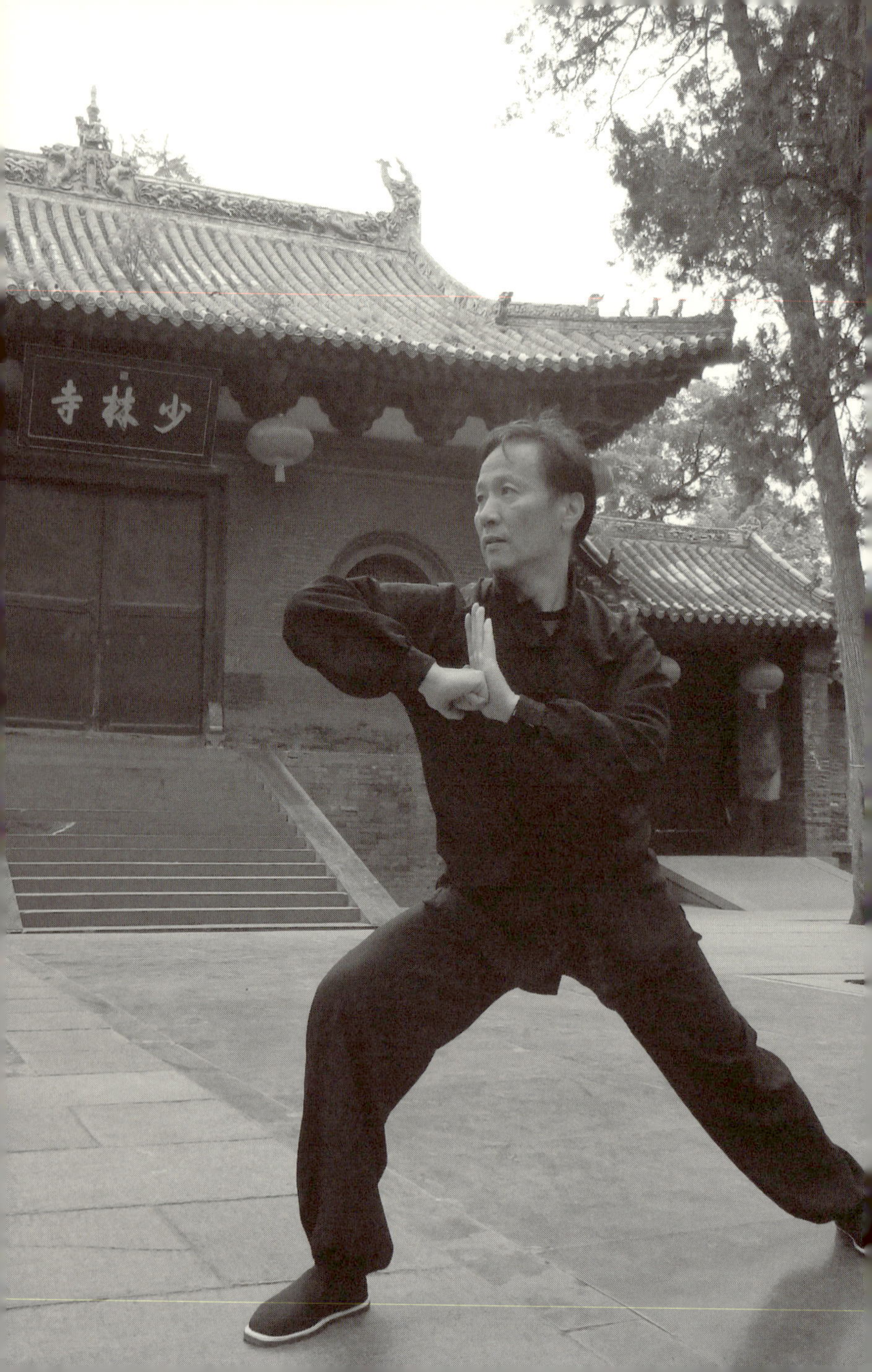
少林寺

序章

心の正体

1 心の〝具体〟

あなたは、「心の形」を知っていますか?

ハートマークを思い浮かべた方もいるかもしれませんね。でも、そういう象徴的な意味ではありません。もっともっと物理的で具体的な意味の話です。

形のないもの、と言えば、例えば空気。ああいう、目にも見えないし、境界線もはっきりしないものは、形がないとしか言いようがありません。

では、あなたの目の前にサイコロがあったとしたらどうでしょう。

現在のあなたは経験的にサイコロが立方体であることを知っています。けれども、サイコロを初めて目にした時、あなたの目には正方形だったり、長方形だったり、あるいは六角形に映っていたはずです。見る角度によって、すなわち〝面〟の見方によって、いろんな風に見えるのです。

形あるものの一つの特徴に、この〝面〟の存在があります。多面的なとらえ方をすると、見えにくかったものも少しずつ見えてくるのです。

中国では、心についても具体的に、多面的にとらえようとしました。5つの側面からとらえたのです。

これは「五行」という考え方の一環ですが、言ってみれば5台のカメラで狙いをつけるようなものです。

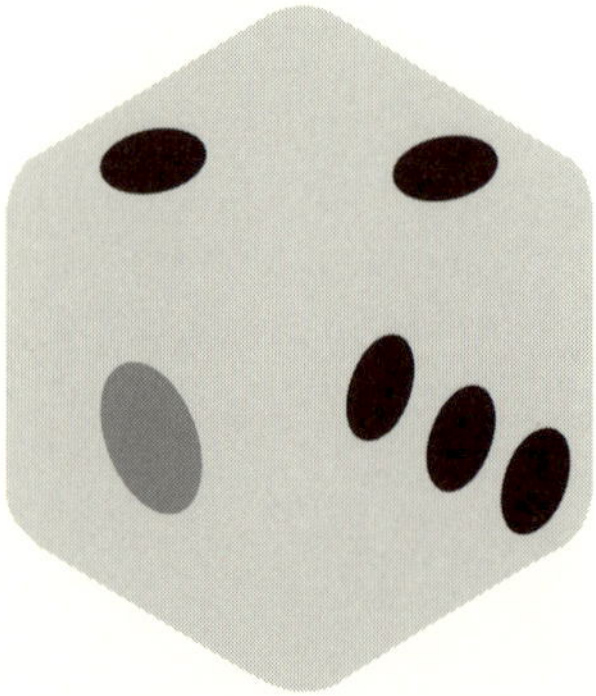

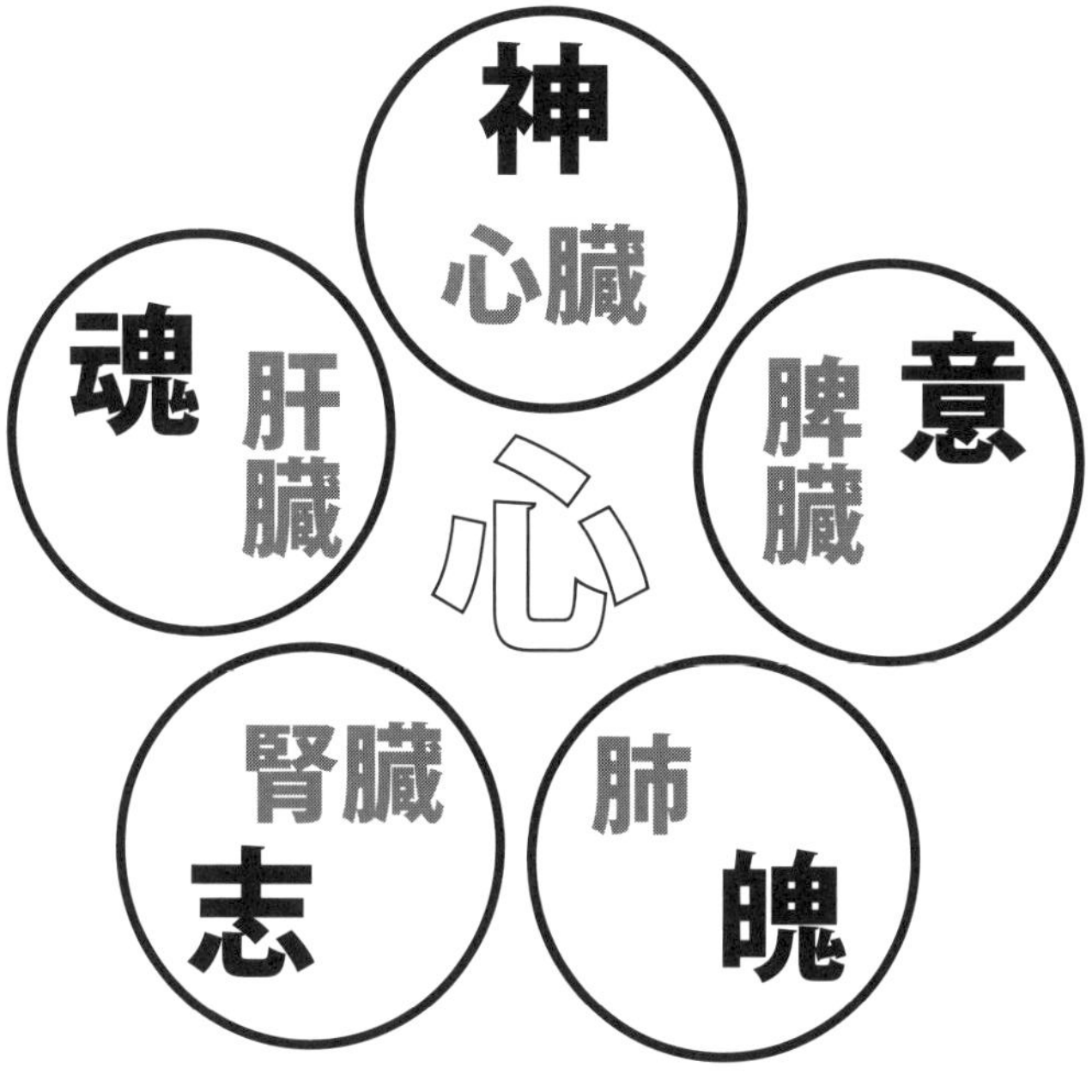

神《しん》、魂《こん》、意《い》、魄《はく》、志《し》、これが心の5つの側面です。詳細は後述しますが、例えば個人的な性質であったり、他者を圧倒する迫力であったり、物事を遂行する意志であったり、心と一口に言っても、さまざまな次元の違う要素をはらんでいるのです。そして「五行」では、これらに臓器を結びつけて考えています。

神…心臓、魂…肝臓、意…脾臓、魄…肺、志…腎臓、といった関係です。相手を圧倒するような迫力は「魄」です。これは、肺が悪ければ出せません。

こんな風に、中国では心を体と結びつけて考えることによって、より具体的にとらえようとしました。

私が少林寺で修行を始めたのは子供のころです。そのころの私は、重い肺結核を煩っていました。当時、中国では肺結核はまだまだ〝死に至る病〟でした。強くなりたい一心で私が選んだ道は修行です。

ご存知の通り、少林寺は武術を修行するところです。肉体鍛錬をする場でもあり、心を鍛える場でもあります。単なる技術を学ぶ場所ならば、私は少林寺には入らなかったでしょう。私の求めていたものは、生きる力を強くする、ということでした。体を強くすると同時に心も強くしたかったのです。でも当時の私は、どうやったら心が強くなっていくのかなんて、よくわかりませんでした。

心の修行と言うと、日本では座禅を思い浮かべる方が多いでしょうね。少林寺でも座禅をやります。でも、私にとって心を強くするために一番大きかった存在は気功です。

日本で気功として普及しているものは、健康な体を求める人のためのものです。でも、少林寺に伝わる気功は違います。心を強くするための気功です。

心は体の延長線上にあります。心の修行として座禅を思い浮かべやすいのは。肉体運動がないからではありませんか。肉体運動を切り捨てると確かに心に集中するような印象になります。でも、本来は肉体運動とリンクさせた方が心の強化もしやすいのです。

肉体的健康だけが目的の気功と少林寺気功の大きな違いは、意識の置き方にあります。

意識、といっても、いくつも層があります。

一番表面の層は「顕意識」といって、普段私たちが思考をしたり、物事の選択や判断をしているレベルです。

二番目は「前意識」といい、飲食や歩行などを司るレベルです。武術の達人はこのレベルの使用に長けているとも言われています。

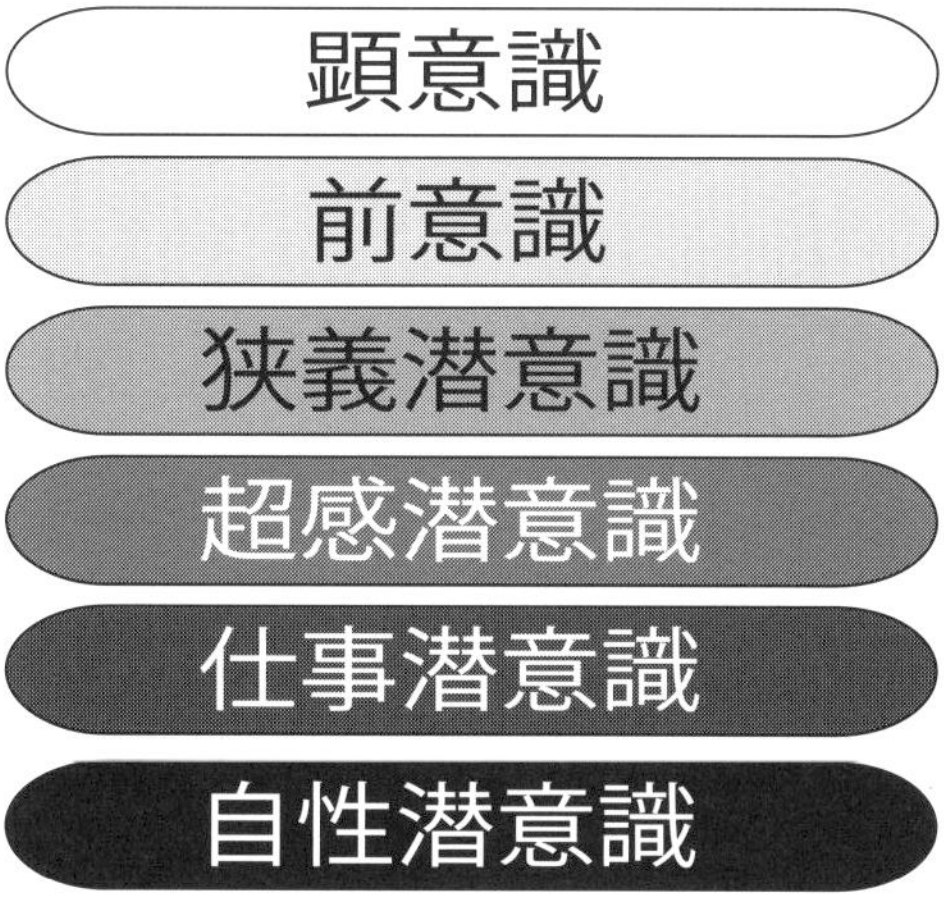
顕意識
前意識
狭義潜意識
超感潜意識
仕事潜意識
自性潜意識

三番目は「狭義潜意識」といい、人間行動の支配や人間性の変化などに関係し、病気にかかったり治ったりといったことにも大きく関わっている部分です。

第四の層「超感潜意識」、第五の層は「仕事潜意識」といい、このあたりが、先に言ったような、他者を圧倒する迫力、のような得体の知れないパワーを生み出すレベルです。

一番深い第六の層は「自性潜意識」といって、「禅（悟り）」の状態、であり、この宇宙の始まりと同じ状態を指しています。

こんな風に、心には「面」もあれば「層」もあるのです。なんだか形が見えてきた気がしませんか。

もちろん、中国でも、少林寺でも、心の形が完全に正確に解明できた、という訳ではありません。でも、その存在に具体的に、深く踏み込めていることは間違いないでしょう。

少林寺では、先にも言いましたように、心を鍛えるということもやっています。でも、心が形のないものだとしたら、そんなものどうやって鍛えろと言うのでしょう。心は肉体と同じ次元のものです。だから鍛えることもできるし、鍛えることによって強くもなっていくのです。

強い心、と言ってイメージされるのは、多少の事があっても動じない心、ではないかと思います。武術で求める心もこれでした。どんなに技術を磨いても、いざと言う時に萎縮してしまっては何にもなりません。

でも、この動じない心、というのが難しいのです。ビックリするような経験をたくさんしておけば、多少のことにはビックリしなくなる、というようなものでもないのです。かと言って、座禅をして平常心を養っておけば、いざという時にも平常心でいられる、という訳でもありません。

心は動くものです。それでいいのです。不自然に動かそうとしたり、無理に止めようとしてしまってもいけません。これは、肉体の延長線上と考えると、わかる気がしませんか。

心は抽象的にとらえているうちは、なかなか思うように強くしていくことができません。

私は、少林寺の気功、動功や静功を日本の人たちに伝えたいと思って20年間活動してきました。それは、心に対する具体的なアプローチの一つでもあったからなのです。

本書では、心を強くするためにはどうしたらよいのかを具体的にご紹介していきたいと思います。

2 意識は物質である（心の哲学解釈）

宇宙の本源に関する哲学の題目は「精神と物質、あるいは意識と存在の関係」がその中心でした。

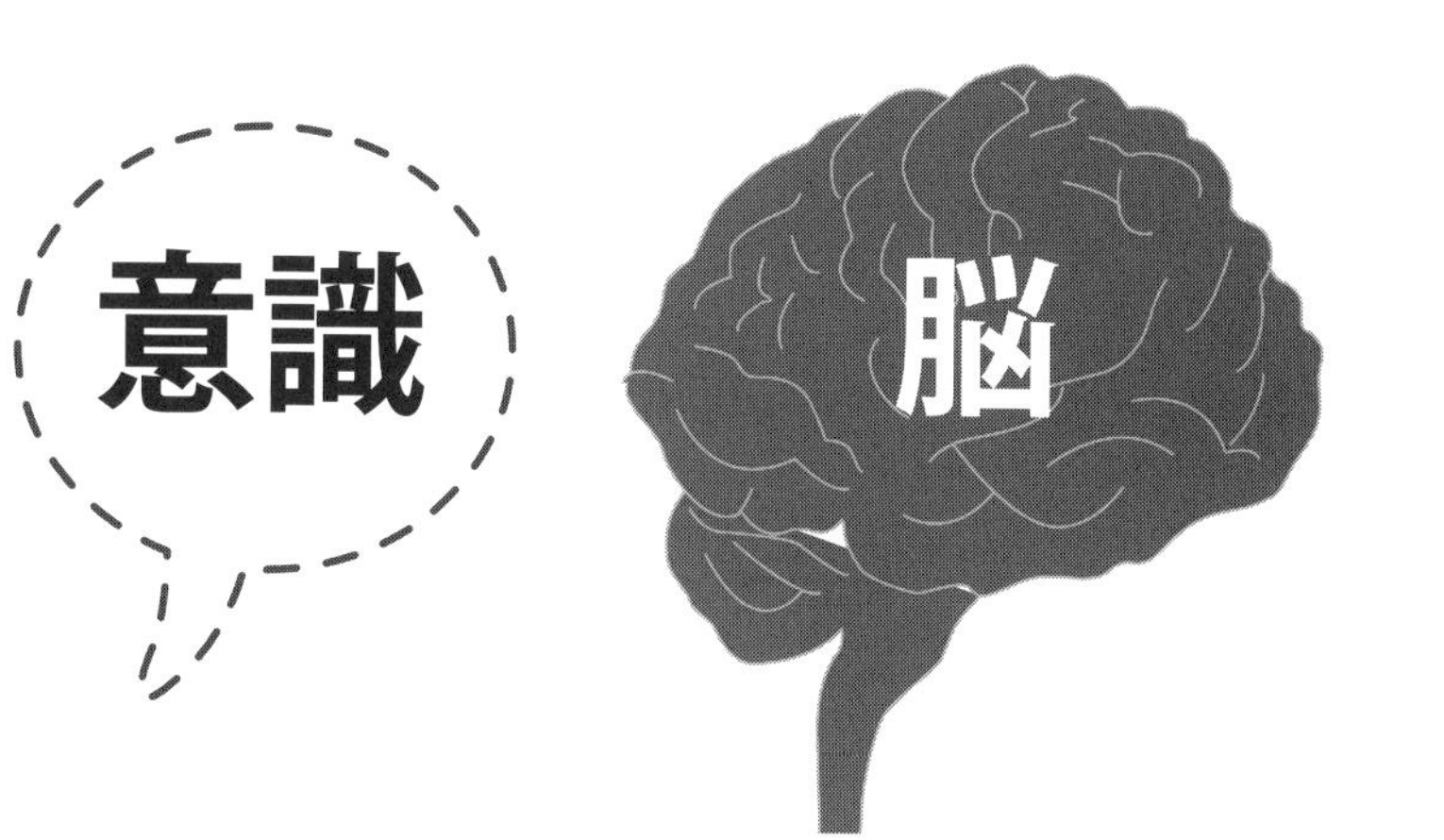

実際「宇宙の本源は何ですか」という質問に対する答え方によって、哲学はいろいろな学派や流派に分けられます。

「宇宙の本源は物質である」と答えたら唯物論です。

「宇宙の本源は精神である」と答えたら唯心論です。

「宇宙の本源は未知の力（神）であり、未知の力（神）が宇宙を創造し支配する」と答えたら客視唯心論です（例えばキリスト教）。

「宇宙の本源は自分の心であり、心が宇宙を支配する」と答えたら主観唯心論です（例えば禅宗）。

いずれにせよ「意識」と「物質」はまったく別のものとして考えられてきました。

一般的に私たちは「意識と物質」はまったく別のものとしてとらえていると思います。すなわち、意識とは脳（または心）の中にある物理的には存在しないものであり、物質とは実際に計測できる物理的に存在するものであるというとらえ方です。ですから意識と物質には物理的な関係はないと大部分の人は考えていると思います。

しかし、気功師が意念を送ることでウイルスの数の増減に影響を及ぼす実験が行なわれ、実際に増減する現象が計測されました。すなわち、人間の意念（＝意識）は直接物質（例えばウイルス）に影響を与えることができるのです。この事実から私たちはもう一度意識と物質の関係を認識し直すことが必要だと私は思います。

物理性の功能（ウイルスの数の増減に影響を及ぼす等）を産生するときの意識は、私たちがこれまで持っていた概念の意識（脳の中にある物理的に存在しないもの等）ではありません。この場合の意識は「場」に作用を及ぼし、場を通して物質（人体やウイルス等）に影響を及ぼす事ができるのです。ですからこの場合の意識は、外部に作用を及ぼす事ができ、場として存在する特別な物質であると私は考えます。

つまり、意識は一つの特殊な物質であり、一つの特殊な場であり、一つの特殊な物理的功能なのです。先記の意味における物質と、これまで考えられてきた物質の関係は、奇妙な対応、奇妙な全息、奇妙な相互転化の関係にあります。

人間は脳で何かに集中するとき、単なる思想・概念を生み出すだけでなく、エネルギーを外部に出すことができますし、影響を及ぼすこともできるのです。おそらくこれは、世界の各分野の優秀な人物が成功を収めた根本的な原因にも通じると思われます。

すなわち、政治家、企業家、芸術家、科学者、宗教家、医学者等、分野にかかわらず、その中の優れた人々は、単に即物的に優れた物を生み出すにとどまらず、他者に影響を与え、巻き込み、もっと大きな〝流れ〟を生み出します。あたかも気功師の強い意念と同じようなパワーを持っていたと思います。こういうパワーは外部環境、相対するもの、外部世界を変えることができるのです。

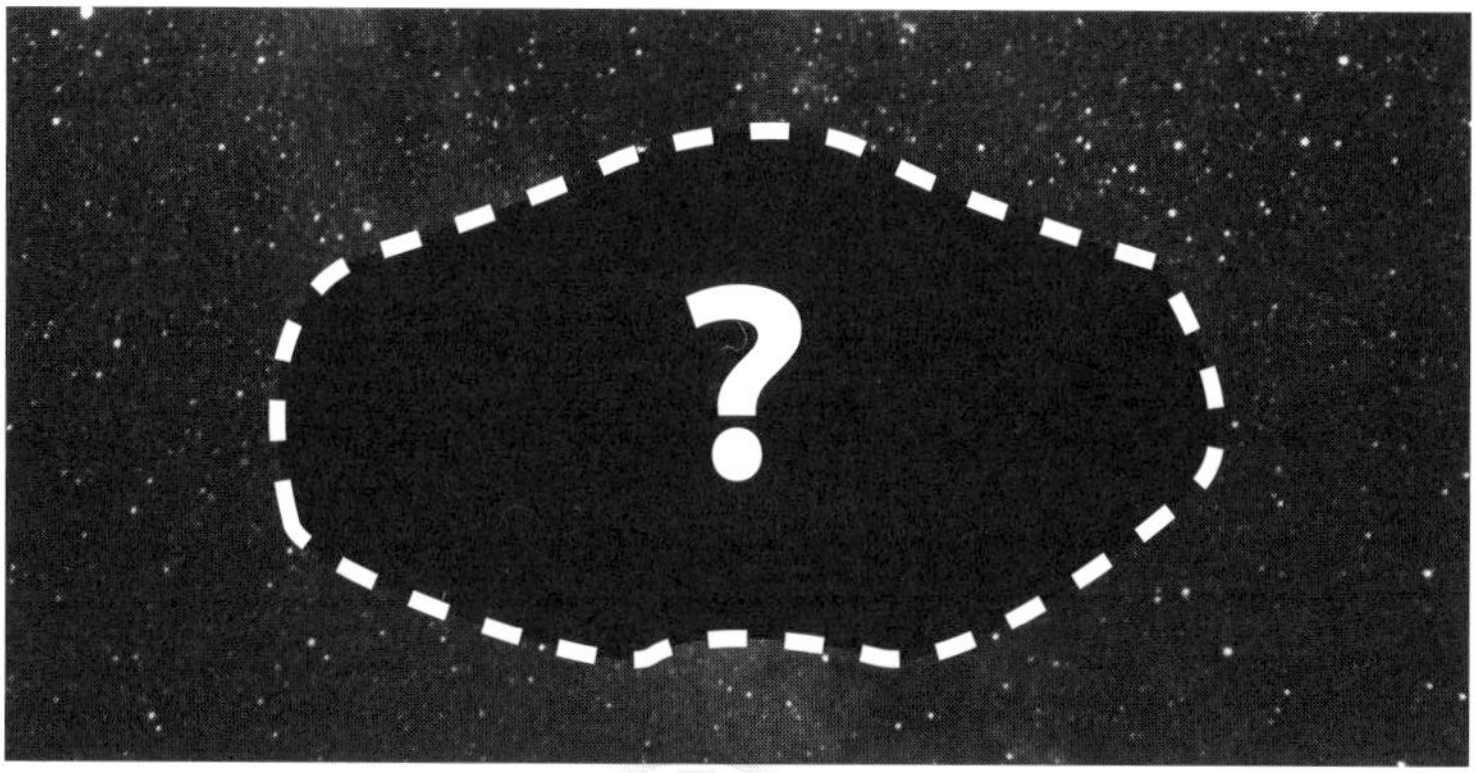

私たちは気功を練習してこの意識（パワー）を強め、そして自分白身をコントロールして自分も健康になり、他人にも外気を出して影響を及ぼすことができるのです。この事は「病気は心から、病気を治すのも心から」という考え方の理論的な基礎であると私は思います。

心は単なる〝概念〟ではなく、ある種の物質として実在するものです。

でも、その物質の正体とは何なのでしょうか？

3 虚子論…物質概念の拡大（心の科学解釈）

皆さんは暗黒物質（ダーク・マター）という言葉を耳にした事があるでしょう。宇宙全質量の大半を占めているという物質ですが、その名のごとく、目には見えません。いまだ光学的に観測された事がないにも関わらず確かに存在する、そんな物質で宇宙は確かに満たされているのです。

「気」とて同様でしょう。誰もその存在を視認した人はいません。でも、確かに人体に影響を及ぼす要素としてその存在を認めない人は、もはや少数派でしょう。見えなくても確かに存在する物で満たされている、それが今我々が生きている世界の実体です。

皆さんは「虚数（ｉ）」という数を、高校くらいで習ったのではないかと思います。２乗するとマイナスになる数です。数学の苦手な方は、「どこかの理屈好きがひねりだした、実際には存在しないし必要もない架空の数」くらいに思っているかもしれません。しかし、原子等ミクロ世界を解明する物理「量子力学」のシュレーディンガー方程式に用いられる等、現実世界の説明に確かに必要になっている物なのです。

総物質
- 粒子状実物質（陽儀）
  - 正粒子
  - 反粒子
  - → 実子（低光速）（ニュートン力学の世界　三次元）
- 波粒状光電磁場物質
  - 電子
  - 光子
  - 磁子
  - → 中性波粒子（光速）（量子力学の世界　四・五次元）
- 波状虚物質（陰儀）
  - 正情報波
  - 反情報波
  - → 虚子（超光速）（陰性世界 思惟波意念心　超科学）

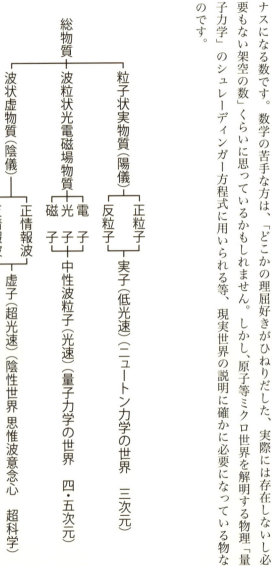

物理学は空間を占有する可見物質（陽儀）を主に研究対象として発達してきました。しかし宇宙には空間を占有しない波態的な不可見虚性物質（陰儀）が存在していると私は考えています。物質には陽儀と陰儀があると考えて物質概念を拡大すると、物質は右の図のように分類することができます。

この図において、波状虚物質（陰儀）は空間を占有せず、五官では不可見、万有引力には不服従で、内部構造はありません（其小無内）。エネルギー元素の特性があり、宇宙万物の母で太虚中の「道」「無」であり、現代物理学で認識されていません（ですから新しい陰性物理学の開創が必要であると私は考えています）。

この図において、粒子状実物質（陽儀）は波状虚物質（陰儀）が聚合してできたもので、空間を占有して、万有引力に服従します。現代物理学（陽性物理学）で解明されたものであり、光速より低い速度の運動の規律に基づいています。

陰性物理学の広義の物質概念においては、精神・意念・思惟なども「一つの物質」つまり粒子物質と相対する「非粒子虚性状態物質」であると私は考えます。仮に粒子の陽性物質が宇宙の天体を構成するとするならば、非粒子の陰性物質は宇宙の原始背景を構成します。そして陽性宇宙の万有引力と陰性宇宙の万有斥力の二つの力から宇宙のバランス運動が構成されており、宇宙の天体は生から死へ、無秩序から有秩序までの運動をすることができ、その運動の周期は終わりから始めに戻ることで無限に循環するのです。

4 人体と宇宙の全息律（心と全身と宇宙との関係）

人体と宇宙（人類社会を含む）は繋がっています。その繋がりを説明したいと思います。まず「全息」の意味ですが、全息は中国の言葉で「全」は全体とか全方位、「息」は情報のことを意味します。全息とはもともとは物理学の立体写真に関して使われていた概念で、フィルムから立体写真を作るわけですが、フィルムが少し破れても全体の立体写真を見ることができます。これはフィルムの部分部分に立体写真の全体像が含まれているからですが、このように全息とは「部分の中に全体の情報が含まれていること」及び「そのような状態にある全体と部分の間の関係」を表す概念です。

生物にも全息は存在します。例えば、人間の個々の細胞の遺伝子には人体全体の遺伝子情報が含まれています。この「人体の一部分である細胞の遺伝子に人体全体の遺伝子情報が含まれている事、および人体と細胞の間の関係」は全息の一つの例です。また、人間の卵子は受精後約十ヶ月の間に人類の進化の全過程を経過して成長します。つまり、一人の人間の遺伝子には人類の過去の全情報が濃縮されているのです。また、人間はある時期になると自然に歯が生えてきます。これは遺伝子の中に未来の情報が含まれているからです。

同様の事は人間だけでなく他の生物にもあてはまります。つまり、ある生物の遺伝子の中にはその生物の過去と未来の全情報が含まれており、その生物の成長はその生物系統の発展史を表しているのです。ですから生物の遺伝子情報は有機的恒久な生的全息と言えます。

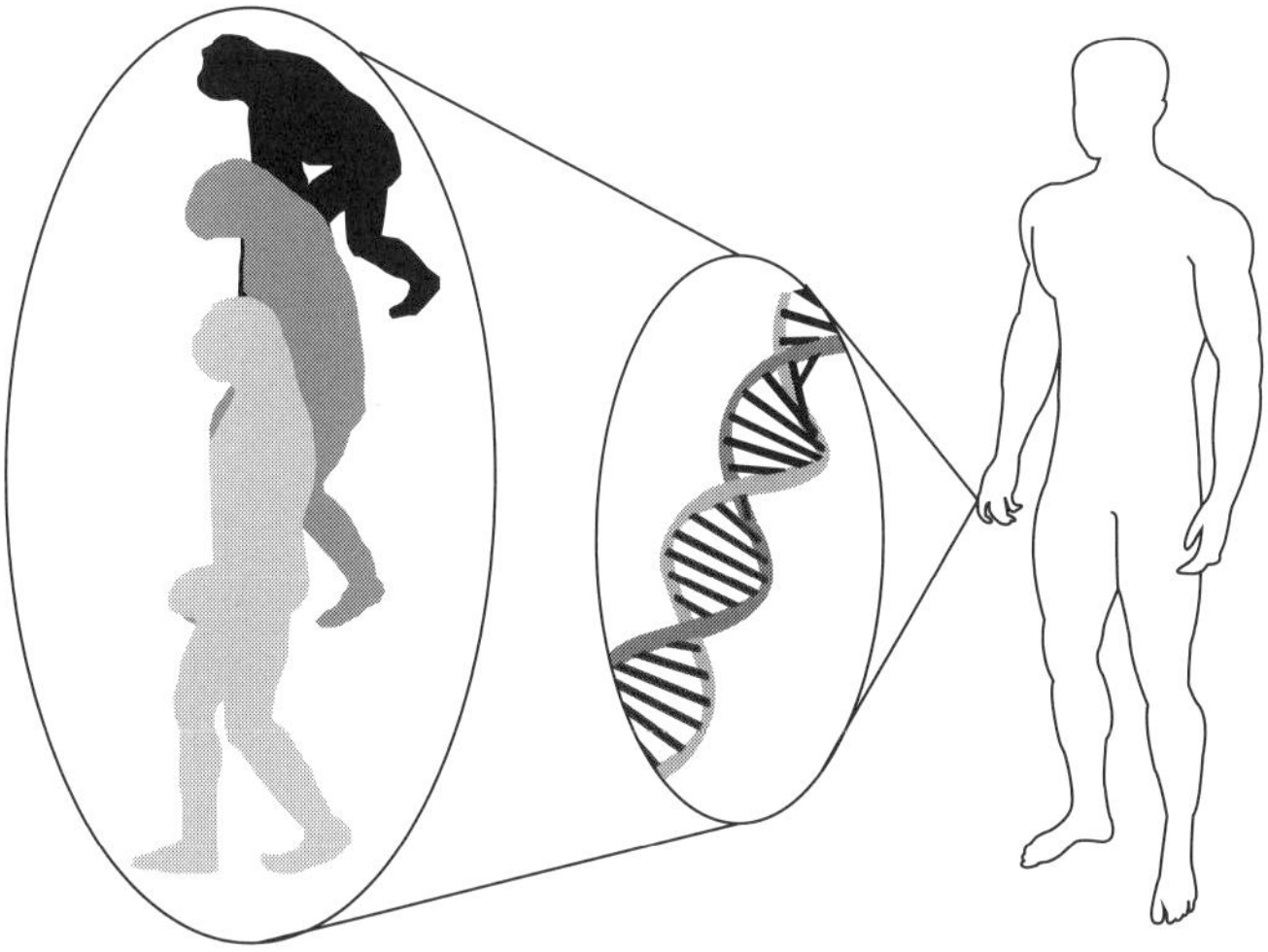

全息は一つの対応（Aがあれば必ずBがあるという関係。例えば東と西）や相応（Aがあればおそらく Bがあるかもしれないという関係。例えばガソリンが値上がりするとコストが上昇するかもしれない等）を表す実物間の連係であり、ある運動（これまでにまだ発見されていない運動形式を含む）を通して、あるいはエネルギーと情報の変換（人類がまだ発見していないエネルギーと情報の変換を含む）を通して実現、表現されるものです。また、全息は特殊な対称でもあります。三大対称として「電磁力、鏡像、時間反演」がありますが、全息は三大対称以外のもので、例えば「西瓜の種と西瓜」のような関係のことです。

全息律とは全体と部分の間の関係を意味する概念で、次の五種類があります。

① 人体の局部と人体全体の全息対応

例えば、人間の耳には身体全体の情報が保存されています。ですから人間の身体の各部位の病気を対応する耳のツボで治療できるのです。手のひらなどにも同じことが言えます。

②　人間の体と心の全息対応

例えば、ある心理の状態はある体の状態に現れます。

③　人間の体と宇宙（人類社会を含む）の相互全息

例えば、満月は人体の生理に影響を及ぼします。

④　人間の心と宇宙（人類社会を含む）の相互全息

身近な例で言えば、花見に行くと多くの人はウキウキした気分になります。心理（特に潜意識）は外部環境の影響を受けます。

⑤　人体（体＋心）と宇宙（人類社会を含む）の相互全息

例えば、満月のときには人は病気にかかりやすくなります。ヨーロッパの例では満月でないときに比べ約10倍、中国でも約2、3倍というデータも出ています。

人体と宇宙の全息律を研究する最核心の目的は、人類の心及び意識の認識を深めることにあります。これまでの人類における最も遅れた認識分野は自分自身の心意識（あるいは精神）でした。したがって、深い心理意識になった状態での心と体の関係を認識すること、心（体）と宇宙の関係を認識することはきわめて重要なことであり、新しい意識構造理論を提示することが必要であると私は考えています。

第1章

心を強くするってどういうこと?

1 〝水〟の心

心が強くなる、とはどういう事でしょうか。

人前であがらない、スポーツや格闘技で対戦相手が強そうでも萎縮しない、嫌な事があっても意気消沈してしまわない、大舞台でも実力を発揮できる、など、いろいろイメージされる事があると思います。

では、逆に弱い心とは、何でしょう？

大勢が見ている前であがってしまったり、強そうな対戦相手を見ただけで戦う前から縮み上がってしまったり、嫌な事に出くわしたら落ち込んで何もする気がなくなってしまう、……こうなってしまったら、確かに心が弱いと言われても仕方ありませんよね。

お気づきでしょうか？　やはり心の問題には肉体が関わっているという事に。

たとえ大勢が見ている前で心理的に萎縮してしまっても、それでも見事にスピーチをやってのけられればいいのです。強そうな対戦相手に恐怖心を抱いても、体が固まってしまわずにいつもの自分の動きができればいいのです。嫌な出来事に降り掛かられても、適切に対応したり次の行動に移れたり、そういう事ができればいいのです。

実は〝ドキドキするな〟とか〝ショックを受けるな〟などという事は要求されていないのです。それでも行動できればいい、実はそれが強い心の事なのです。何があっても肉体が自由度を失わない、それこそが強い心の本質です。つまり、強い心をつくるという事には「何があっても動き続けられる肉体を

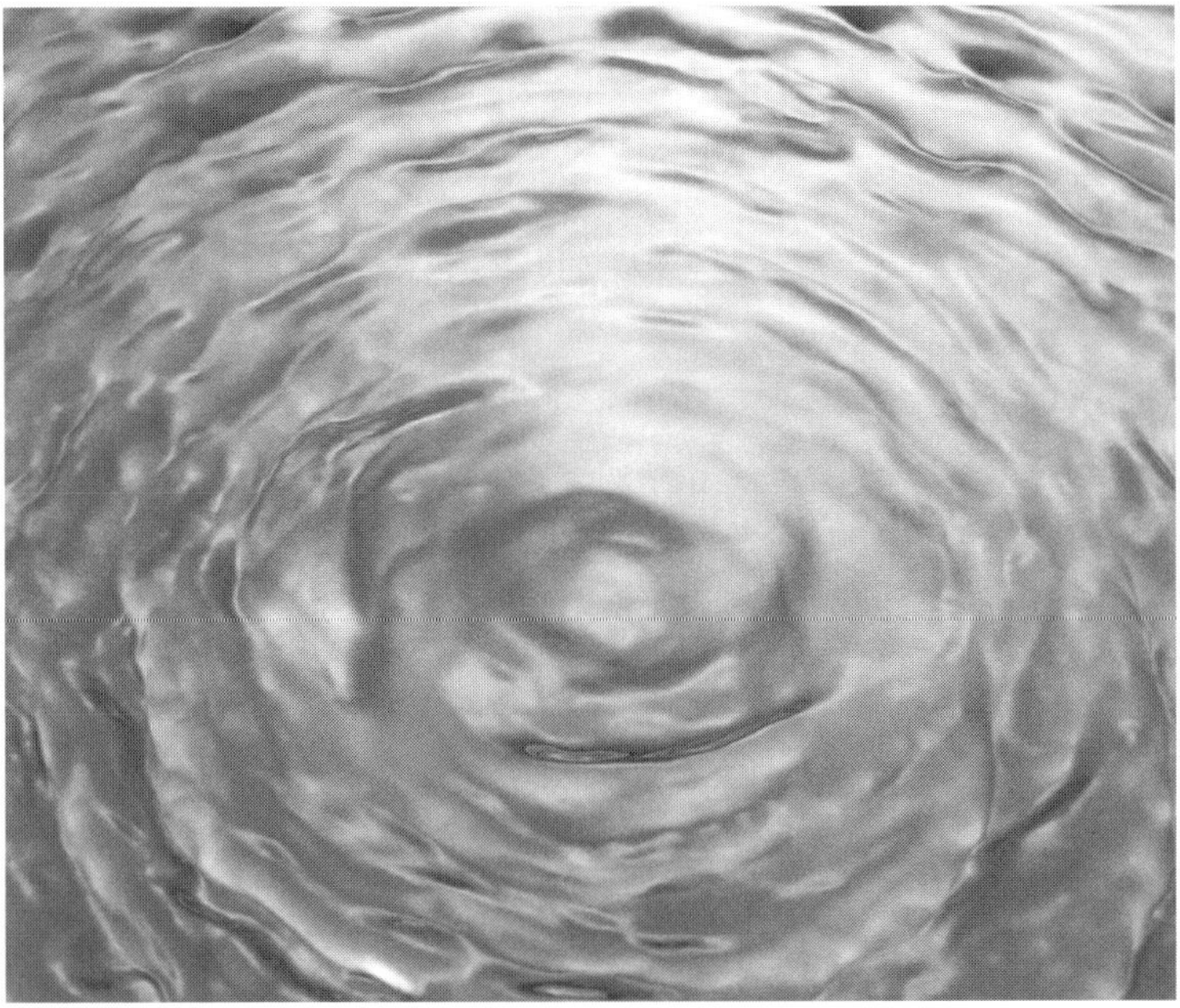

つくる」という要素が必ず同居しているのです。

強い心というと、鋼鉄のように硬く何の影響も受けないようなイメージを持ってしまう方も多いかもしれません。でも、実はそんな心はありません。〝感覚を閉ざして何も受け付けない〟、そんな状態なら確かに〝鋼鉄のような心〟に近い状態かもしれません。目を瞑って観衆や対戦相手が目に入らないようにする、みたいなやり方ですね。でも、そんな事をしたら、それはそれで適切には行動できません。

心が目指すべきは、鋼鉄ではなく水です。水に対して、ハンマーで叩いたり、日本刀で斬った場合、いったんは弾けたり、斬られますが、すぐに元に戻ります。人間の強い心とは、そのような心を指します。

強い心を示すのに「平常心」「不動心」

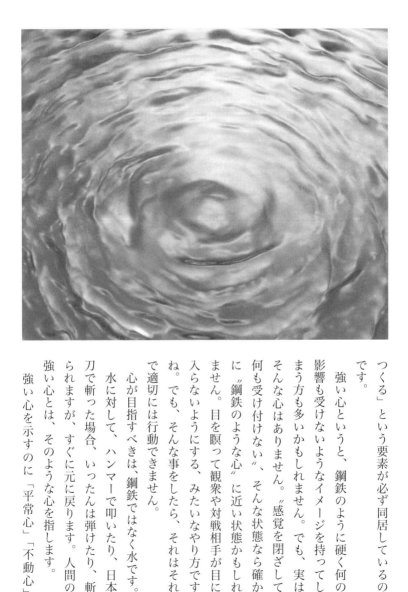

といった言葉を用います。平常とは普通のままであり、平らなままであるという事です。水は何があっても、たとえ一瞬乱れても、すぐに平らに戻ります。

例えば、すごく驚くとか、ものすごい恐怖を感じるなど大変な事があったとします。

修行を重ね、自分の心の中に自分の命よりもっと大事なものがあると分かった時、たとえ、世界が終わると言われても、怖いとか驚くという事を認識はしますが、そこで硬直してしまったりすることはなくなります。〝もっと大事なもの〟のために行動するだけです。

心を常に訓練することで、志を持ち、自信を持つことができるようになると、何か怖いことがあっても、怖い中で冷静に対応、解決することができます。自分を乗り越える、周りを乗り越えるという事は、何があっても自然に流し、対応する事ができるという事です。

2 〝怖れ〟の本質

なぜ、〝怖れ〟は生じるのでしょうか？

これは、まさに少林寺で行なっている「武術」で考えると、その本質が見えやすくなってきます。

今の時代でこそほとんどそこまでの場面はありませんが、武術とはそもそも、生死を賭けた次元の賜物でした。すなわち、負ける事は自らの命を落とす事を意味していました。これはどこの国の武術でも同じです。日本の古武術は刀を用いますね。

負ければ命を落とす、そんな戦いに挑む時に〝怖れ〟を感じるのは当然です。では改めて、なぜ怖れ

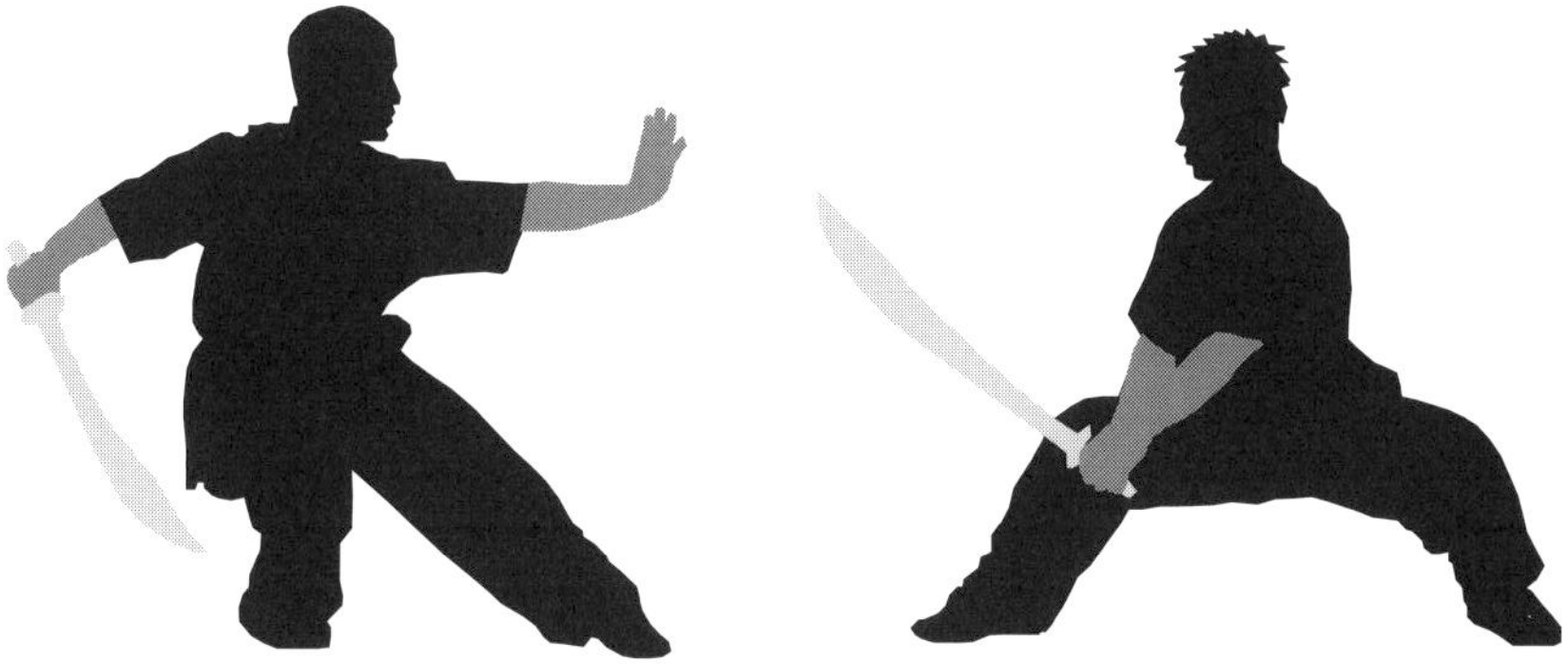

るのでしょう。

相手が強そうだからではありません。そんな事より何より先立つのは、「死にたくない」という事です。

実は、怖れの本質は〝欲望〟です。

自分の命を失いたくない、という欲望。もちろん人間は生きているから命は大切です。しかし、自分の命を失いたくないあまりの怖れから体が硬直して動けなくなってしまったら、むしろ相手にやられてしまうでしょう。自分の命を失いたくないという欲望は生物として大切な本能です。でも、それによって生じた怖れに支配されて体が動かなくなってしまう事は、武術では何としても回避せねばならない事態でした。

現代の我々の状況に置き換えてみても、同じ事が言えます。

稽古で殴られたり投げられたりすれば痛いし怪我をするかもしれません。試合で負ければ、自分の評価は下がる事になるでしょう。大勢の前でドギマギしてしまったら、きっと恥をかくでしょう。上手くいかなければ、必ずダメージやデメリットを負うのです。それが嫌だ、負いたくない、というのが欲望です。いわば未来の自分が損するかしないか、という事を考えている訳です。

3 〃マインドフルネス〃の強さ

負ければ決定的に評価を落としてしまう試合、失敗すれば大恥をかいてしまう場面、こういう状況を認識する事自体は悪い事ではありません。というか、当たり前の事ですね。無視してまったく意識しない、という方が無理な話です。

ただ、それを事実としてそのまま受け止めればよいのです。

良い選手は、試合は試合として捉え、ただ自分の体に任せ、心は正常の状態を保つ。心が落ち着いていればいるほど自分の技を出すことができ、試合が良い方向へ流れます。

これが〃マインドフルネス〃です。

〃マインドフルネス〃とは、過去や未来、さまざまな余計な事にとらわれず、今、この瞬間に集中する事を意味します。

今の事だけに集中する。戦うとはただ戦うことで、勝ち負けではなく、他の何も関係はないのです。ただ目の前の相手が左パンチを出したらどう対応するか、蹴ってきた場合はどうするか。なすべき事はそれだけです。

格闘技などで、あまり良い体勢でなかったり、負けそうな状態の時に、自分の心が動いて、もう終わりだと思ってしまう。これは、余計なものです。

平常心とは、不利な状況でも有利な状況でも、それはただそれと受け止め。、身体はその瞬間にすべ

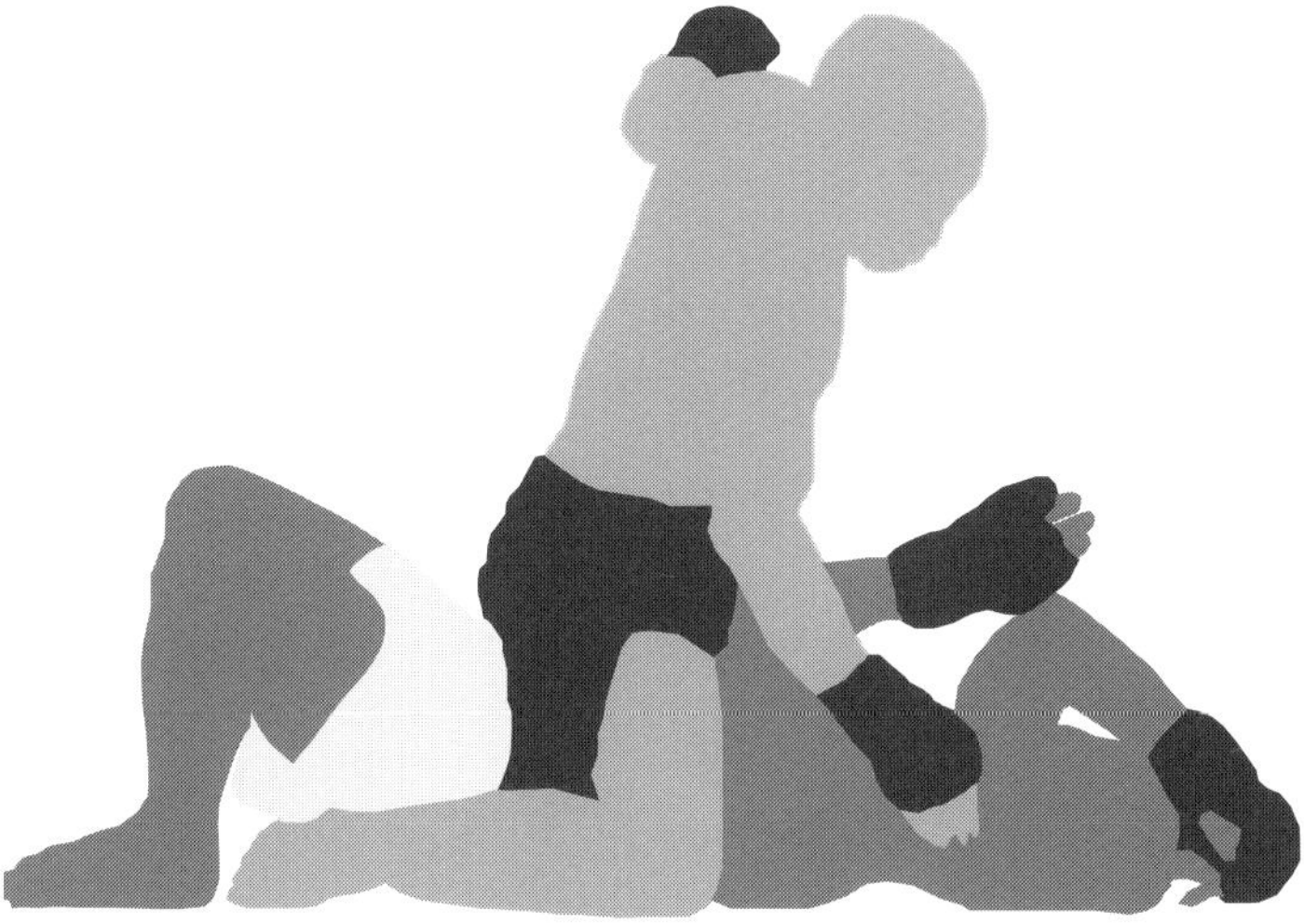

き最善を尽くす、というものです。

こう考えると、心を鍛えるという事も、むしろそんなに大変ではないように思えませんか？　心臓の筋肉を分厚くしてちょっとやそっとじゃドキドキしないようにする、という話ではないのですから。

何においても、本番に強いか、本番で実力を発揮できるか否かの分かれ目は、こういう構造になっているのです。

いくら自分で緊張していないと思っていても、実は緊張して体が固まってしまっていたら、それは弱い心の結果なのです。逆に、いくら自分でドキドキしているなと感じられていても、それをそのまま、ただ受け止め、それにとらわれることなく、目の前のなすべき事に集中する事ができるなら、それは強い心の産物です。本番で実力が発揮できるタイプです。自分でドキドキしているなと感じたら、「このドキドキをおさえなければ」と、一生懸命深呼吸したりしてしまいませんか？　そうなると、ドキドキがなかなかおさまらないほどにどんどん焦ってきます。

そんな時に意識を向けるべきは、頭の中すなわち何を考えるか、ではありません。体の方に集中すればいいのです。

4 強靭な心

強い心のイメージが湧いてきましたか？

目指すのは、鉄のように何でも跳ね返してしまう硬い心ではありません。逆に何でも受け入れてしまえる水のような心です。

水は、一見弱そうに見えます。実際、赤ちゃんでも手を水の中に簡単に入れる事ができるほど柔らかなものです。

しかし、水は一番強いとも言えます。

水の流れにより世界中の色々な偉大な現象が起きています。グランドキャニオンなどもそうでしょう。

不動心も同じものです。

一般の人には、波のように、会社の悩み、家の悩み、健康の悩みなど、悩みが次々と押し寄せます。人生の中には、楽しいことも、良いこともありますが、悩むこともたくさんあります。それに対して心がどう対応するか、どう認識するか、特にどう受け入れることができるのかで、その人の人生が変わります。悩んで立ち止まってしまうか、さらに、まだ降り掛かってきてもいない〝嫌な事〟を怖れて一歩も踏み出せなくなってしまうか。そんな必要、全然ないのに。

思えば、悩みなどというものは、大概、こういうものではありませんか？ まだ起こってもいない事にビクビクしたり、もう過ぎてどうしようもない事にクヨクヨしたり。でも、すべて水のように受け止め、水のように流れていければ、前に進めるんです。水のような柔らかさがあれば、きっと解決していけるものなんです。

水は、高いところから低いところに流れます。もし水のように平常に対応して滝のように流すことができたら、他の人から見ても非常に綺麗に見え、軽快な人生になると思います。

心が強いという事は、このような事なのではないでしょうか。

自分の心の修行が足りないと、水ではなく、泥のように流れが悪くなります。自然に流れることができなくなると、悩みなど心の中の悪い要素が詰まって病気になります。人間の血液、血管もそうです。健康な血液は滞りなく流れますが、心臓や肝臓など病気になると血液はドロドロになり、流れが悪くなり病気になります。だから、私たちは自分の心を常に柔軟に対応できる状態、正常な状態、平常の状態にしておかなければなりません。

強靭な心をつくりましょう。

「強靭」という言葉の意味をご存知ですか？

強くしなやか、という意味です。

5 〝動かない〟鍛錬は心を鍛える

〝心〟に効用のある鍛錬法として、ここで站椿功《たんとうこう》をご紹介しましょう。

站椿功は、少林寺映画でも有名な鍛錬法の一つですが、少林寺武術の修行に限らず、様々な武術（武道も含む）の流派においても鍛錬のために取り組んでいます。站椿功の特徴は、じっと動かない姿勢で行なうという事です。

さて、それではこういった修行にどのような効果があるのでしょうか？

站椿功の大きな目的の一つは、自身を内観する事にあります。すなわち、自身の身体内を感覚的に観察するのです。

同じように、〝動かない修行〟として、座禅（静功）があります。こちらの方が心の鍛錬のイメージが浮かびやすい人が多いでしょうね。実は座禅も同種のものなんです。

日本で座禅を組む時に「内観せよ」と指導される事はあまり多くないと思います。でも、言われなくとも誰もが自然にそれをする事になっています。

例えば、座禅は結跏趺坐なり半跏趺坐で座り続けるものです。この座り続ける、という作業、なかなか楽ではありません。ですから、座り続けながら、微妙に調節して最も負担の少ないポジションを探し続けなければならないのです。座禅というものは、一般に思われているよりもはるかにフィジカルな修行なんです。

站椿功

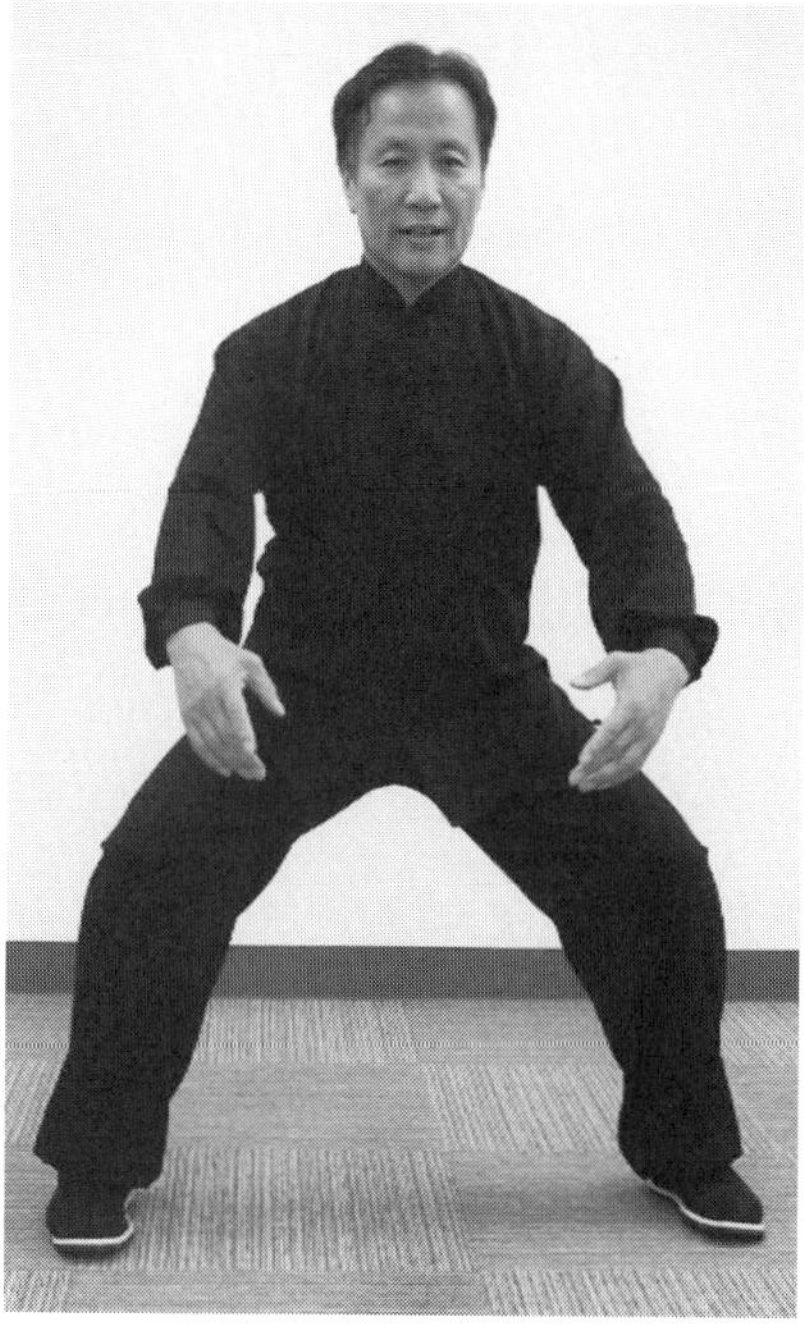

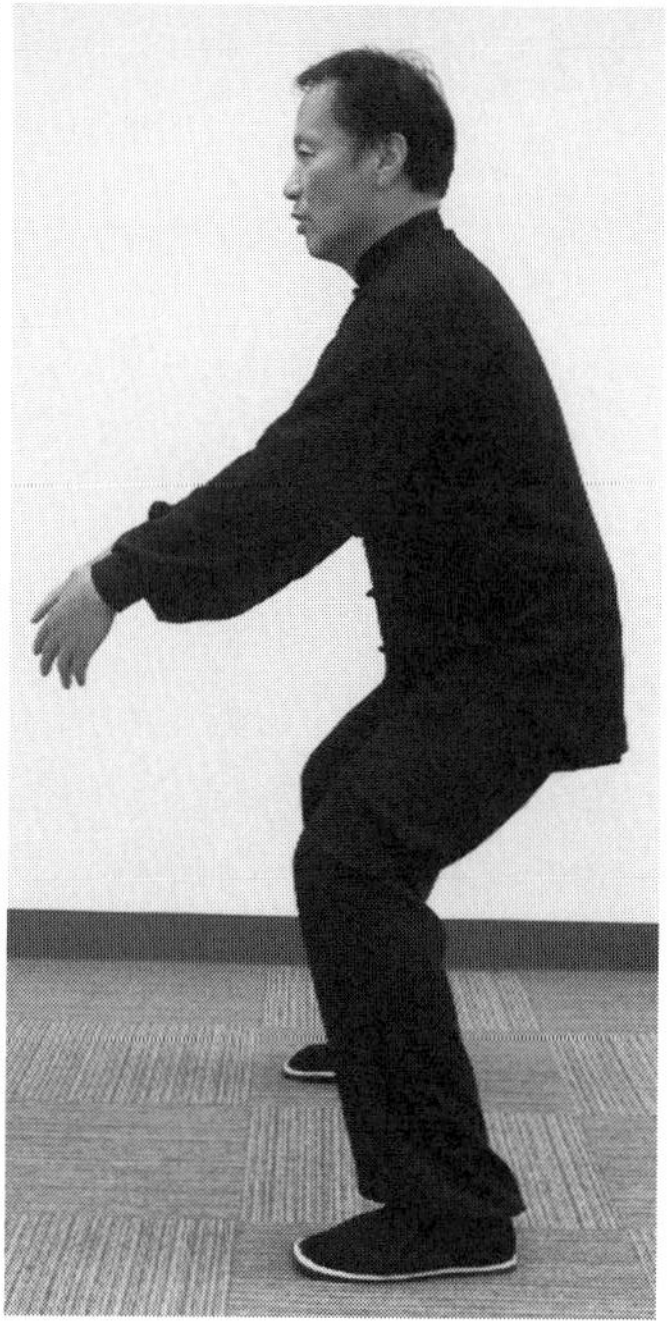

足はつま先をまっすぐ前に向けて肩幅の1.5倍に開きます。膝がつま先より前に出ていかないように、おしりも後ろへ突き出さないようにして椅子に腰かけるように腰を落とします。手は「労宮」のツボをへその高さに置きへそに向けます。吸う時に腹を膨らまし、吐くときにへこませる「腹式呼吸」を行ないます。

座禅を経験された事のない方の多くは、おそらく座禅とは「無心」になって行なうものと思っているのではないでしょうか。すなわち外界の情報が一切入って来ない〝真っ白〟な状態で行なわねばならないものと。

実際は逆です。一切の情報をすべてそのまま受け入れるのです。

背後で気になる足音がしたら、それが聞こえなくなるように頑張る…必要などありません。足音がしたな、くらいの気持ちでそれを受け入れ、放っておくのです。

座禅における心理、感覚の状態は3段階あります。

第1段階は、周囲の音が普通に耳に入ってくる、そして心がそれに反応してしまう状態です。最初は誰でもそうだと思います。

第2段階は、周囲の音は耳に入ってくる、けれどもその音はすぐ反対側へ出てしまうような、あたかも、入ってきたものをそのまま受け入れ、水のように流してしまうような状態です。

第3段階は、周囲の音（雑音）は耳に入ってこない、でも、例えば針一本落ちるようなかすかな音でもキャッチできる、そんな状態です。これはかなりレベルの高い状態ですが、少林寺気功ではここを目指して修行します。

站椿功は、ずっと同じ姿勢で立ち続ける鍛錬です。馴れないうちは、なかなかにキツい作業です。座禅よりはるかにシビアに「最も負担の少ないポジション」を探し当てなければなりません。

また、きっと多くの人は「このままだとこの先キツくなって維持できなくなりそう…」という不安が頭をよぎると思います。

お気づきですね。これは無駄な心配です。本当は今、この瞬間に、一番無理のないポジション、を見つけ出せばいいだけなのです。マインドフルネスですね。

ぜひ実際に行なってみて下さい。〝動かない修行〟というのは、思いのほか、さまざまな余計な事が頭をよぎるものです。でも、それを振り払おうとするのでなく、すべてそのまま受け入れてしまうのです。そのうち、嫌でも内観感覚に集中せざるを得なくなってきます。その集中力こそが〝強靭な心〟を作るのです。

6　落ちるといいコト

站椿功を実践しますと、特に足腰がキツイと感じます。以前ＮＨＫの番組取材で武井壮さんを少林寺にお連れした際、あの芸能界随一のアスリートである武井さんが、站椿功を非常に辛そうにされていました。

陸上選手のアスリートでもキツイのです。陸上競技で鍛え上げられる筋肉は、站椿功で必要とされる筋肉とは違います。

少林寺武術の站椿功の練習をする場合、はじめは膝の角度を１２０度（膝がほんのちょっと曲がっている状態）にして行ないます。時間はだいたい15分を目安に行ない、慣れてきましたら30分、60分…１２０分と長くしていきます。さらに90度の姿勢でできるようになりましたら、負荷を与えるために、レンガを両手にそれぞれ一つ、または二つ持って（腕はなるべく前に伸ばし）行ないます。私は各々二つ持って120分行ないました。

膝の上に100キロの石などをのせてもらい、保つこともあります。

武術や武道の実践の動きにはしっかりした下半身であるために〝根〟となる部分が重要です。すばやい移動の動作をしながら、相手を攻める、または相手から守るという連動がありますが、もし陸上選手が鍛えているような身体で行ったら、蹴り技をした瞬間にバランスを崩してしまうでしょう。站椿功で養われる足腰の強さは、〝どんな瞬間にも崩れない〟ような安定感をもたらすのです。

人の体は〝上が重く下が軽い〟という状態ではうまく働きません。下半身が不安定になり、すぐ倒れてしまうのです。バランスを保ち、倒れにくい状態にしなければなりません。下半身が重く、充実した状態で安定させるように身体を強くしなければなりません。いわゆる「上虚下実」の状態です。

身体が安定していれば、低い蹴り技（ローキック）や站椿功を行なっていても、非常に安定していてバランスを崩さずにいられるのです。さらに手や足が動いても〝根っこ〟が、地に着いているようになるのです。

私の指導している型に「七星歩」というものがあります。この意味としては、まるで100メートル走をしている状態からパンチを出しているようなパワーを全身に発揮させるというものです。普通であれば、そんな力を出してパンチをすることは絶対に無理な事です。実際に走りながらパンチをするという事は、とても不安定な状態です。しかしすでに站椿功で鍛えている人は、走ると同時に足は木の根っこのように地に着いているのです。そして着いたまま走るのです。

少林寺武術のパンチ力とは、「足」から起こすものなのです。地に着いた足からパワーが上に伝わり、

七星歩

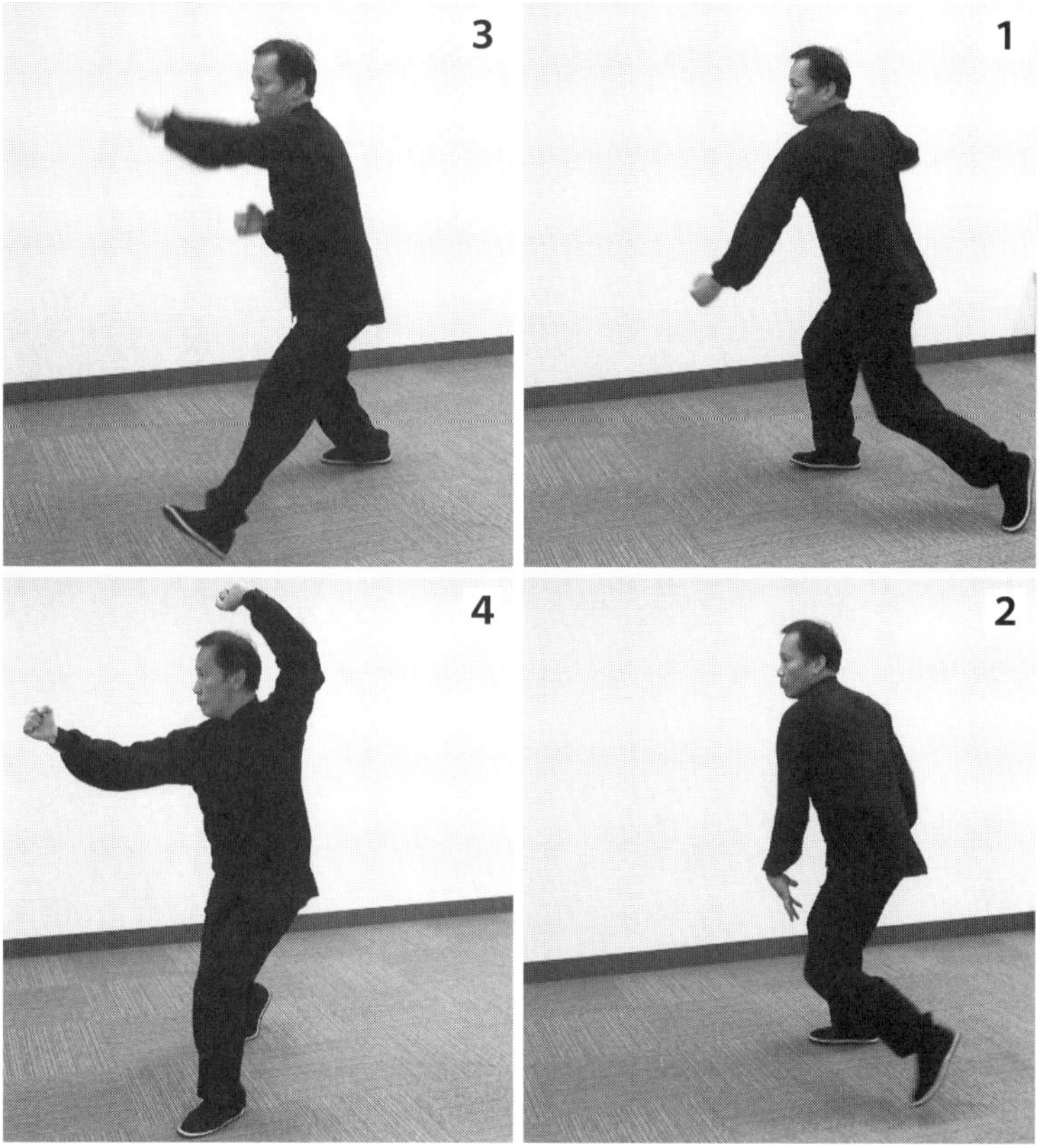

あたかも短距離ダッシュで生じる全身の推進力をパンチに乗せるようにして巨大な力を生む「七星歩」。站椿功で養われる強靭な足腰がなければ全身がバラバラで“浮いて”しまっているような運動になります。少林寺武術におけるパンチ力は「足」から起こすのです。

そしてパンチへといった動き（全身の運動）になります。ですから腕の力より足にかかる力の方が強く、大きくなるのです。

少林寺武術の練習では、馬歩から弓歩（またはその逆）への移動や転回して、同時にパンチを出すという方法があります。昔、少林寺の武僧の練習では、並べたレンガの上に立って行なっていましたが、馬歩の姿勢からすばやく弓歩にすると後ろの足に力がかかり、一気にレンガが割れてしまうほどの威力があります。站椿功をしっかりしていれば、こういう力が出せて、まるで両足は釘が刺さっているように絶対に動かさないのです。

木が頑丈であれば、台風の強風を受けても倒れませんが、弱ければ倒れてしまう事でしょう。倒れるか倒れないかの違いは、地上に出ている部分が太いか細いかなどではなく、根っこの部分がどれだけ地中の深いところまで、生えて伸びているかどうかです。浅い部分までしか根っこが生えていなかったら、すぐ倒れてしまう事でしょう。根っこ（土台）がしっかりしていてぐらつきのない状態にして、初めて倒れない強さが生まれるのです。これらが站椿功の効果なのです。さらにしっかり練習を重ねれば、立っている状態で足は地に根っこが生えているようになり、強靭な姿勢から力が生まれるのです。

そうして基礎ができ上がり、初めてパンチの練習などを行ない、その効果が表れてくるのです。

站椿功のように体を動かさずに、実践する鍛錬によって、気は「（下）丹田」のところに集まります。これは実際に行なってみると理解できます。さらに両手の上にレンガを乗せたら、丹田のところがすぐ重く感じることでしょう。この姿勢によって、自然に丹田の位置に気が集まるのです。

人間は歳をとっていきますと、または病気になりますと、気は減り身体は弱まります。さらに心も弱

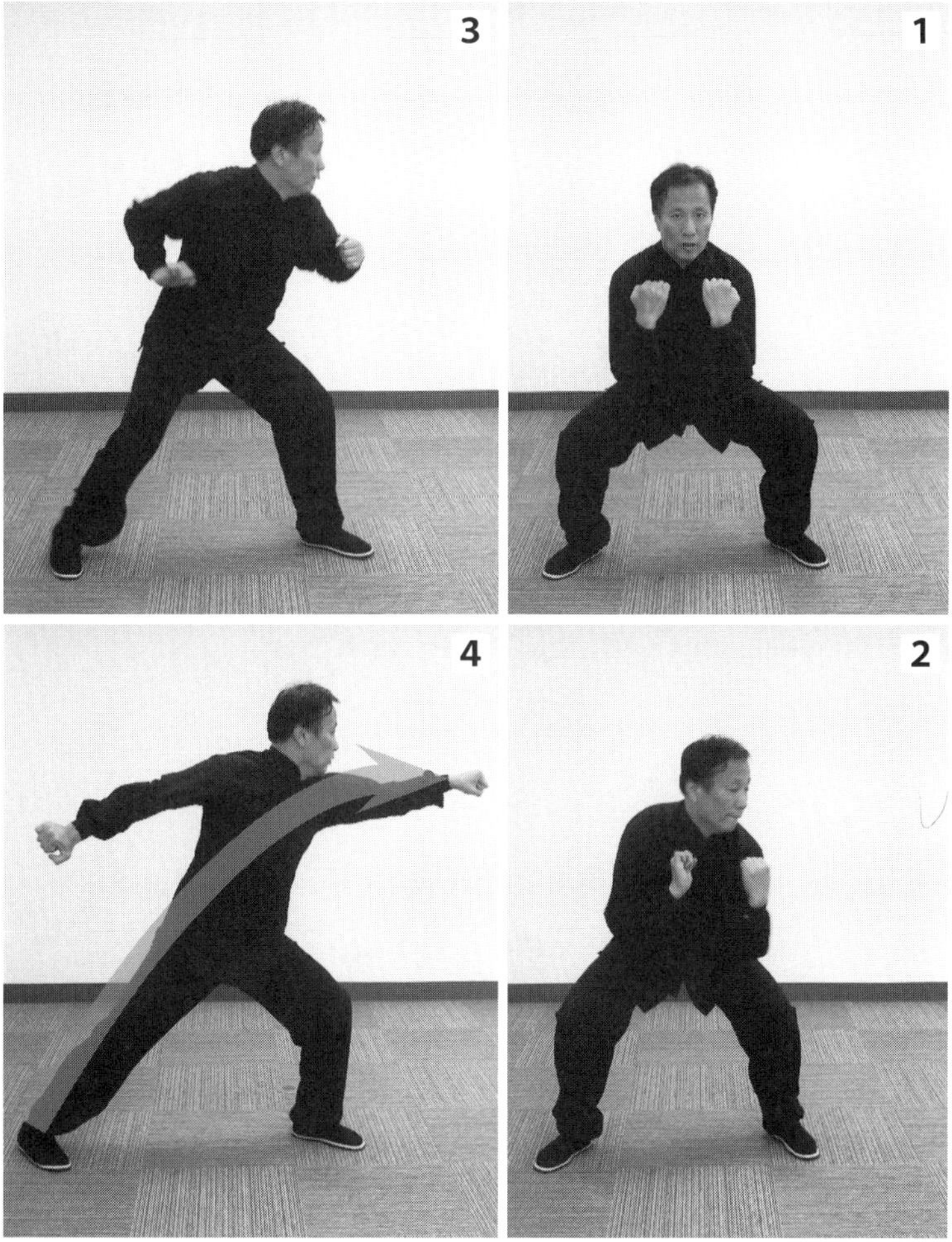

馬歩から弓歩へ転回して突きを出す動きでは、やはり足からの力が腕にまで伝えられるかがポイントになり、それは腕だけで繰り出すパンチよりはるかに大きな威力を生みます。この時、後ろ足には大きな力がかかります。

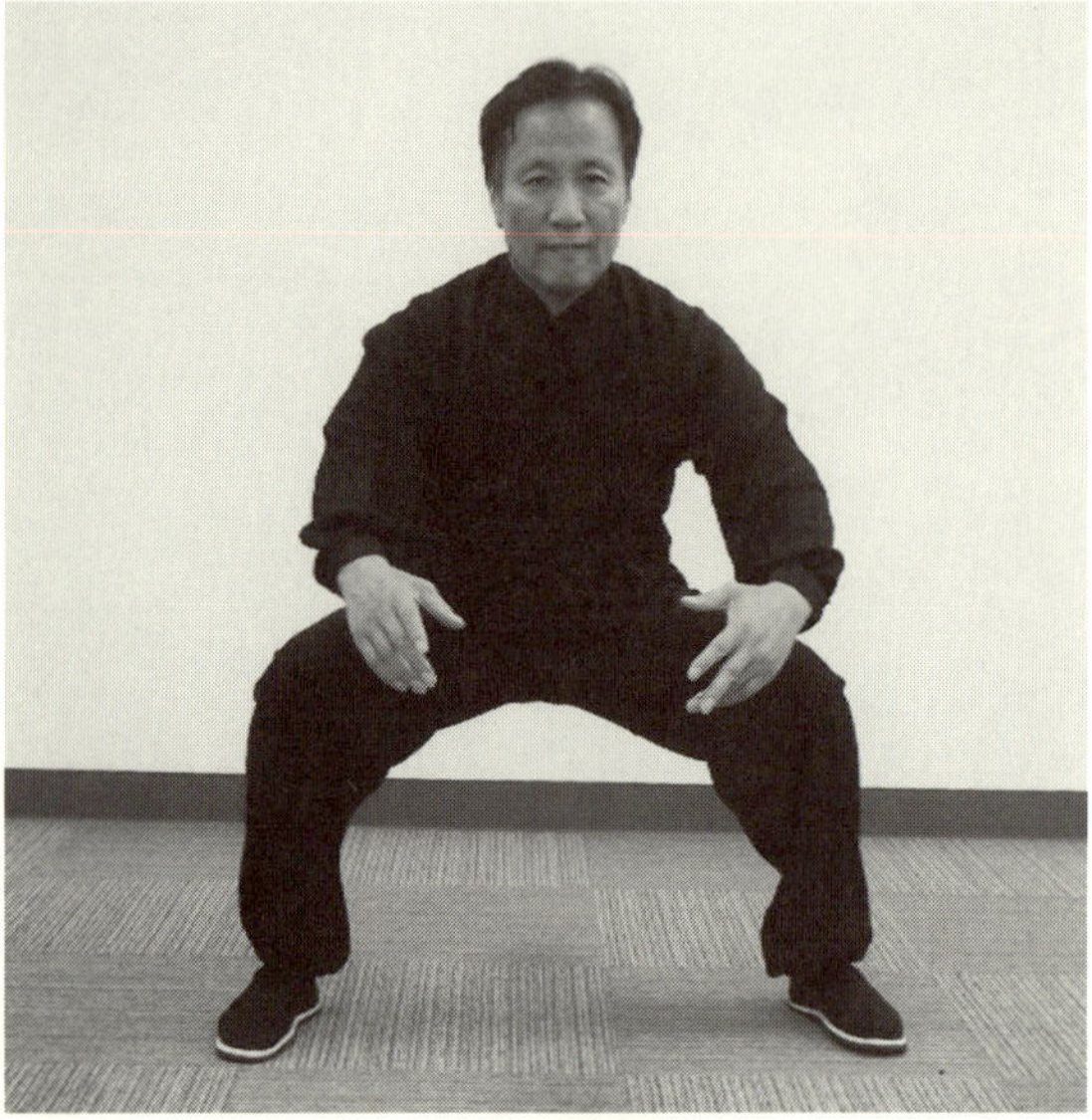

站樁功をより腰を低く落として行なう事によって、さらに強靭な〝根っこ〟を養成する鍛錬となります。膝が直角になるまでに腰を落とし、かつ、膝が前に出ないように行ないます。

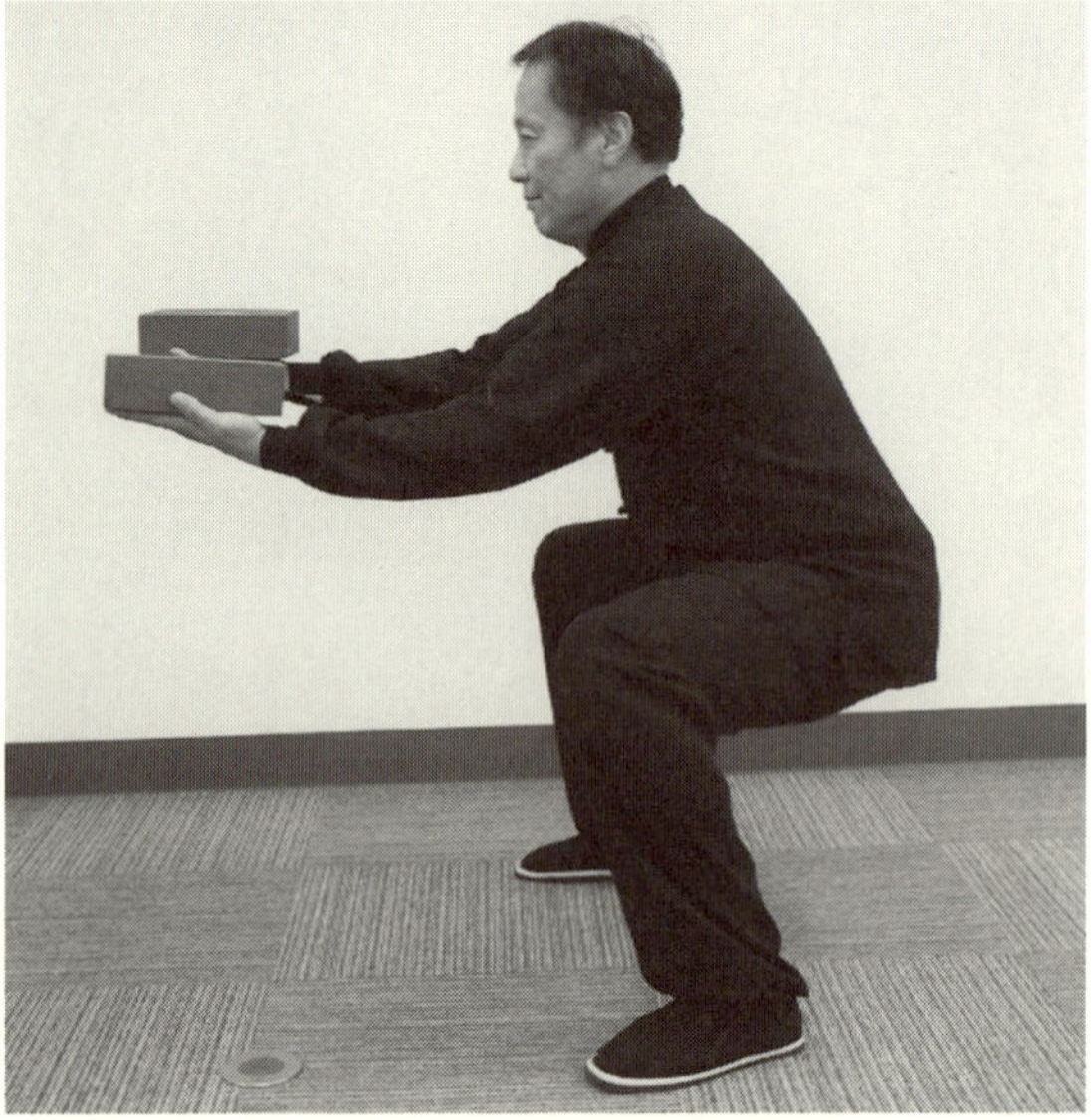

手にレンガを乗せて行なう站樁功も、少林寺で行なわれている鍛錬方法です。自然に気が落ち、下丹田の所が重く感じられるようになってきます。

くなり、気が上に上昇していきます。そうなると血液も上がります。しまいには、脳梗塞や心筋梗塞などを引き起こしてしまいます。

もし站椿功を実践すれば、気は自然と下がります。人間の心身が強く充実した状態、というのは、気が必ず下がっていて保存されている状態なのです。そして丹田と腎臓、そして背骨のところの「命門（ツボ）」のところなどに保存され、気が充満していきますと、五神心（心の5つの側面。12ページ参照）は強くなります。気も充満されて強くなりますと、身体のバランスも良い状態になります。実際に站椿功を実践したら分かると思いますが、体は辛いです。しかしその辛さは、我慢ではなく練習を重ねてじっとしている状態により、気を育てているのです。気が増えて、次第に気と体とその時の意識は良性の意念になり、辛さを超えることができるのです。超えて、初めてレベルがアップされ

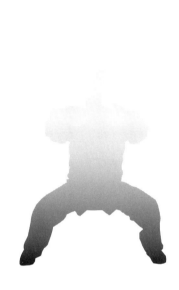

るのです。そしてだんだん強くなっていくのです。単なる我慢をしているという状況ではありません。忍耐も越えられれば、心身ともに強くなります（〝忍耐〟というのは、まだ修行が足りないという事であり、できるようになってくれば忍耐は必要ないのです。）。

そして、この〝気が丹田に落ちている〟という状態は、身体の状態でもあると同時に、心理面にも直結しています。気が上ずった状態、というものを、いわゆる「頭に血が上った状態」と置き換えるとイメージしやすいでしょう。身体的に気を落とす事ができるなら、カーッと舞い上がった状態にはなりません。この意味でも、身体と心は直結しており、体をなんとかする事が心を改善する意味でも非常に有効になる、という事なのです。

7 極限状況での人間の心身 〜「百日大閉関」修行を経験して

少林寺には、最高の悟りの状態、完全な心になるための修行方法として「大閉関」というものがあります。これは一定の期間締め切った部屋の中で座禅・断食を行ない外に出ないというものです。

私は「大閉関」として百日間の座禅と二十八日間の断食を行ないました。

私は一九七四年に少林寺に入門し、武術で身体の基礎をつくりながら普通の人が我慢できないほどの修行も、忍耐強く続けて成長していきました。文化大革命による逆境の中で心身が鍛えられていたので、少林寺に入門した当初から他の人とは少し違っていたのかもしれません。

私は、武術はもともと好きでしたが、座禅もとても好きになりました。修行をしていくうちに少林寺の気の場の強さ、特に夜の林の静けさやそこで行なう座禅の心地よさが分かるようになりました。瞑想集中の時には人体の美しさが分かりました。

そうなると次は、自分の身体の奥に流れているエネルギー、心のさらに深いところを、もっときっちりとコントロールしたくなりました。このことを師である少林寺の管長に相談したところ、「大閉関」というやり方はどうだろうかと言われたのです。

大閉関は少林寺の秘伝の部分であり、その頃は公開されていませんでした。特に「百日大閉関」は何十年間も行なわれてこなかったのです。しかし私は百日間に挑戦してみたいと思いました。管長は私の修行の状態をよくご存じでしたので、私の考えを聞いて大変お喜びになりました。

まず一つの部屋が用意されました。玄関はなくレンガですべてを締め切っています。上の方には飲み物などを受け取るための小さい窓だけがあります。窓を閉めると真っ暗になりますが、赤いランプはあります（写真の現像室にあるような灯）。トイレは当然なく、床の大きな穴で用を足します。

少林寺に入門して三年目、一九七六年の四月に私は百日間にわたる大閉関を開始しました。十八歳で体力はとても充実しており、上山下郷（都市の青少年が農村へ行って労働し社会主義建設に協力するという毛沢東の政策）による農村での厳しい労働経験で精神的にも成熟していました。

その頃私はとても大食で一度に三人前くらい食べていたため、第一日目からすぐ断食を行なうのは難しいので、少しずつ食事の量を減らすことにしました。三、四日かけて食事を減らしていき、五日目からは飲まず食わずの状態になりました。

空腹であることをできるだけ意識しないようにしましたが、少林寺の精進料理や饅頭などが頭に浮かびます。水を飲まないため、唇はとても硬く舌も摩擦を感じ、唾液など出る状態ではありません。

運動しないため新陳代謝は減っていき、身体はだんだんそれに順応していきます。最初は強い空腹とダルさを感じ、頭痛、無力感、脱力感が出てきます。息づかいは荒くなり特に吸う音がよく聞こえ、お腹が空になっているため呼吸は深くなります。少しずつ身体が鳥のような感覚になっていき、また皮膚が涼しさを感じ始めます。呼吸はだんだん荒いものからゆっくりと穏やかなものになっていきます。身体は熱くなり風邪の症状のような状態になっていきますが、これは身体のエネルギー調節だと思われます。呼吸が荒いときには少林寺の呼吸法とイメージの方法を使いましたが、これはとても役に立ちました。

その後、まるで冬眠しているように身体は徐々に冷えていきます。外界との気の出入りが強くなり、まるで皮膚表面が網になったかのような感覚です。特に丹田から臍のところに気が入る感覚を強く感じました。

気功を十分に行ないながら一週間くらい経つと、腹部の前と後ろが同じになる感じで感覚がなくなり、食べたい気持ちもなくなりました。無力感、脱力感が消えていき、頭もすっきりしていきました。第十三日目（断食開始から八日目）からは限界量のごく少量の水を口に含みました。

何も変化のない暗がりの中では次第に心の中の会話だけになっていきます。一般的には退屈になり何かをしたい気持ちが出てきます。さらに日が経つと自分自身が嫌になり、世の中も嫌になり、生きていることの意味や人生の楽しみを感じられなくなっていきます。そして身体がだんだんと辛くなっていきます。

そのときこそ自分に忍耐力が備わっているかどうかが分かります。ある人は自殺したくなるかもしれません。暗いところで一人きり、自分は宇宙の中にただ一人だけだと思うようになります。しかし、私は気功を練習していたため、自分の内部の世界が楽しいという独特の感覚があり、これはとても役に立ちました。

人間の一番基本的な欲は食欲です。二十八日間食べないで過ごす事は人間の世界から外れる事であり、自分の欲望を乗せる肉体の存在が完全になくなり意識と精神のみが残った状態です。ただ精霊、魂だけが生きている感覚で、宇宙の中に存在するエネルギーや、老子の道や、あるいは人間の本性、禅の状態が現れてきます。

特に真っ暗な〝大閉関〟では、人間の意識と宇宙は近くなり、自然に宇宙とエネルギー交換する能力が出てきます。この変化は非常に重要です。

人の肉体と精神の欲求は社会生活と関連していま

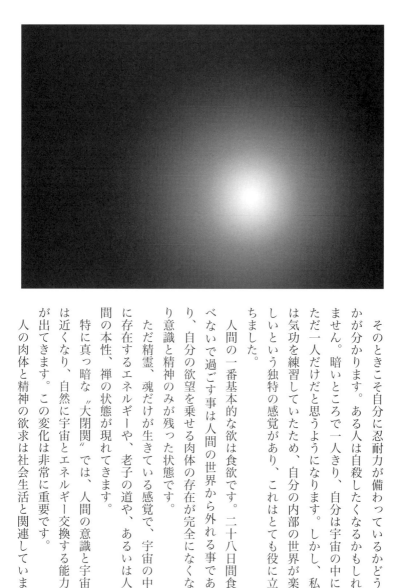

す。例えば、もっと強くなるために武術を練習する、エネルギーが必要なので食べる、休息が必要なので寝る、便利なもの美味しいものを求める、文化や芸術に親しむなど、人としての生活の充実とはあくまでそういうものです。

しかし私は断食をして、それ以上の何かもっと自分自身を支配している本質的なものを感じられるようになったのです。ちょうど飴や砂糖が冷たい水にも熱いお湯にも溶けるのと同じです。

この頃は私の人生観をつくる時期でしたので、これは非常に良いことでした。人生の目的、使命は自分一人のものではなく、全体のもの、皆のものであるということが分かったからです。

一方、個人としての人生は自分で支配していかなくてはなりません。この意識を持ちながら、自然に相手や環境に合わせることができるようになると、人生のいろいろなことが順調になっていきました。

一年後、私は中国の大学に入学しました。その頃私は農村で井戸を掘っていて、なかなか都市に戻れませんでした。戻ってきてからも住宅事情があまり良くないため、近所の工事の騒音の中で受験勉強しなければなりませんでした。それにもかかわらず、今までにないくらいの高い競争率の中、優秀な成績で大学に合格することができました。

その後、大学在学中にも少林寺に通い、卒業後は当初、仕事において大変苦労しましたが、結果としてこれも良い成績を収めました。政府派遣の研究員として来日するための試験も県内で一位の成績を収めました。

少林寺での「大閉関」の経験がこれらの成功を導いた大きな要因だと私は感じています。

この「大閉関」を乗り越えるには、強靭な精神力、強い肉体、気の力・流れの良さ、が必要でした。

それらすべてが「大閉関」を通じて相互作用的に同時に引き出される事になったように感じるのです。

そして何より、人生をうまく運んでいけるようになった、これが何より、心が強くなった証拠だと思うのです。

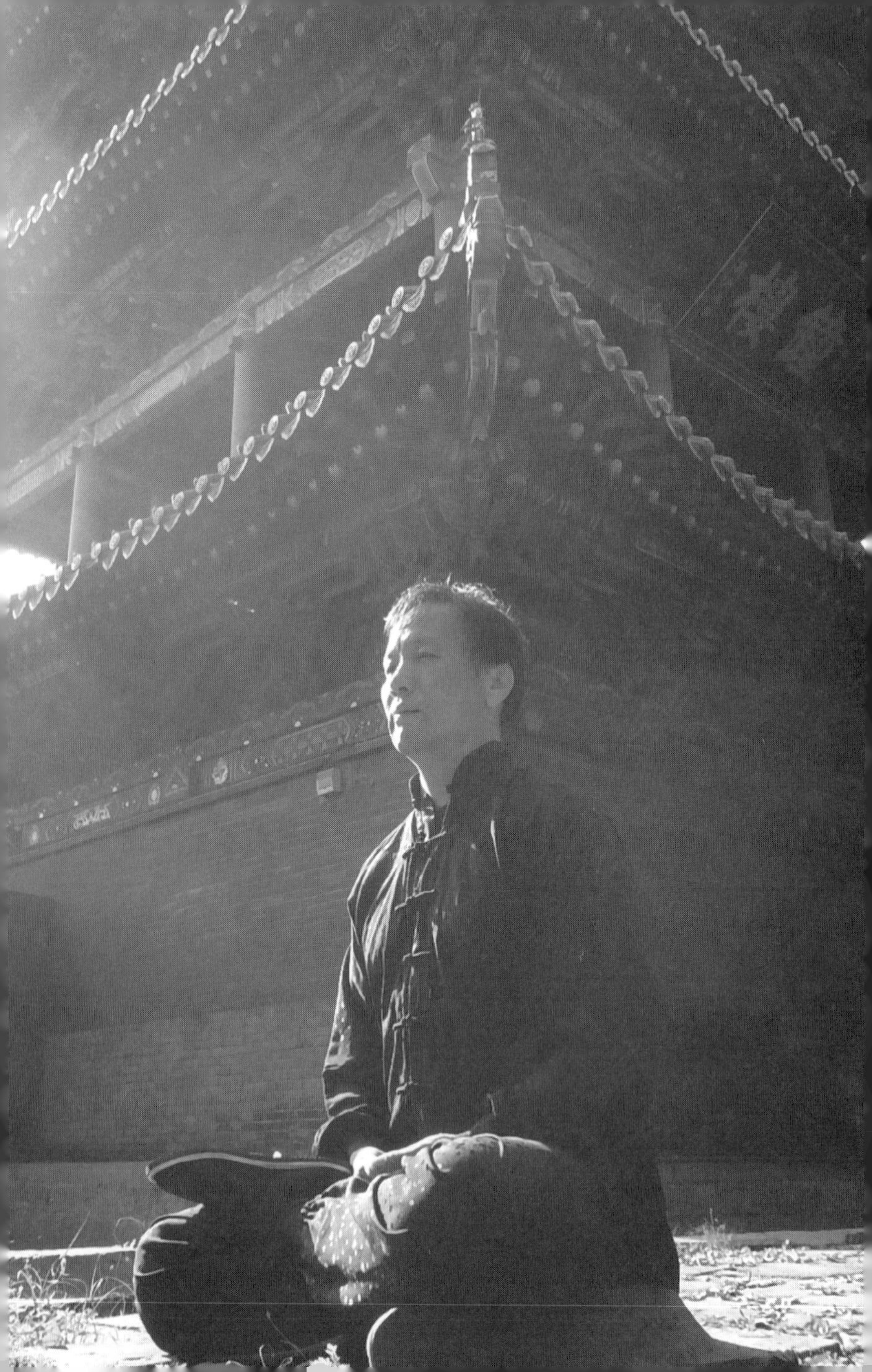

第2章
心の段階と機能

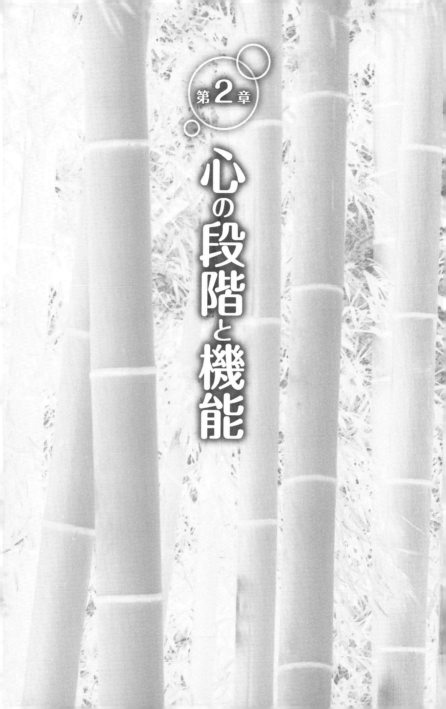

1 6つの"層"

序章で、意識には6つの層がある、と述べました（14ページ参照）。試合などの時に、相手が強そうだなとか、強かったらどうしようだとかいろいろ考えてどんどん緊張していってしまう、そんな時の意識は浅い「顕意識」の状態です。

一方、練習して身に付いた技が、あれこれ作戦を練る事なく相手に応じて自然に出て来る、こんな時の意識はもっと深い「前意識」の状態にあります。

ここでは改めて、そういった意識の層についてもう少し詳しく説明してみたいと思います。

（1）第1層次　顕意識

この層次は顕意識、すなわち従来の心理学における主な研究対象の事です。その核心部分は思惟です。中国古文化での識神はこの層次にあたります。通常の理智もこの層次です。もちろん、私たちが通常自覚している情感、注意、意志、興味等や自分白身の内面世界で意識する事も含まれています。人間の自我感覚を基礎とした自我意識もこの層次です。

顕意識はすべての意識の最上層、最表面に位置します。例えば、ピラミッド全体を意識全体とすれば、顕意識はピラミッドの最上段・頂上にあたります。したがって、その周りと接する面積は最小である代わりに、最集中、最鮮明、最確定、最顕露となっています。

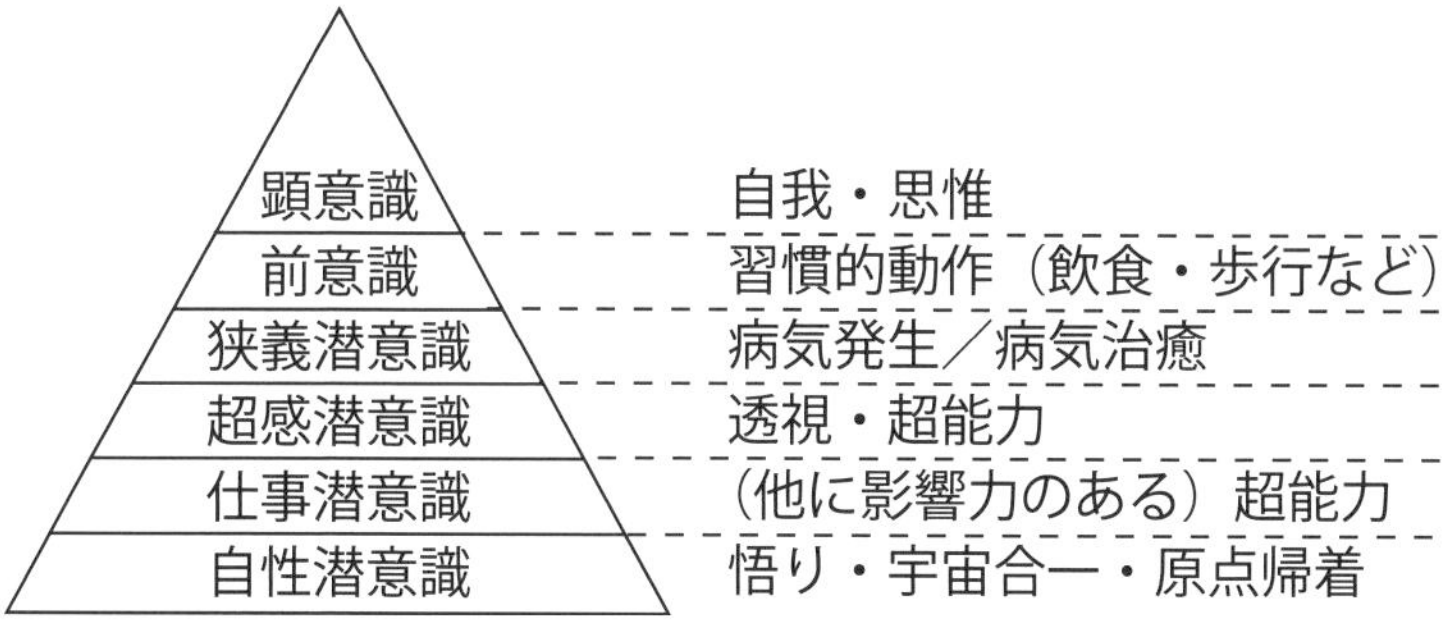

意識の６つの“層”はピラミッド形状をなしています。上部ほど頻繁に用いられていますがその影響の及ぶ範囲が狭く、下部ほど潜没していつつその影響の及ぶ範囲が広くなります。

人間が周りや環境との関係において「我」を想うときは、おおむねこの顕意識が主体的（支配的）な立場にあります。この顕意識はいつも全力で意識全体を支配しようとします。これは本能であり、実際この顕意識は多くの場合、表面的にはこの支配を行なっています。しかし一方で、それより多くの場合、裏で下面の何層もの意識に支配され決定されてもいます。

顕意識と下面の5層の意識の相互関係は、生動（AがBの話を聞いて感動して感涙するときのAとBの関係。つまり「生きている」関係のこと）であり、相互影響・浸透・闘争・制御・支配の関係にあります。

この顕意識が外部に影響を及ぼすルートには次の三つがあります。

① 人間の行動を支配し、この支配を通して直接に影響を及ぼす。

② 人間の言葉への支配を通して、より多くの人や社会、自然界にも影響を及ぼす。

③ 他の層次の意識を支配することで、特異な功能を現わ

し外部に影響を及ぼす。

また、顕意識は人類社会の運動、自然界の運動、表現・文字と相応性かあります。

自分の自我意識は顕意識ですから、私たちが自分の心理を調整することは、実質的には顕意識自身の調整および他の層次意識の調整にほかなりません。実際すべての自我暗示技術（ヨーガ、超知覚静座、気功等）の本質は、顕意識の調整によって他の層次の意識を調整する事です。

また、顕意識は大脳の容器に密閉されたものではありません。それは思想の形式、観想の形式、想像の形式で宇宙・社会に流れており、実際には大脳から出ていると考えられます。

（2）第2層次　前意識

この層次は顕意識と第三層の潜意識の間の過渡的な層次です。潜意識は常に顕化して顕意識になります。この過程の半分顕化・半分不顕化のときが前意識の形式で表現されます。つまり顕意識は常に潜意識に圧入（押し込んで入れること）されるのですが（顕意識潜化）、全部が潜意識に圧入されないときに前意識の形式で表現されるのです。

多くの習慣的行為のように顕意識によって常には管理支配されていない状態が下意識・前意識で管理される状態です。例えば、自転車に乗る、歩く、食事する等の動作の多くは前意識で管理されます。

（3）第3層次　狭義潜意識

狭義潜意識は顕意識、前意識より深い層次の意識です。私たちの運動、身体能力、武術等における神

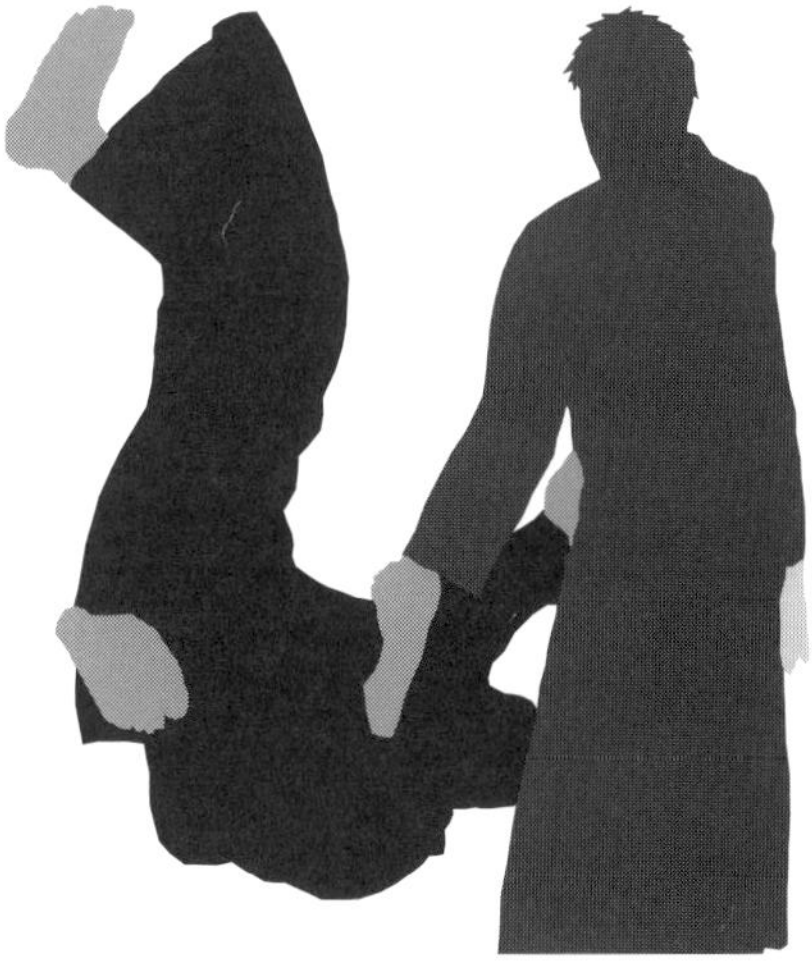

業などはこの層次の結果です。顕意識と狭義潜意識の間には豊富な相互関係が存在し対話する規律があり、潜意識はある規律で顕化し顕意識になります。一般の精神分析学で言及する過失・口誤・遺忘・夢・昼夢・酔境・神経症・精神病・自由連想等はすべて狭義潜意識と関係があり、生理や心理も狭義潜意識と関係があります。

狭義潜意識と生理の相応性（狭義潜意識が生理に影響を与える過程）には次の2つの定律があり、この相応性は最広義の語言（表現）学と関わりがあります。

・定律1　狭義潜意識は思惟の表現を絶え間なくすべて生理の表現に変換します。

・定律2　狭義潜意識が思惟の表現を生理の表現に変換する際、社会文化からの思惟規律（習慣）に影響を受けます。

この2つの定律を把握できたら、病気が具体的に形成される規律の基本面を把握できたことになります。

狭義潜意識と情緒の相応性（狭義潜意識が情緒に影響を与える過程）には次の2つの規律があります。

・定律1　狭義潜意識は絶え間なく心理の表現を情緒の表現へ変換します。
・定律2　狭義潜意識が心理の表現を情緒の表現へ変換を行なう際、社会文化からの思惟規律（習慣）に影響を受けます。

病気の生理的状態は狭義潜意識の生理顔貌（生理状況が表面に現れたもの）です。情緒は狭義潜意識の心理顔貌（心理状況が表面に現れたもの）です。なお、将来私は完全な「潜意識顔貌理論」を構築し発表するつもりです。

直覚（直感）、美感、刃感（美感の反対語）、霊感は狭義潜意識の一つの思惟であり、その思惟は狭義潜意識の高速運算（演算）によってなされるものです。

この層次は、病気の発生と治療や人間性と行動力に関わる層次です。中医学での神（心蔵神）、魂（肝蔵魂）、魄（肺蔵魄）、精（腎蔵志）のほとんどは人間の意識のこの層次にあります。この層次は病気の発生と治癒、人間性と行動力は、この層次この意識こそ人体と大きな相応性があります。

（4）第4層次　超感潜意識

この層次は狭義潜意識よりさらに深い意識の層次です。この層次の意識の最大の特徴は超感知覚能力あるいは特異感知能力であり、具体的には遙感（遠隔地のことを感じる、分かる）、透視、予知、過去知（以前のことが分かる）、思惟伝感（相手の気持ちが読める）等があります。理論的にはすべての人間にこの層の意識があります。問題は開発し応用したかどうかです。

超感潜意識は全人類の意識と通じており、特異な能力はここから説明することができます。超感潜意

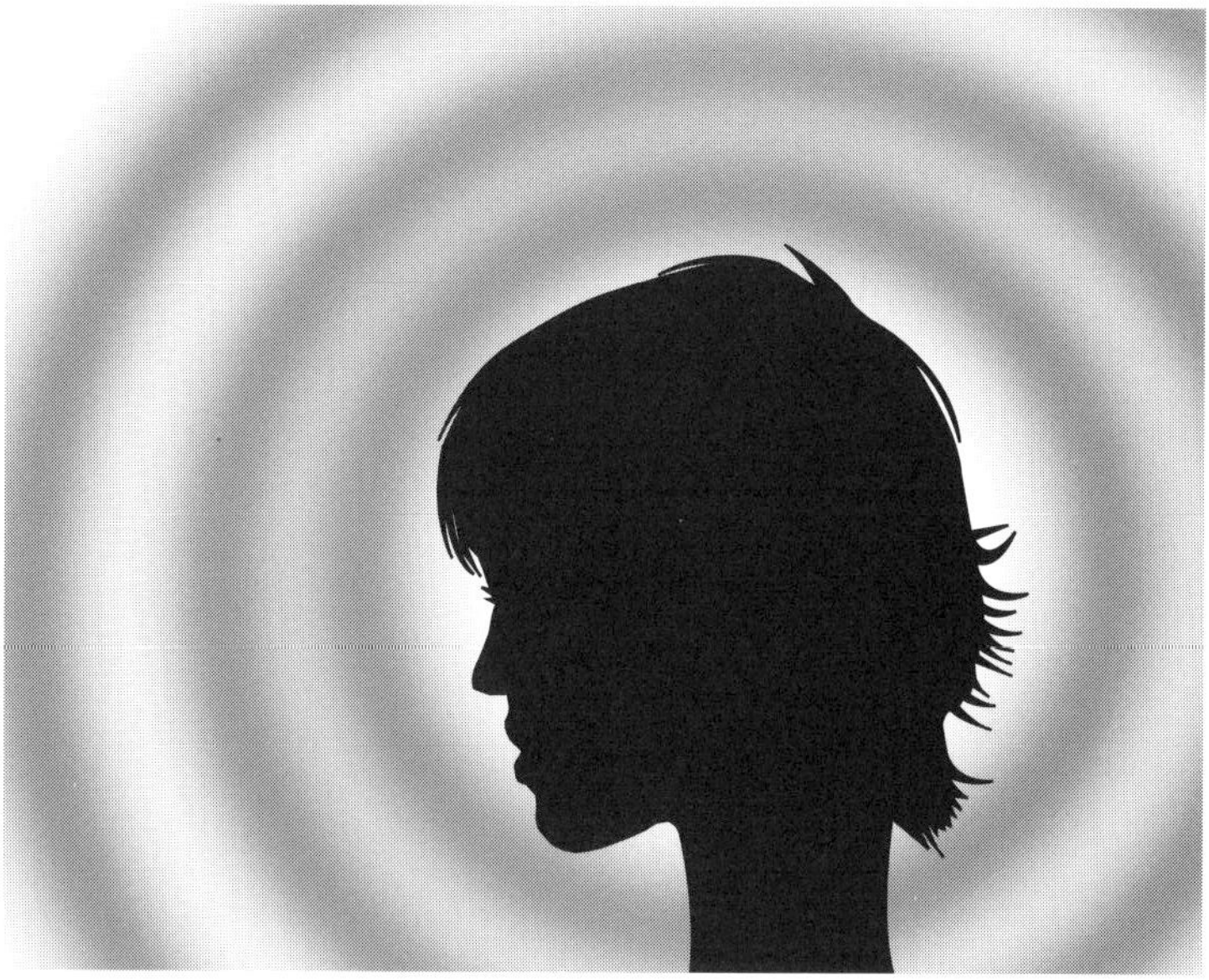

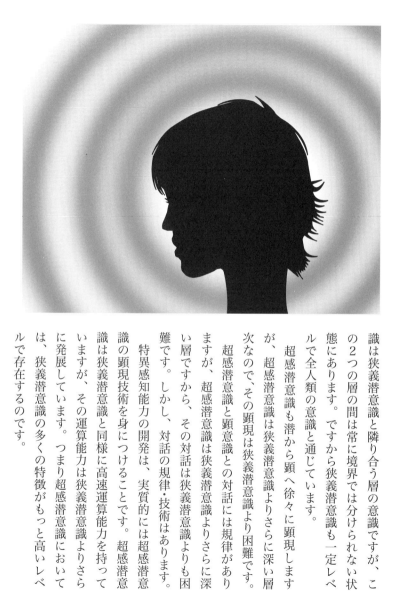

識は狭義潜意識と隣り合う層の意識ですが、この2つの層の間は常に境界では分けられない状態にあります。ですから狭義潜意識も一定レベルで全人類の意識と通じています。

超感潜意識も潜から顕へ徐々に顕現しますが、超感潜意識は狭義潜意識よりさらに深い層次なので、その顕現は狭義潜意識より困難です。

超感潜意識と顕意識との対話には規律がありますが、超感潜意識は狭義潜意識よりさらに深い層ですから、その対話は狭義潜意識よりも困難です。しかし、対話の規律・技術はあります。

特異感知能力の開発は、実質的には超感潜意識の顕現技術を身につけることです。超感潜意識は狭義潜意識と同様に高速運算能力を持っていますが、その運算能力は狭義潜意識よりさらに発展しています。つまり超感潜意識においては、狭義潜意識の多くの特徴がもっと高いレベルで存在するのです。

超感潜意識に対する認識と研究に関して、現在はまだ医学・生理学・心理学と直接の接点はありませんが、人類が自分白身を認識する心理学の方向は、必然的にこの方向に深化するでしょう。

超感潜意識の超感知覚能力の発展の頂点は、主動性（自分から影響を及ぼす）になる、例えば、他人の意念や動植物の意念を制御することとして現れます。

（5）第五層次　仕事潜意識

ここで言う「仕事」は物理学で使う意味での仕事のことで、物理的な作用を及ぼすことを意味します。この意識層の最大の特徴は、意念による特異致動（動かすこと）、特異運搬、物質等の特異変化等の純物理的な功能です。

超感潜意識には、他人の意念を制御する能力のほかに、実はもう一つ仕事潜意識の秘密も含まれています。それは宇宙にある意念場（意識場）のことです。全宇宙の意念場は全人類の意念場と通じていて、個人個人の仕事潜意識と全人類の意念場は通じています。仕事潜意識における致俯、運搬の実際は宇宙の部分意念場を使った結果なのです。この層次は中国気功における「気」と繋がる層次であるとも言えます。

仕事潜意識の研究によって、宇宙及び人類世界の陰陽の対立と統一をよりはっきりと確認することができます。例えば、陰性物質と陽性物質、陰性空間と陽性空間、陰性時間と陽性時間、陰性情報と陽性情報、陰性エネルギーと陽性エネルギー等です。

(6) 第六層次　自性潜意識

人間のリーダーシップ、強い心や、外部への影響力はこの層次です。自性とは人間の心の本性（本来の状態）のことで、禅の悟りはそれに近い表現と言えます。仏教語で言う「不立文字」の状態であり、言葉では説明できない概念です。

言葉とはある状態の一瞬を表したものであり、言葉にした瞬間にその状態は固定化されてしまい、実際の動いている（流れている）状態を表さなくなっているのです。自性とはこの流れている状態を表す概念です。

自性潜意識は東洋文化の中における自性、空、道、無などと同じ層次です。この自性潜意識の層次では、人間の意識はその無生無滅の虚空中に融化し、人間の意識と宇宙は統一されます。また、この層次では、意識と物質の区別は消亡消融、相互転化の状態となり、ともに原始状態、虚空界と融合した状態になります。

この層次では、現代物理学におけるエネルギーと物質の質量の分別、および時空（間）の物質の分別私消融、相互転化になります。精神と物質も相互転化できます。

意識の最本来の状態と物質の最本来の状態は一つのものです。この層次の意識になると世界は最本来の状態になります。人間の意識は底から頂に建造されるピラミッドのような構造になっており、最下層の自性潜意識は最後の層次です。この最後の一層に入ると無限大になります。最下で最初の虚空界は万人の顕意識及び自我意識の共同の原始的出発点です。実際は万人の血肉身は同じこの最初の虚空界から出発し、その後の形成過程で次第に意識となり、次々と分化して最後に生命となって人間になります。最後の悟りはこの層次です。以上のことを説明している人類生命科学あるいは人体宇宙科学は内容が豊富な理論体系です。

2 5つの〝面〟

6つの〝層〟を前節でご説明しましたが、他にも5つの〝面〟の存在を序章で少し触れました。本節ではそこをもう少し詳しくご説明しましょう。

「心」については、長年の間、様々な方面（分野）から表現され、研究、分析されています。古くから中国の伝統文化からの表現、近代に入って西洋（医学、精神医学、心理学など）の学術的表現、さらに現代では、日本でも「心」または「精神」について、理論家や専門家より、多くのことが解き明かされています。

しかし「心」のことは、三千年も前に中医学（漢方）において、〝人体科学〟の中で、すでに表現されていました。この人体科学の基準は、人間の身体は「五行」に合わせて、「五臓」が決まりました。まず五行の哲学より、また宇宙観（世界のものすべては、5つのものから構成されている。）により、発想されました。この5つのものとは「木」、「火」、「土」、「金」、そして「水」を差します。これらのものから生まれたものと、人間の身体の中の5つのもの（似たもの）に「五臓」があります。

この五臓とは、肝臓、心臓、脾臓、肺、そして腎臓のことを言います。さらにこの五臓とセットの関

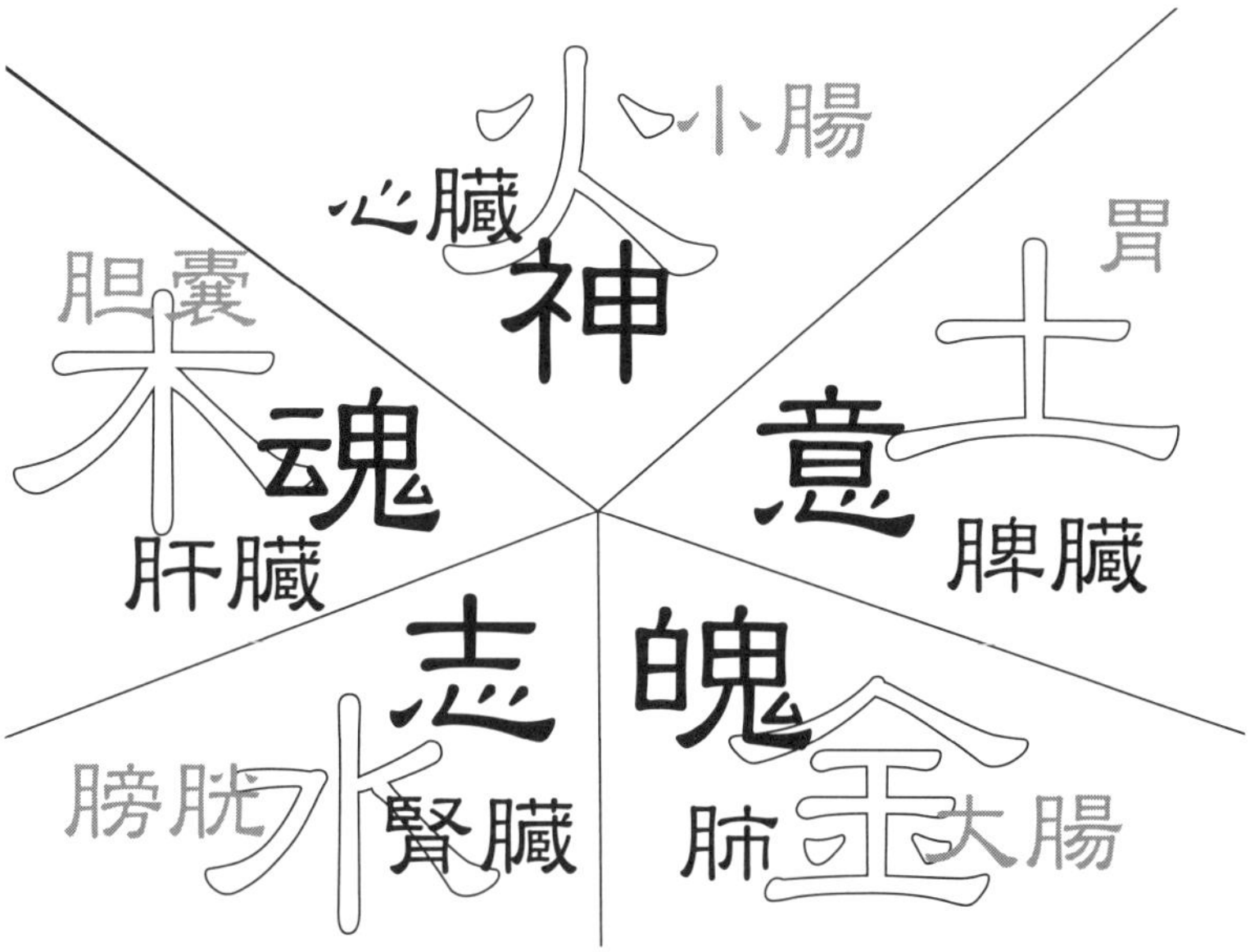

係（陰陽のバランス：例えば人の手のひらと甲）にある部分は、（五臓は「陰」ですから）「陽」を指す部分として、肝臓（陰）に対しては胆（陽）、同じく心臓に対しては小腸、脾臓に対しては胃、肺に対しては大腸、そして腎臓に対しては膀胱、といった「五腑」があります。

以上のように、人体の中には五臓と五腑とがありますが、心（精神）も人体に依存しており、また、そこの部分に保存する関係があります。

これらに対応する心の5要素は〝神〟〝魂〟〝意〟〝魄《はく》〟〝志〟です。

例えば、肝臓は人間の〝魂〟の生まれる箇所であり、〝魂〟は肝臓に保存されているものなのです。また心臓は〝神〟の家であり、住んでいるところです。さらに脾臓には〝意〟が住んでおり、〝魄〟は肺に住んでいます。人間の身体の五臓と五腑から、心（精神）ができています。心もこれらのところから組成されているの

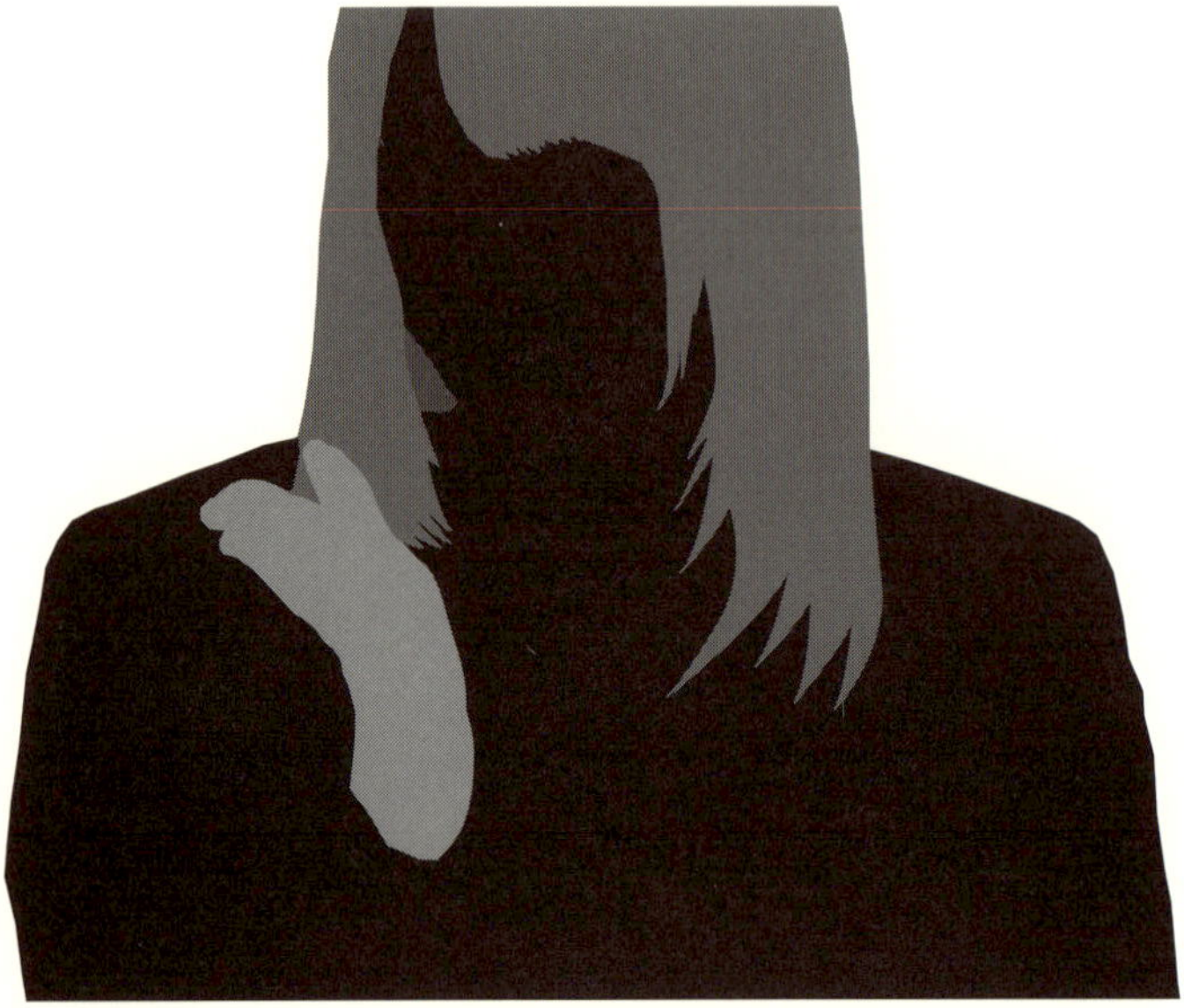

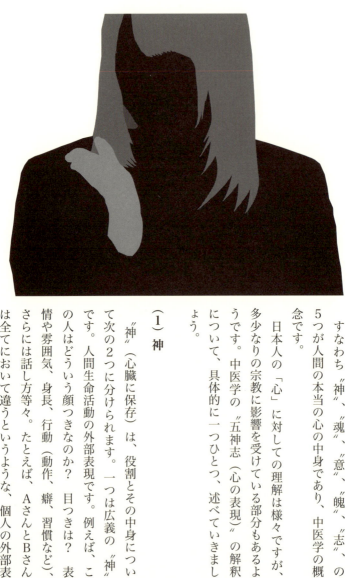

です。
すなわち〝神〟、〝魂〟、〝意〟、〝魄〟、〝志〟、の5つが人間の本当の心の中身であり、中医学の概念です。
日本人の「心」に対しての理解は様々ですが、多少なりの宗教に影響を受けている部分もあるようです。中医学の〝五神志（心の表現）〟の解釈について、具体的に一つひとつ、述べていきましょう。

（1）神

〝神〟（心臓に保存）は、役割とその中身について次の2つに分けられます。一つは広義の〝神〟です。人間生命活動の外部表現です。例えば、この人はどういう顔つきなのか？　目つきは？　表情や雰囲気、身長、行動（動作、癖、習慣など）、さらには話し方等々。たとえば、AさんとBさんは全てにおいて違うというような、個人の外部表面や全体的な表現のことを広義としています。

もう一つ狭義の〝神〟は、個人的な精神意識、思惟活動です。その人の思考、認識力などです。

私たちが生まれる時に、もっと言えば、初めての生命が誕生する（陰と陽が会う）時に、生命の神も誕生しています。これを「先天的な神」と言います。しかし生まれてから脾臓と胃との関係（食べたり、飲んだりする）のように、まるで赤ちゃんが食べたり飲んだり……というような繰り返しで、栄養を吸収して育ち、成長していくような事は「後天的な神」によってです。

（2）魂

〝魂〟は肝臓のところに保存しています。一般に〝魂〟という言葉は、日本においてもよく用いられている言葉ですが、日本人の〝魂〟に関しての捉え方は、個人所有ではない、どこからもらったとか、生まれつき、神様からの贈り物である、どこから来たのかわからない……などといったように解釈されている印象があります。

中国での〝魂〟は精神全体、あるいは核心の部分、さらには一番奥深いところと考えられています。脳の深いところの意識である「潜在意識」の部分のさらに奥の遺伝的なもの、または生まれつきのもの、あるいは「六層意識層」の潜在意識のところからきていると言えます。それは精神、または心の一番深いところの本質の部分であり、決定の作用のところです。これはたとえ自分が亡くなっても、次の世代（子や孫）に、あるいは自分の生徒に伝えるという事も可能なものです。そして、この説明は「六層意識」の中からできるのです。

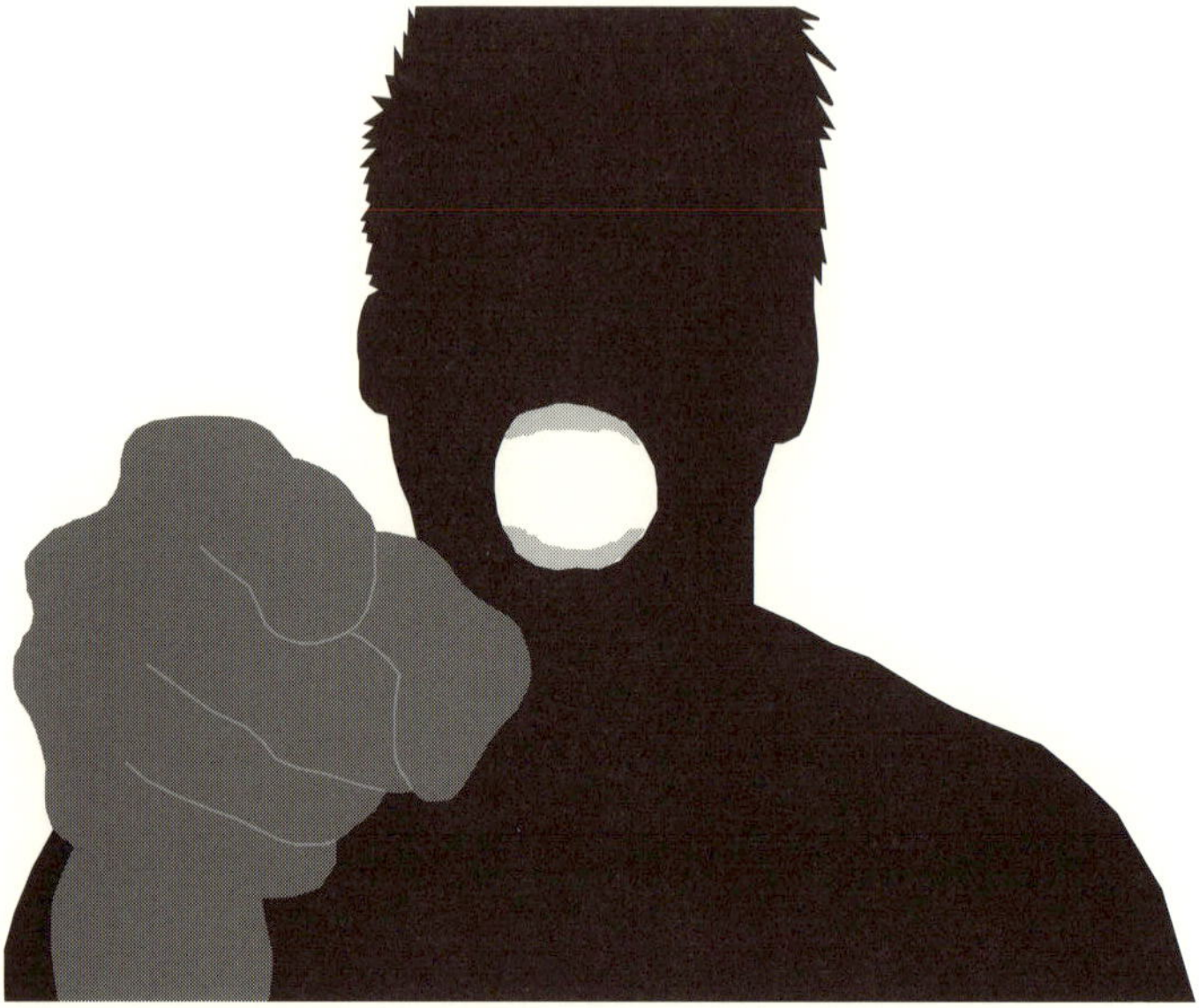

（3）魄

　続いて、〝魄〟は、日本でも「魄力」などという言葉で用いられる字ですね。肺にあるわけですから、その人の魄力を感じるというのは、その人の呼吸と関係があります。ある人の呼吸のしかた、息遣い、話し方のトーン、発声力などが、その人の魄力を表します。もし、その人の声もなくて、呼吸も感じない（動きがなく、変化がない）ようであれば、その人に魄力があるのかどうかという判断ができず、全くわからなくなります。

　また、〝魄〟は〝魂〟の外部表現と言えます。まるでこの2つは、1つの陰陽を表しているようなものです。このように、心の要素には、外に表出されるものもあれば、されないものもあります。

　〝魂〟は「陰」で、〝魄〟は「陽」とされ、三魂七魄という言い方もあります。昔の人間の伝統文化の中や道教の中にもあります。さらに仙道の中にも、〝魂〟と〝魄〟についての表現があります。

人体科学の観点から見ると、非科学的と捉えられてしまうかもしれませんが、中医学では、以上のように解釈されます。

(4)〝意〟

〝意〟は意念の意のことであり、脾臓に保存されます。

人間の意識は、物事を決断するような場合、また、記憶したものを思い出す、また感覚器官によって聞こえたとか、見えたなどの事を受けて、脳の中では「反応」があります。この「反応」に対して、思ったり、感じたり、結論を出したりすることが〝意〟と言えます。

日本では、一般的に「意思」と表現されることがあり、これは自分の思いや考えを指している言葉です。しかし〝意〟というのは、その場、その瞬間の考えであり、察する力が働いています。心の〝神〟とは、精神や意識、思考、または神明情志の〝神〟とも言われます。神明情志の〝神〟とは、その人の宇宙観や人生観など、ずっと決まっているような考え方です。〝意〟というのは、例えば、最近、ずっと思っていること、今、まさに思っているようなことなども同様に言えます。

また別の言い方をしますと、〝神〟は人間の本質的、動物的な部分を示し、〝意〟はもっと後天的で社会性に関わる部分から生まれるものです。

先の〝魄〟と〝魂〟もそうでしたが、各要素はある種の〝対称性〟も示しています。それがいわば心の奥行きでもあり、心を立体的にとらえるという事そのものなのです。

(5)〝志〟

最後は、腎臓に保存される〝志〟です。

日本語の表現では、積極的な考え、強いはっきりとした意向の事で、自分の一つの決まり(目標)があったら、また自分の努力すべき方向が定まったら、決心するといった、自分が何かをしようとしたときの気持ちを指す言葉です。〝志〟とは、自分の人生、また将来はどのようになりたいのかはっきりと決める、目標を定め、それを実現すべく行動する原動力となる要素です。

〝志〟は、精神の「精」のことで人体科学の医学の面で、人体の構成および生命活動を維持するのに最も必要な基本的な生命の大元であり、命の材料、または原料とか、エネルギーなどと考えてもよいでしょう。ですから「精」が人体に充満したら、〝志〟も強くなるのです。若者は、大きな志(夢や希望)を持っていますが、ただの未熟・無謀という事ではなく、「精」が充満しているのが原因です。これは、歳をとっていくと、精が弱くなることが原因で〝志〟はどんどん小さくなっていくのです。

以上のように、5つの人間の心(精神)を決定させるのは、中医学の伝統的な考え方です。この5つは(五行学説で言いますと)お互い密接な相互関係であり、「生まれる関係」、または「抑える関係」にあります。

例えば「生まれる関係」で述べますと、魂から神が生まれる(魂は神の母親)、神は意の母親、意は魄の母親、そして魄は志(精)の母親という関係にあります。

身体（五臓）を強くしていくと、5つの神志は強くなります。例えば〝魂〟を強くさせるには春の季節に練習することが望ましく、人間の体を鍛えるのには一番有効です。具体的な時間としては朝、東に向いて青色をイメージしながら行ないます。青色の気は肝臓の中に入ります。そうすると〝魂〟は強くなります。

また〝神〟は、夏の前半に南に向いて、赤色のイメージをして行ないます。赤色は自分の心臓に入ります。そうすると〝神〟は強くなります。

次に〝意〟は、季節は夏の後半、方位は中央になりますから（私たちは北半球に住んでいますから）南の方角に向いて、黄色のイメージをして練習をするのが一番効果的になります。黄色は脾臓に入り、〝意〟が強くなります。

続いて〝魄〟の場合は秋になります。方角は西に向いて、白色をイメージします。そうすれば、肺に入り、〝魄〟を育てます。

最後に〝志〟を鍛えるのは冬です。北に向き、黒色をイメージしましょう。そうすれば腎臓に入り、〝志〟を強くさせます。

このように人間の体と心（精神）は結びついて、お互いに元気になり、そしてお互いに補充していくので、有効的な関係にあるのです。

3 迷い・不安の正体

私たちの人生の中で迷いと不安は常についてまわる存在です。私たち人間の心が作りだしている迷いや不安の正体とはどのようなものでしょうか。なぜ、どういう時に、この迷い不安は生じるのでしょうか。

心の不安は、心の未熟さから生まれ、仕事関係への影響、あるいは健康など、様々な事に影響し、今の自分は理想の自分ではないと思ってしまいます。それを気功を通して心を強くし、平常心を保つことにより、その状態を改善し、変わる事ができます。教室に来る方のいろいろな話と20数年間の経験や観察でわかったことは、迷いと不安は基本的に人間の心の3つの要素から構成されているということです。

第一は、自分の目標、あるいは自分の夢や希望などの設定です。夢や希望は、決して敵ではありません。しかし自分の目標や夢や希望が単なる欲望になり、現実の自分以上のものであるような、設定が高すぎることは、不安の原因になってしまうのです。

第二は、目標に対しての自分の自信、自分の心の状態や保ち方です。

目標を決めた後、その目標が達成できた、できないがあります。達成できなかった場合、その過程において満足できる取り組みだったのか、満足できない内容であったのかを考えずに、できなかった事実だけが残ってしまいます。自分ができない事が理解できず、目標や人生の意味を考えず、短期、長期に関わらず目標をできない事ばかり設定し、目標に対する心の構えができていないのです。できるできないではなく、心の反応と自分自身への理解が大切です。

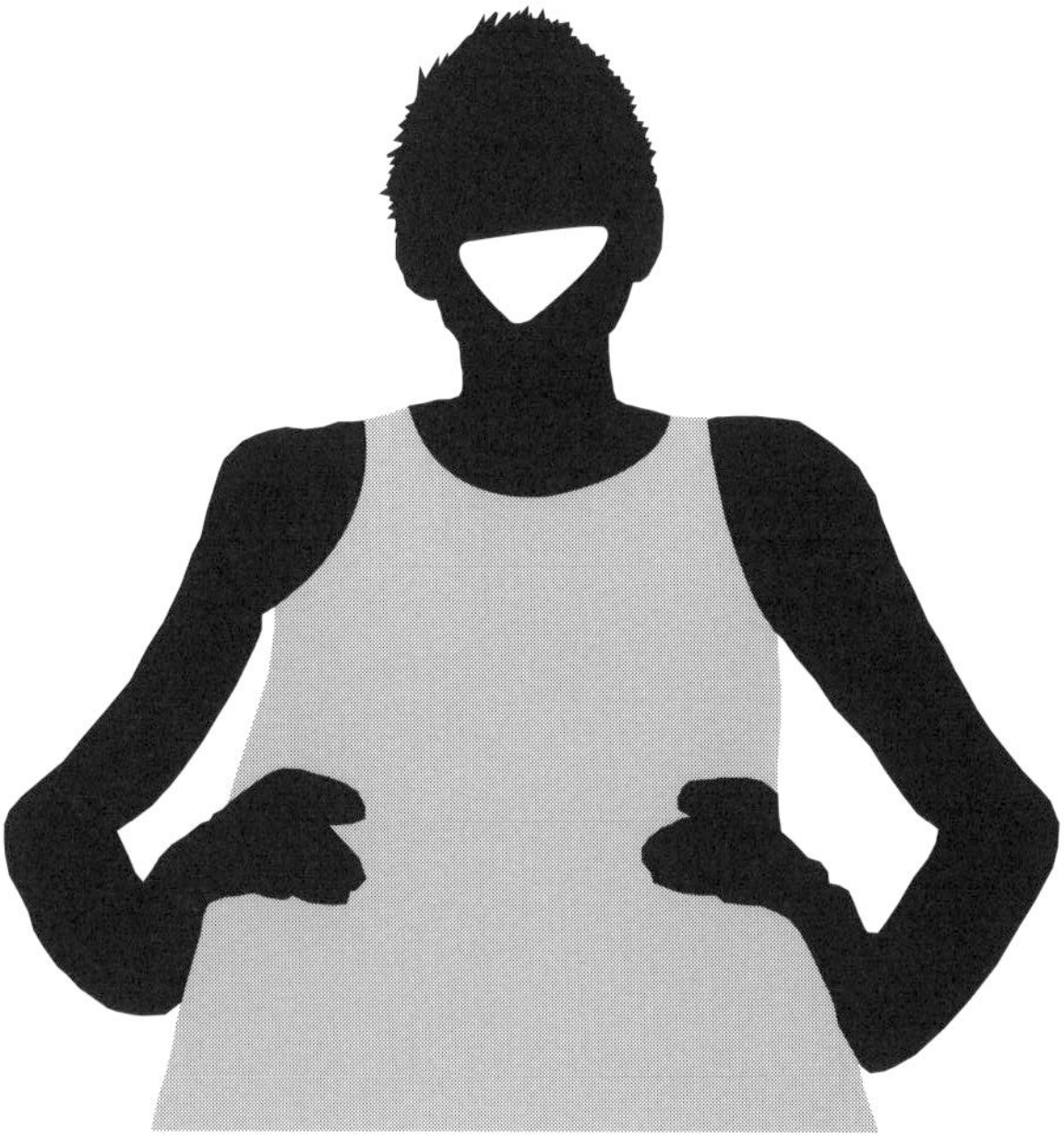

第三の要素は、今現在の心の状態です。

これら3つの要素がその人の心の不安になり、また安心にもなるのです。

例えば毎月の生活費は50万円欲しい、でも現実は30万円しかない。そうすると20万円足りない、これは不安になります。つまり目標と現実の差が不安を作る一つの原因です。

もう一つはそれに対しての自分の信念や自信はどのくらいかという心の状態です。この例で言えば、自分は別の仕事をするなどもっと努力して不足分の20万円を手に入れる。すると自分の心は自信を持てます。あるいは20万円足りないのであれば、自分の生活のレベルを少し下げるなど、行動や努力により変わる、そうすると不安にはなりません。しかしそれに対して、もう自分の人生は全然駄目だ、神様は不公平だなどという思い方をすれば自分の不安はもっと増します。

この3つの状態もすべて心と関連があります。

例えば自分の設定の目標あるいは欲望をあまり高すぎず、強すぎず、非常に現実的に考えて設定します。もう一つは物が欲しいという欲より、自分の内面の心の中の豊かさや、人間性の充実、知識の豊かさや健康の充実など、内面の充実を中心にしたら、迷う事は少ないでしょう。

日本では、かなりのお金持ちや芸能人でも自殺をする人がたくさんいます。他人から見てこの人は人生充実しているだろうと思われていても、本人は自分の現実に不満を抱いています。だから、自分の現実をどういう条件で評価するか、これも重要な一つです。

基本的にすべての現実の状態は、自分の心からの感じ、自分の心からの評価をプラスの方向で満足し、感謝の心を持てたら不安はなくなります。そして現実と自分の設定の目標が一緒であると、不安な事はなくなるのです。

次は自分の心の持ち方です。

目標にしろ、自分の現在の状態にしろ、心の持ち方が違うと目標の選択や設定と、現実の自分の評価はまったく違います。正反対もあります。だから迷いや不安の正体は実際、人間の心の中にあるという事です。

自分の人生の中のいろいろな面で、長期的あるいは目の前の短期的な目標についてはこの3つの面で決めます。

もし、この3つの面でうまくバランスがとれたら迷いや不安の状態にはならないでしょう。

もう一つ、これについては修行の世界での有名な話があります。

1500年前の時代に達磨大師が面壁9年し、慧可が断臂求法（自分の腕を切って自分の決意を表した）をして達磨大師の弟子になってからすぐの事です。慧可は、達磨大師に「私の心は非常に不安になっています。私の心を安心させて下さい。」とお願いをしました。

そのとき達磨大師は「あなたの心を持ってきたら私はあなたの心を安心させてあげます。」と言いました。これを聞いた慧可は少々驚きました。そして自分の心を探しても見つけられませんでした。その時に慧可は、人間の心の不安、自分の不安は全て自分の心から生まれたことだと悟りました。すなわち、自分が安心だと思えば安心し、不安だと思えば不安になるという事です。すべては自分次第なのです。

だからもし迷いと不安を捨てたければ、ぜひこの本を読んで後述してある練習法を行なってみて下さい。あなたを迷わせ、不安にしている問題の大小によらず、思っているよりもずっと簡単に解消に向かうでしょう。あなた自身が作り出しているものなのですから。

4 過去の後悔、未来の不安

心と不安のもう一つの特徴は時間・空間的に考えるということです。

人間の心は一秒も止まらずにあちこちいろいろなことを考えます。不安になりやすい人はよくこういう話をします。例えば何かイベントを開催しようとしている時、うまく行かなかったら嫌だなとか、予定している人はみんな来られるだろうかなど、将来のことを考えすぎ、心配しすぎるのです。実際はまだ来ていないことを自分の脳の中に仮に設定して、勝手に想像して、悪い結果の想像をどんどん増やしてしまうのです。

悪い結果の想像は自分の心に影響して不安になっていくのです。

心と不安のもう一つの種類は、時間的に過去のもう終わったことを自分の心から取り消さず、ずっと思い出してしまうということです。

とくに自分によくない影響があった事に対して、あの時こうすればよかった、ああすればよかったと、もう一回前のことを自分の脳の中に思い出してその場面に新しい設定をしていく。そうやってどんどん心の中には不安が浮かんでいくのです。

時間的にも空間的にも、もしその場にいたらよかったなど余計なことを考えすぎているのです。

私達は、まるで今山登りをしているかのように、人生の一歩を歩く時、今のその一歩に集中して最善の努力をする、その方がよっぽどよいのです。今やっていることに集中し、それ以外の余計なところには自分の心をおかないようにします。これは迷いと不安に対しての解決には一番重要な方法だと思います。反対に、自分の人生の一歩のその瞬間に心を置かず、心を別のところに置いていると、それは不安の原因になります。

5 心と気の関係

心と気の関係は、少林寺の少林拳、少林寺武術の練習の時に外三合と内三合の六合にあります。六合

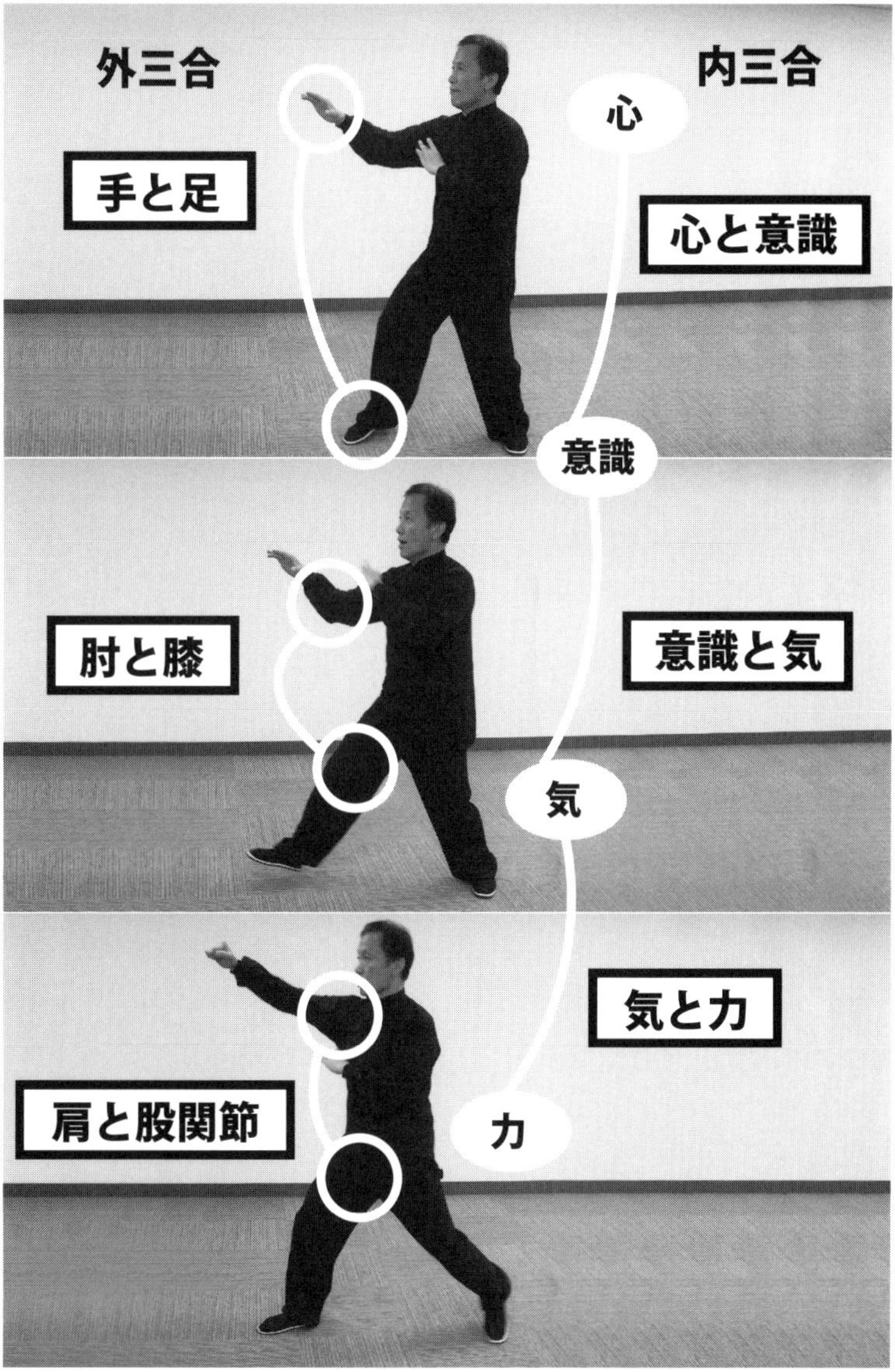
外三合
内三合
心
手と足
心と意識
意識
肘と膝
意識と気
気
気と力
肩と股関節
力

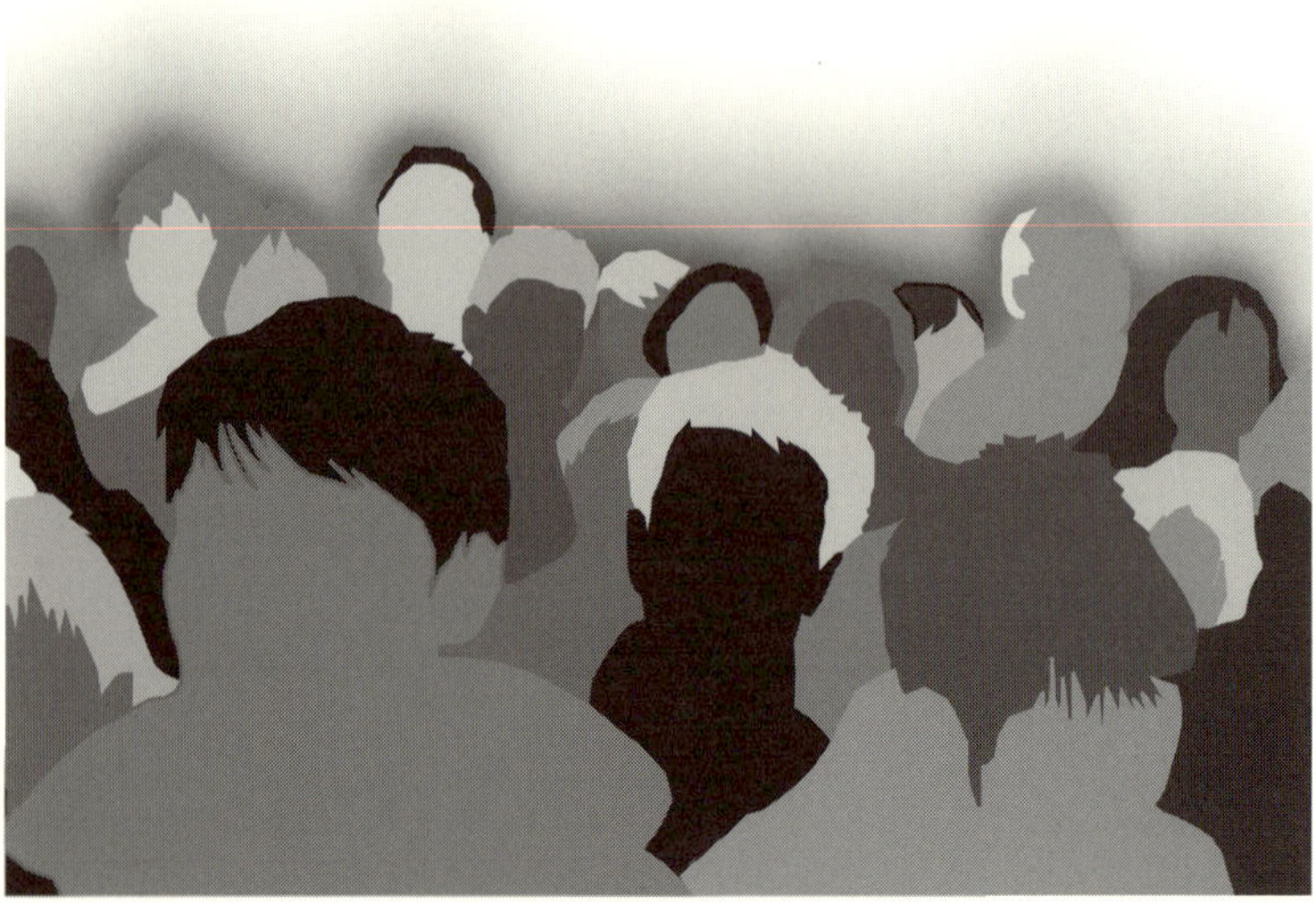

の中に外三合はあります。

外三合はまず、手と足が合う、肘と膝が合う、肩と股関節が合います。そして内三合は内面の3つを合わせます。

まず、心と意識を合わせます。二番目は意識と気を合わせます。三番目は気と力を合わせます。少林寺武術の中で気の使い方として、まず自分の心の意欲で意念が生まれて、意念より気を流し、気は人間の筋肉、力を生み出す、そういう効果があります。

だから心は気功の練習の時にもまず、自分の意識で意念で呼吸を調節します。動作をしながらでも、じっとした站椿功でも座禅しながらでも、自分の意識により体の中の気は動きます。だから意念は気のリーダー、エンジン、気を連れて行く、遂動し動かすものです。

私達は健康のため、あるいは武術の中で、気を体の中で動かすことをします。でも本来の人間としての心の気、心のオーラはその人の心の気の質を決めます。逆にもし心の構造で考えると、私達が集団の中にいる時、気の気場により、あなたのオーラや気の状態は、まわりの気の状態に反応し心にも影響します。例えばまわりの波動が良い環境の中にいると、その人の心に影響して良い心になります。私達が気功の練習をする時にはいつでも心の中や体の中に元気の気が流れ、体に元気が充満します。そして、五臓（心臓、肝臓、脾臓、肺、腎臓）も元気になり、対応する、神、魂、意、魄、志も強くなります。当然、心も強くて豊かになります。だから私達は気の練習により、気を育てる事により心を変える事ができるのです。

弱い心を強い心に変えるのは、気功の練習で、特に少林寺気功の練習でできます。なぜかというと、心の構成は実際ある程度、気からなっているからです。だから気が変わると心にも影響があります。心と気の二つは共存依存、お互いどこでも離れない、共同依存、共同影響、共同に成長、お互いにそういう関係にあります。心の修行により、気の強さや気の質のレベルアップができます。気功の練習により、心のレベルも高くなります。心の改造もできます。これは心を改造する一番簡単でいい方法ではないかと思います。

特に心と体は関連しており、さらに気の状態は心と体に強く影響します。

6 平常心を持つ方法

本書でご紹介する少林寺気功は、「平常心」が持てるようになるためのものです。心が水のように柔らかで強くなれば、体も柔らかで強くなります。そうするとその柔らかで強い体はさらに心を強くします。何かビックリするような出来事であったり、様々な負荷が降り掛かっても、ビクともしないような心の硬さは必要なく、揺らいでもすぐ元に戻ればいいのだ、と述べました。水のように柔らかで強くなった心は、多少の事があってもまるで何事もなかったような、静かな水面のような質を常に示すようになります。あたかも、大きな湖の水面を波立たせようとバシャバシャやっても、全体としては何も起こってないのと等しい……かのように。

そんな心が平常心です。

そんな心は、修練の結果得られるものですが、まずはそういう心を作って行くための〝お膳立て〟ともいえる、普段の日常生活の中での〝心がけ〟をご紹介します。

本当に強い心が得られるまでにはそれなりに時間がかかるものですが、この〝心がけ〟だけでも、うろたえたり、固まってしまったりなかなかしなくなると思います。

(1) 心の〝器〟を自分で広げる

まず、自分の心は自分で決めます。心はできるだけ広くて空の状態を常に頭の中に思いながら生活するということです。

心が広くなると、自分の道も広くなります。

狭くなるとぶつかることも多くなりますし、問題も起こりやすいし、心は不安な状態、平常ではない状態が多くなります。

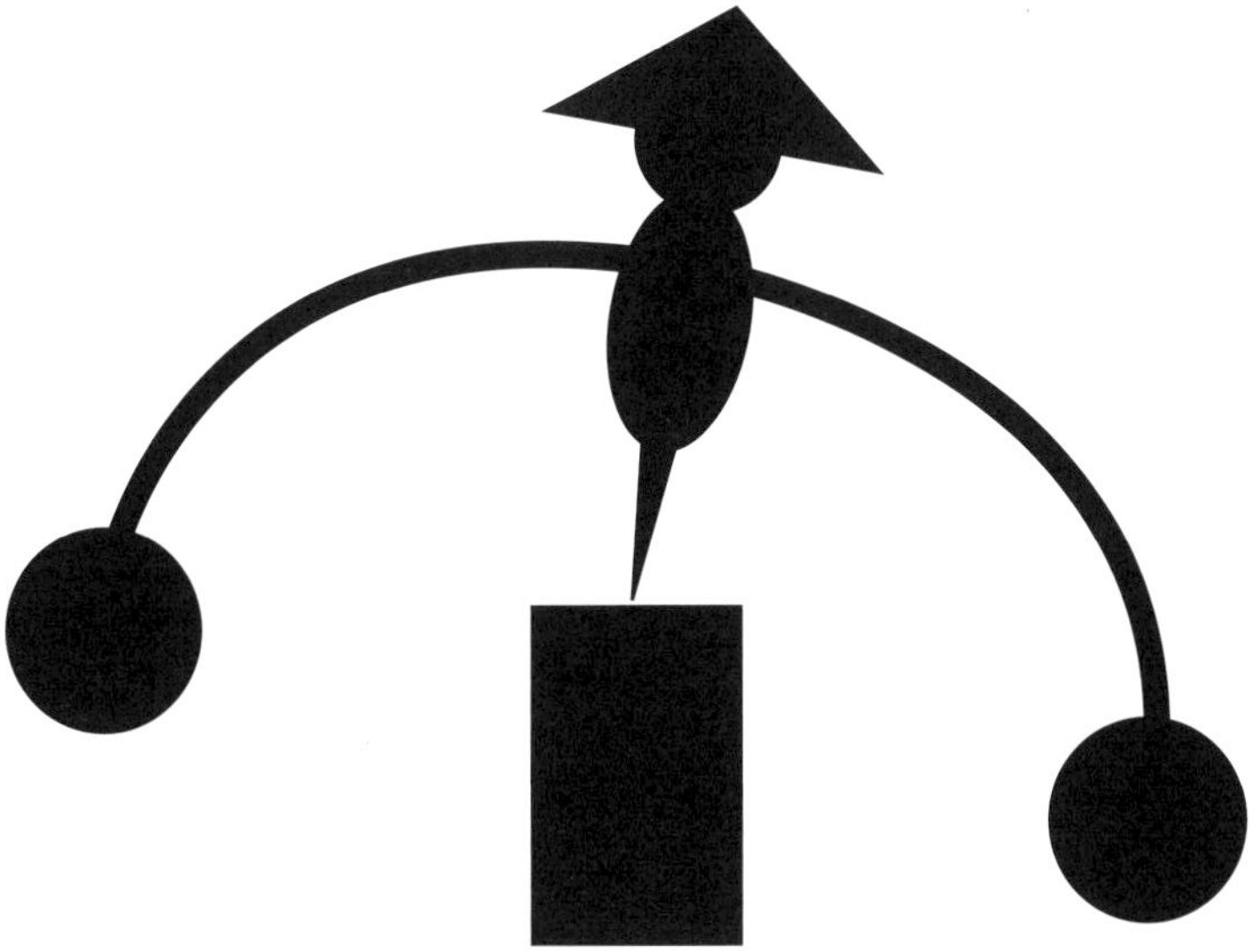

（2）〝やじろべえ〟のごとく

世の中の物は皆バランスがあります。自分でも他人でも何の仕事をやっていても、いいところもあるし欠点もあります。だから自分からの考えや要求は完璧だと思わないようにすると、何かあっても怒ることなく、あるいは一時的に怒ってもすぐに流して終わることができるようになります。心はいたずらに波立ち続けたりせず、平常の状態を取り戻せます。

人間ですから性格は当然いろいろあります。いつもにこにこしている人もいれば、厳しい顔をしている人もいます。

仏像の中にもいろいろな顔があります。100%絶対怒らない人はある意味人間ではないです。ただその時厳しくても、終わったらすぐに平常にもどる、これが一番重要です。人間の感情で一時的にポンッと1回怒ってもすぐ戻ることができるかどうか、これがポイントです。それがもしできたら平常心の状態になります。

「片方が絶対正解」でなく「どちらもアリ」という客観的で柔軟な姿勢なら、自然に揺り戻しが起きて平静の状態になります。片方しかおもりのない〝やじろべえ〟は、行ききったら戻れないものです。

(3) 壁は突き破るばかりじゃない

何か壁にぶつかっていることがあったら、絶対に進むだけではなく、一歩下がってみる、そうすると自分の心も激しく揺れる状態ではなくなり、物事も良い結果になりやすいでしょう。

前に進む事しか頭にないと、進めない状態が続けばどんどん焦りがつのってきます。でも、一歩下がってみると、それまで見えていなかった思わぬ〝突破口〟が見つけられたりするものです。そして、最初から「ぶつかったら下がればいいのだ」という心がけであれば、そもそもぶつかった時の焦りも生じにくくなります。

(4)「みんな違って、みんないい」

皆一緒にいる時に、意見とか考え方は一つではなくてよいと思ったら、心も平常になりやすいです。世の中の人皆それぞれの考え方を持っていて全く同じ考え方というのは不可能といっていいでしょう。だから一緒でなくてよい、そのような考え方になったら平常心になりやすいです。

どうしてわかってくれないんだ！　そんな風にイライラする必要はないのです。むしろ面白いじゃないですか。違ってるって。

ちなみに本項のタイトルは詩人、金子みすゞさんの有名な言葉です。

（5）うわさを信じちゃいけないよ

うわさに対してどうするかという事も重要です。

基本的に私達は必ず集団、人数が多いところで仕事や生活をしています。その時にいろいろな話やうわさが出るのは普通でしょう。

それを気にせず、あるいは自分の心の中に流して残らないようにする、特に悪いうわさに対してそうすると平常心を保ちやすいでしょう。この「流す」というのも、やはり〝水〟ならではのイメージですね。うわさは、当人以外のさまざまな人の思惑が多分に入り込んだ情報です。よって必然的に、事実と隔たりが出る可能性の高い性質のものです。そういうものを心に留め置いて、影響を受けたりしてはいけません。

そして同時に、うわさをする人の事も必要以上に悪く思ったりしてはいけません。他者を認めるのは前項でやりましたね。

そうすると、自分の悪い噂が耳に入っても、心がざわついたりしなくなりますよ。

（6）良薬口に苦し

我慢とか苦しい事とか、大変な事をどういうふうに見ることができるか、もし、これを自分に対する良い薬であると思えれば自分を成長させる事ができます。

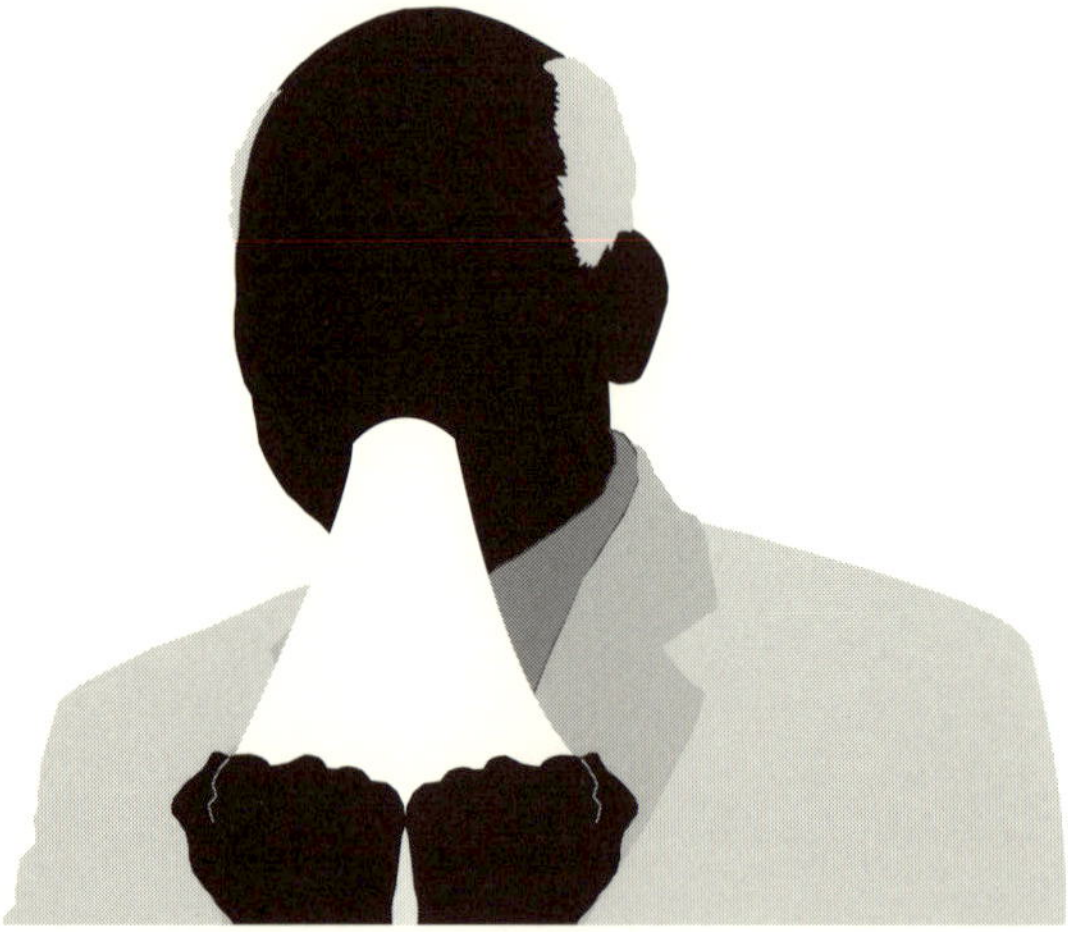

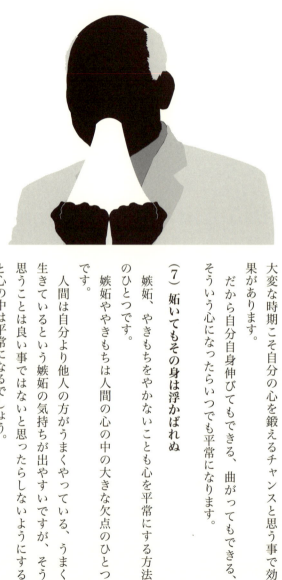

人生の中に必ず良いこと、順調なこともある、でも苦しい事、順調ではない大変な時期もあります。そういう大変な時期こそ自分の心を鍛えるチャンスと思う事で効果があります。

だから自分自身伸びてもできる、曲がってもできる、そういう心になったらいつでも平常になります。

（7）妬いてもその身は浮かばれぬ

嫉妬、やきもちをやかないことも心を平常にする方法のひとつです。

嫉妬ややきもちは人間の心の中の大きな欠点のひとつです。

人間は自分より他人の方がうまくやっている、うまく生きているという嫉妬の気持ちが出やすいですが、そう思うことは良い事ではないと思ったらしないようにすると心の中は平常になるでしょう。

自分より高い所の他者を目標にするのは素晴らしい事です。そんな目標に向かっている時は確かに成長もするし、〝腹立たしい気持ち〟にはなってませんよね。

嫉妬、やきもちは不思議と〝腹立たしい気持ち〟を伴うものなんです。

よく考えてみて下さい。

自分よりうまくいっているように見える他者を「腹立たしく思う」事って、何のいい事がありますか？

（8）ヨクハナク、決シテイカラズ

欲望をできるだけ少なくして、淡泊な心にしましょう。

人間は社会生活をしていると、これが欲しい、あれが欲しいと思うのは普通です。しかし自分に必要な以上にいろいろな物を欲しがると心の負担になります。

特に満足できない時に大きな悩みになります。

だから、本当の心の平常の状態のためには欲望はできるだけ少ない方がよいでしょう。そうすると心は根本から平常になります。

（9）喜びも悲しみもほどほどに

仕事でも人生でも成功は自慢しない、失敗は落ち込まない事です。

その成功はそんなに自慢するほどのものですか？　だってもっと先があるでしょう。そう思ったら失敗だって同じ事です。その失敗はそんなに落ち込むほどのものですか？　だってもっと先があるでしょう。

そのような心と気持ちをもてたら、何があっても同じ気持ちで心は平常になるでしょう。

(10) 自分の事は自分が一番……

自分を信じて自信を持つ事が重要です。

心が平常ではなく、いろいろな事があった時に、慌てて心配ばかりで自信が持てない、そうすると平常ではない原因になります。

その自信を持つのがなかなかできないのだ、という方も多いかもしれませんね。

では、こう思ってみて下さい。

本書では心は多少波立ってもいいのだ、とご説明しましたね。多少波立っても、すぐ戻って、何とかすればいい。あなたはすでにそれを知っている。

多少波立っても、あなたは最終的には何とかします。多少波立って見えても、最終的には何とかするのが、危機に直面した時のあなたなんです。

それが、自分を信じる、という事です。

(11) 悪いのは本当に相手か?

他の人とけんかやぶつかり合いになった時、自分の否を先に考えて、自分の事を検索して相手を責める事をしない。そうするとたくさんぶつかることは自然に消えるでしょう。

なんだアイツムカツク!……これはあなただけの非常に偏った物の見方によるものです。相手の立場から見たらそれこそ「なんだアイツ！」って思わざるを得ないようなひどい事を、あなたはしていたのかもしれません。それは得てしてムカついているうちは見えないものなんですが。

でもそこをグッとこらえて自分を省みられるような人間は、もうそれだけで心が柔らかくなっています。

柔らかな心を持っている人は、他の人と衝突しません。

(12) 情けは人のためならず

善悪の善を行ないます。いつでも他人に友好的に、相手にとってよいことを考えてあげられる気持ちは重要です。そういう対応をしているとその結果、まわりも自分に善のこと、よいことをしてくれます。するとまわりはよい雰囲気になり自分の心も平常になるでしょう。

私欲にかられて他者の不利益を省みない行為はうまくいってもうまくいかなくても、心を波立たせます。嫉妬も起こり、もはや慢性的に心が波立った状態になります。

相手の立場、全体の立場に立って、相手にとって、全体にとって本当によい事を行なう。その時、私欲から解放されます。そして気付くのです。

それまで自分がとらわれていた〝私欲〟が、それほどの価値があるものではなかった事に。

(13) おごるなかれ！

人間にはいろいろな性格がありますが、傲慢にはならない事です。傲慢になるとそれを表面的には隠そうとしてもまわりに対しての態度で必ず現れます。結果として、周囲からの敵意の目にさらされる事になります。

当然に他人とぶつかり、いつでも平常の心はできないでしょう。

傲慢は最も平常ではない状態といえます。

「自分は絶対にアイツらより優れているはずだ！」

これは〝推測〟です。

そんな「絶対」、ある訳ありませんよね。

(14) 慈しむ心、波立たず

いつでも慈哀心を持てたら自分の心は自然に広くなり深くなり空の状態になります。

他人にいつでも慈哀心をもって対応すると当然ぶつかることもないし、心の波も起こらないと思います。

「誰もが辛さを抱えているのだ」……そう思える人間は、辛さに立ち向かったことがある人間です。

いや、そんな特別なものでもない。誰だって辛さに立ち向かった事、ありますよね。

何だか、誰もが少し、いとおしく思えてきませんか？

(15) 相手によって態度を変えない

まわりの他人に平等に対応する、自分にも同じ条件で同じに対応すれば心も平和な状態になります。

あるいは、自分に厳しく、他人に優しくて、他人の間で、特に大人数の時、それぞれの人に同じ対応をする事が重要です。すると問題も起こらず、心も平和になります。

偉そうな人に媚びたり、自分の事を好きになって欲しい人におもねったりする事は、結局自分かわいさからの行動でしかありません。得ができれば心浮かれ、できなければ不安、不満に心が波立つのです。

(16)〝文句〟は〝文句〟にしか過ぎない

文句を習慣化しないようにしましょう。

相手に間違いなどがあったら、ひとつは許して理解して、ひとつは正式に相手によい形で話します。あまり文句をいうと自分の気持ちも良くないでしょう。平常の状態にはなりません。

〝文句〟というのは、結局瞬間的な自分の不満をぶちまけるに過ぎないものです。でもそれをいったん飲み込んで、よい形で出力するゆとりがあれば、相手にも伝わりやすいものです。そしてその時のあなたの心は、いらだつ事なく「平常心」になっています。

(17)時には立ち止まるもよし

人生を余裕を持って過ごしましょう。

現代人はかなり忙しく、たくさんのことを慌ててやっていますが、心も忙しくなって平和ではなくなっています。自分の人生にもっと余裕をもつ、そうすると心にも余裕ができ、平常の状態になるでしょう。

密度濃く活動するのは、悪い事ではありません。しかし、実際に〝忙しい〟多くの人は、何かに駆り

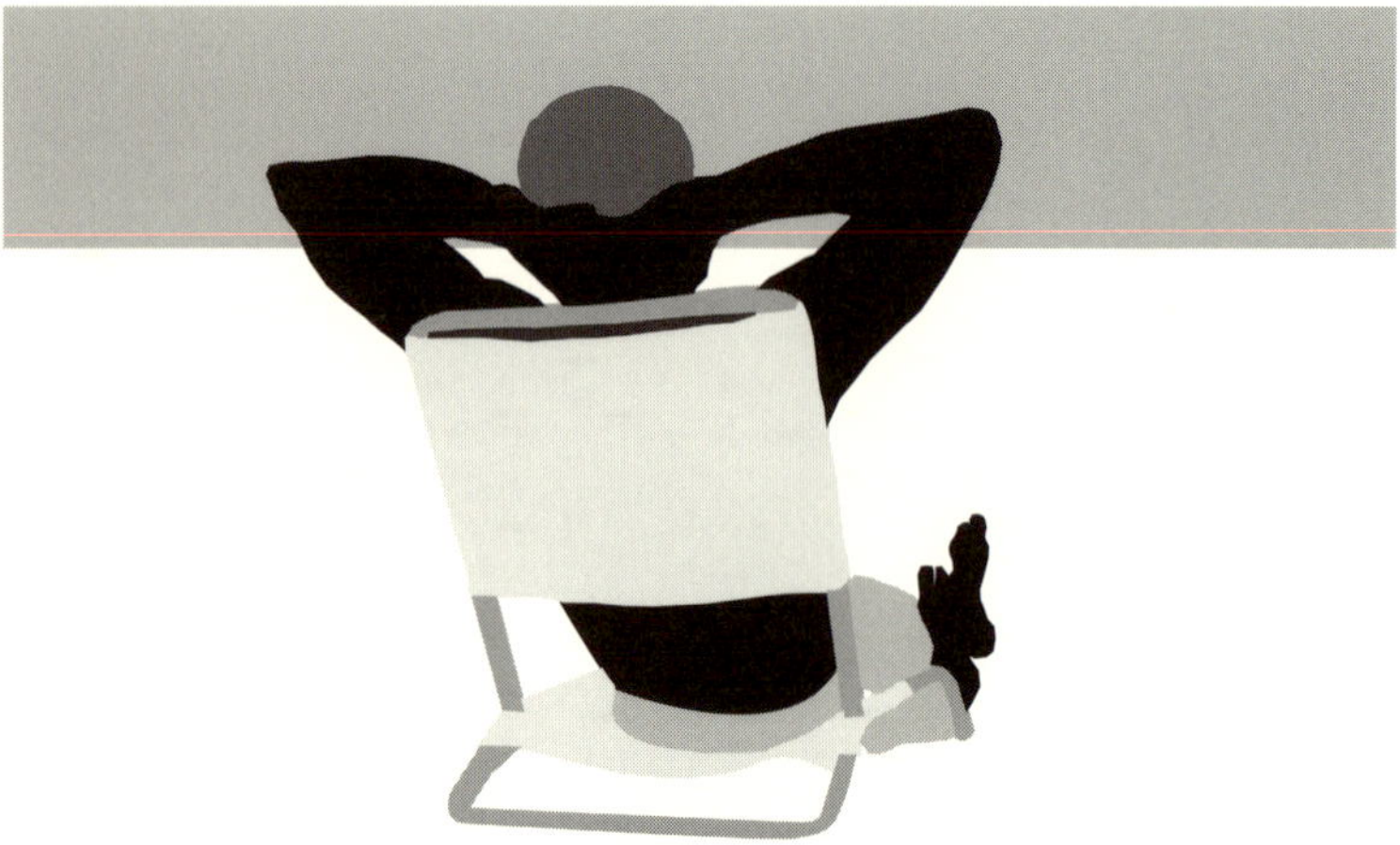

立てられて、やらされているのではないでしょうか。

「やらなきゃ！やらなきゃ!!」

本当にやらなかったら、どうなるというのでしょう。

よくわからないものに怖れを抱きながら行動しているうちは、決して「平常心」など訪れません。

⒅ 走るなら走るでよし

忙しくても楽しく生活が充実していると心は平常になりやすいです。もし自分の生活が充実しておらず、逆にいつでも暇な状態にあると問題も起こりやすいでしょう。

自分の頭の中にいろいろな余計なこと、過去の問題や将来の悩みなどが自然に浮かんできます。

中国の有名な言葉に、「暇になったら問題は起きる」という言葉があります。

だから、楽しくて忙しい充実の人生をおくると、忙しいところに意識して問題をおこす暇もないので心も平常になります。

今は「リア充（＝現実の生活が充実している事）」ブームですから、暇になると何か「リア充」に見えそうな事を「やらなきゃ！やらなきゃ!!」と焦ったりする人も、少なくないのではありませんか？

本当に充実した忙しさというのは、「やらなきゃ！」などと焦らされたりしないものですよ。

(19) 〝執着〟は心を硬くする

何に対しても執着しない事も重要です。

仕事上でも、他人に対してもぶつかることがあったら、執着しないと心も平常になります。

執着というのは我《が》が出てしまっている訳です。我を出すのをやめた時、心は柔らかさを取り戻します。

(20) 世のため人のため

自分は世の中のために、他人のために行動しようと思えたら心は平常になります。

もし、自分中心であったらいろいろな悩みも増えて問題も起きて絶対に平常にはなりません。

他人のために、世の中のためにという大きな心になると平常になりやすいです。

(21) 現在《いま》に生きる

昔のことは悩まない、将来のことは執着しない、今のことだけしっかり行ない集中する。そうすると平常になりやすいです。

過去や未来の事に、心をざわつかせている暇なんて、本当はないんですから。

(22) 〝有り難かった〟事に気付こう！

いつでも感謝の気持ちを持ったら、他人にもまわりにも友好な関係をもつことができ、平常な心になりやすいです。

逆に、いつも「なぜまわりは自分に〇〇してくれないんだ！」などとばかり思っていたら、「平常心」になど、なれるはずがありませんよね。

まわりはそうそうあなたに都合よく、施しを与えてくれる存在ではありません。と、いう事は、相手の立場に立ってみればわかります。

相手の立場に立つ余裕が持てれば、自然に感謝の念も湧いてくるはずです。

(23) 胸に手を当て……

いつでも反省する心があったら、自分も成長しやすいし、他人、まわりにも理解してもらいやすい、そうすると平常の心になりやすいです。

反省というのは、過去をクヨクヨする事とは違います。放っておけばどうしても利己的な見方しかできない人間という動物が、別の視点に切り替える、という高度な作業です。

(24) 一番尊いものは自分の中にある

心の豊かさは最大の財産という考え方を持つようにします。あるいはこの事を理解して納得できれば、自分自身の心を豊かにしようと努力し、外部の物質的な欲望はどんどん減って少なくなり、平常の土台を作ることができ、根本的な心の平常になりやすいです。

(25) 大きく！大きく!!

自分の人生は自分のためではなく、まわり、他人のため、あるいは人類のため、もっと高い目標に向けていくという人生観を持てたら当然心は平常になります。

これはまるで海の中の船と同じです。

自分のためにという非常に小さい船であれば、少しの波でもすごく揺れるでしょう。大きい船であればたとえ台風で波がゆれても船の中は安定している、これと私達の人生観は同じです。小さい個人的な人生観は何があってもすぐに揺れます。大きな人生観になると、台風のようなことがあっても自分は落ちついていられます。

これら25のことを実践し、何があっても、どんな時でも「平常心」を取り戻せる心に、近づいていきましょう。

心とは、こんな事でも強くなれるものなんです。

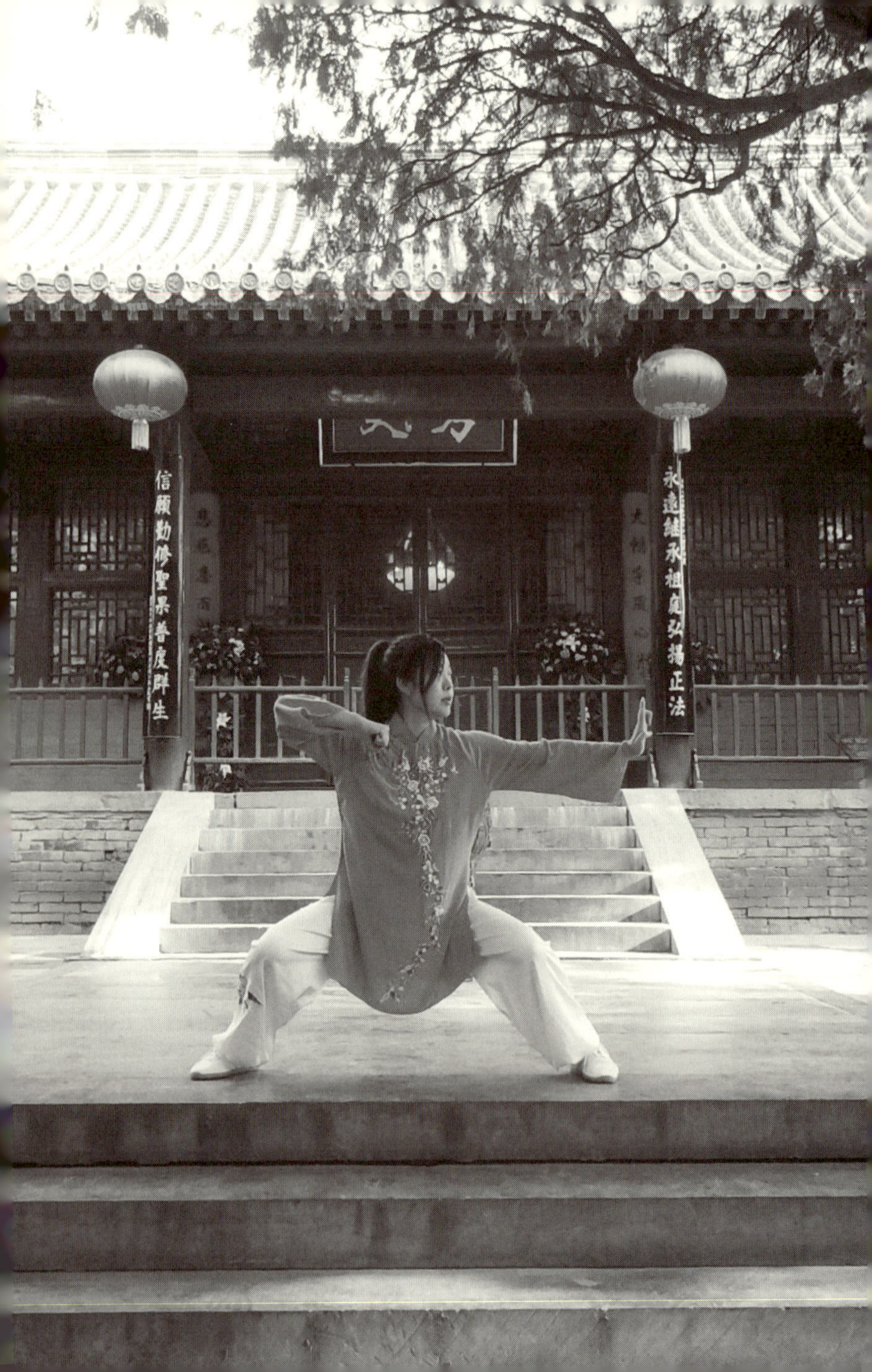
信願勤修聖果普度群生
永遠継承祖庭弘揚正法

第3章

気功は心を変える

気功を行なうと心が強くなる、というのが本書のテーマである訳ですが、筋トレすると筋肉が太くなる、というのとは違って、その変化は体験した人でないとなかなか理解しにくいところがあります。ましてや心の変化、というのは自分では分かりにくいものだと思います。心の強さを測定する方法、などというものは確立されていませんからね。

でも、それは体の変化として、さまざまな形で測定する事が、実は可能なのです。

本章では、実際に気功を行なうとどういう変化が起こるのか、という事について、実際に行った実験結果をご紹介したいと思います。

1 脳波の変化

今、心の状態を測定するのに一番近いとされているのが脳波です。

脳波はさまざまな周波数のものが混在していますが、そのうちのどの周波数の脳波がより多く出ているか、によって、どういう意識状態かが分かります（次ページ表参照）。

周波数が高い脳波が出ている状態ほど覚醒、緊張しており、周波数が低い脳波が出ていれば、眠ったような状態、という事になります。

例えば大事な試合、というような場面を考えますと、緊張している状態はベータ波優位になっています。おそらく実力が発揮できにくい状態です。

では、低周波数の脳波ほど落ち着いているからいいかというとそうではなく、シータ波、デルタ波とな

各種卓越脳波と意識状態

ベータ波	14～26Hz	緊張や不安、イライラなど、ストレス状態を反映する波形。
アルファ波 ファストα	12～14Hz	緊張した意識集中状態で、あまりゆとりがない時の波形。
ミッドα	9～12Hz	リラックスした意識集中状態で、頭が冴えている。
スローα	8～9Hz	休息や眠る方向に集中しており、意識が低下している。
シータ波	4～8Hz	浅い睡眠の時に現れ、意識が働かない。
デルタ波	0.4～4Hz	深い睡眠状態の時に現れる無意識状態。

ると眠っているに近い状態ですから、これはこれで実力は発揮できません。真の実力を発揮するには、適度なアルファ波優位の状態がよいとされています。

なお、脳波の測定に際しては、位置によって特性が異なるので、国際脳波学会で定められた部位に従って測定を行ないました（左掲参照）。

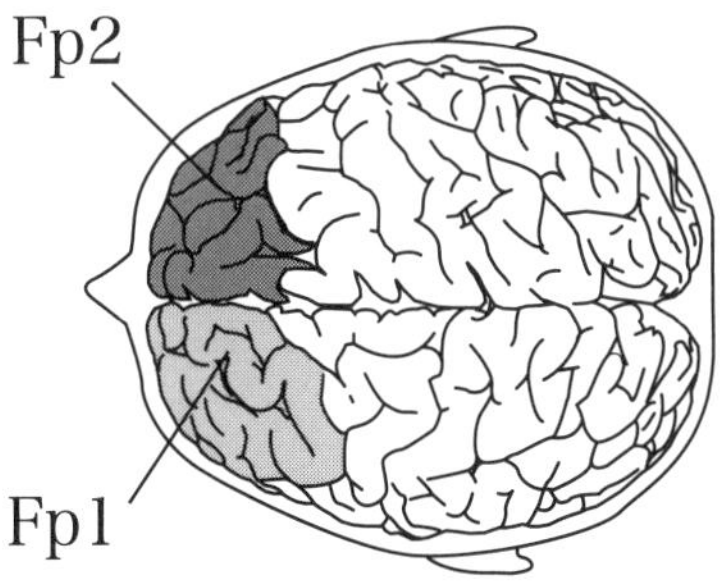

測定部位：左右の前頭前額部
（Fp1、Fp2）
基準電極：左右の耳たぶ
（A1、A2）

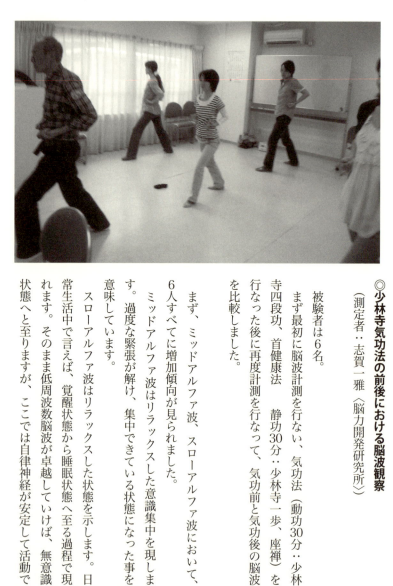

◎少林寺気功法の前後における脳波観察

（測定者：志賀一雅〈脳力開発研究所〉）

被験者は6名。

まず最初に脳波計測を行ない、気功法（動功30分：少林寺四段功、首健康法　静功30分：少林寺一歩、座禅）を行なった後に再度計測を行なって、気功前と気功後の脳波を比較しました。

まず、ミッドアルファ波、スローアルファ波において、6人すべてに増加傾向が見られました。

ミッドアルファ波はリラックスした意識集中を現します。過度な緊張が解け、集中できている状態になった事を意味しています。

スローアルファ波はリラックスした状態を示します。日常生活中で言えば、覚醒状態から睡眠状態へ至る過程で現れます。そのまま低周波数脳波が卓越していけば、無意識状態へと至りますが、ここでは自律神経が安定して活動で

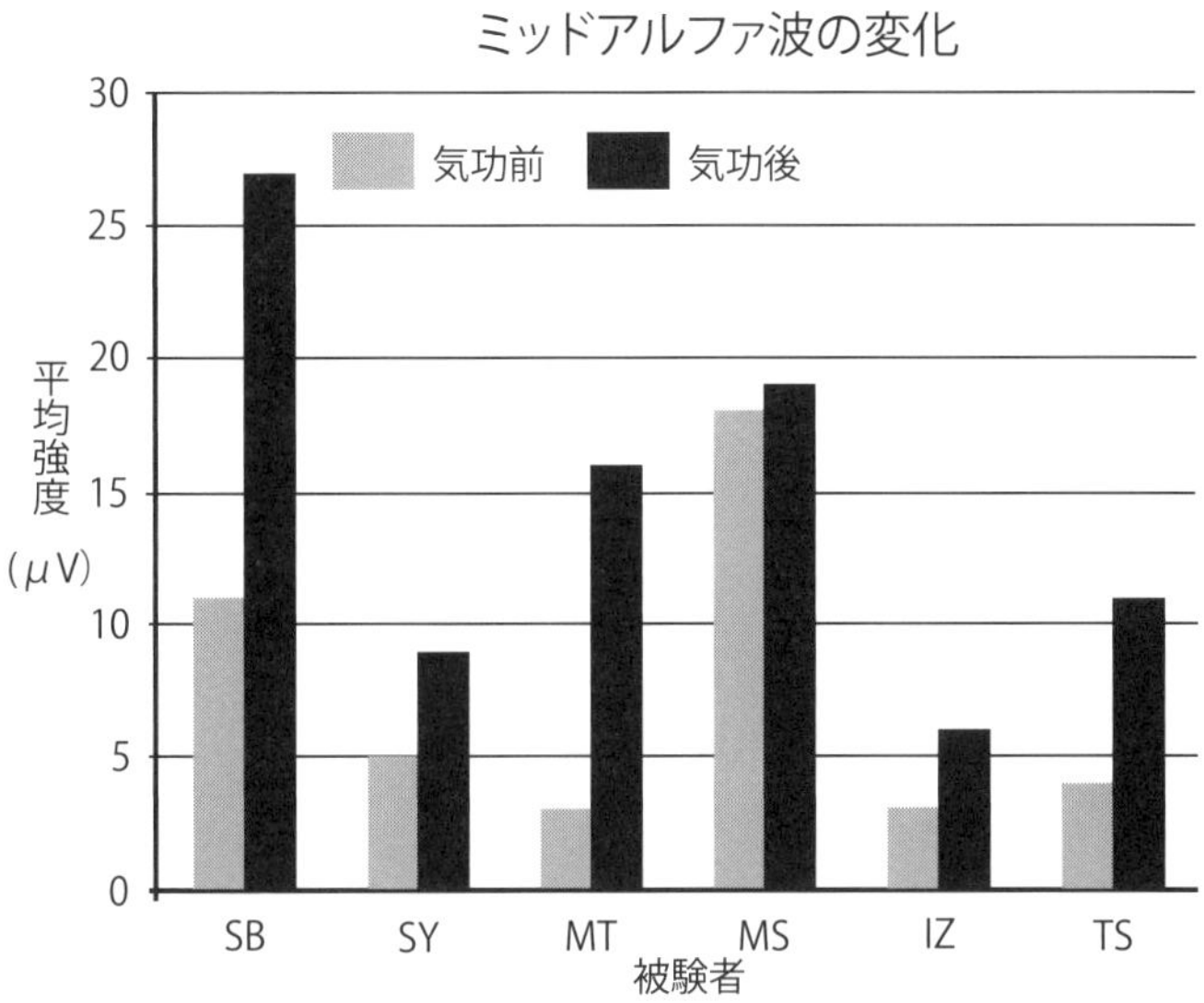
ミッドアルファ波の変化
気功前
気功後
平均強度
(μV)
30
25
20
15
10
5
0
SB
SY
MT
MS
IZ
TS
被験者

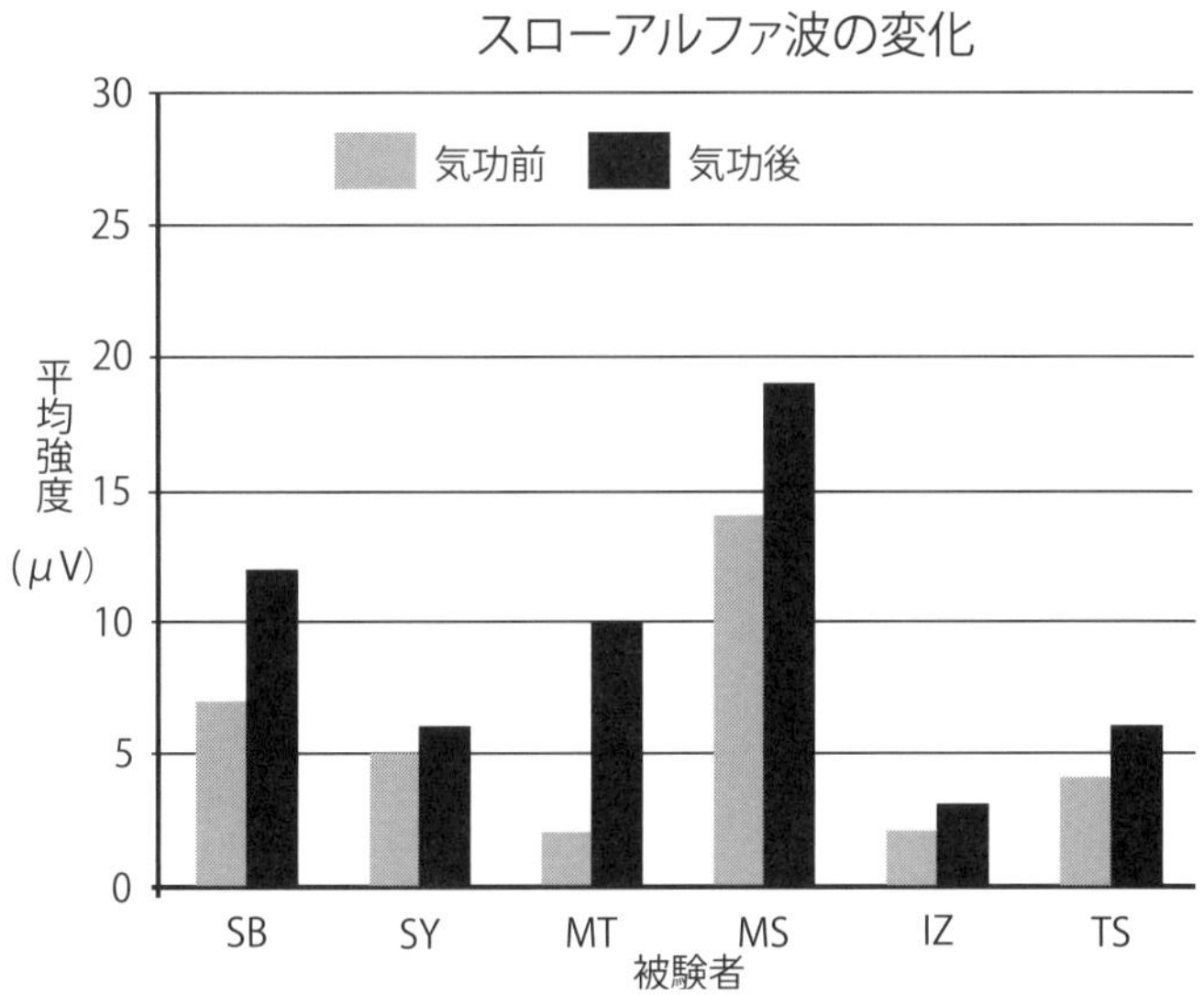
スローアルファ波の変化
気功前
気功後
平均強度
(μV)
30
25
20
15
10
5
0
SB
SY
MT
MS
IZ
TS
被験者

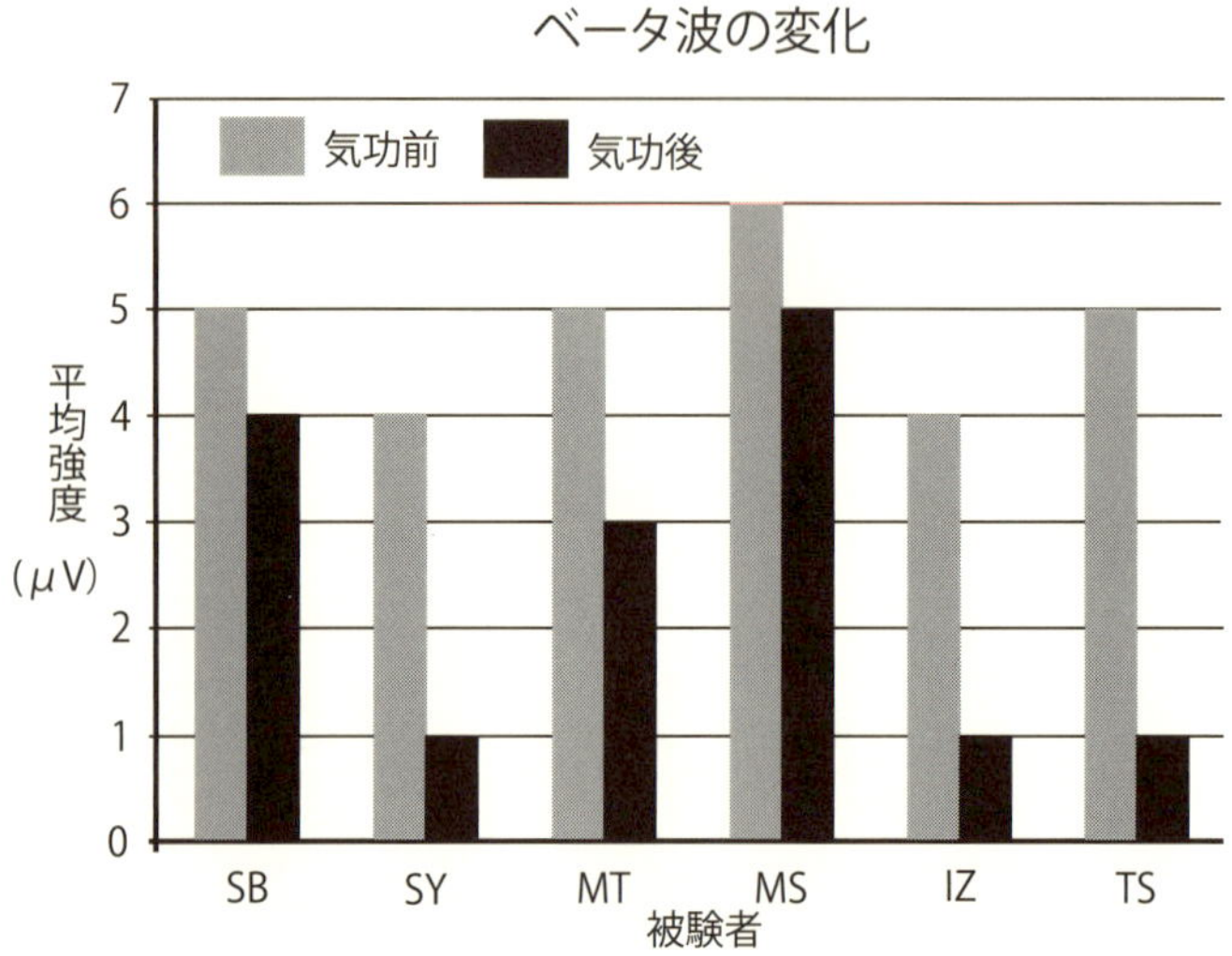

ベータ波の変化
気功前
気功後
平均強度
(μV)
0
1
2
3
4
5
6
7
SB
SY
MT
MS
IZ
TS
被験者

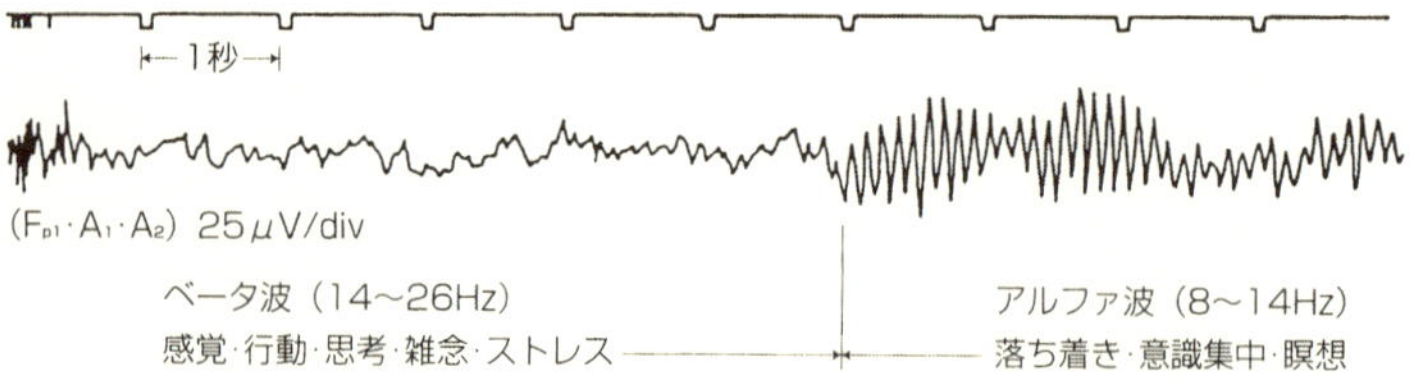

1秒
(Fp1・A1・A2) 25μV/div
ベータ波（14～26Hz）
感覚・行動・思考・雑念・ストレス
アルファ波（8～14Hz）
落ち着き・意識集中・瞑想

きるコンディションが維持されている、と言えるでしょう。

さらに、同じく6人全員にベータ波が低下する傾向が見られました。ベータ波は、脳が複雑に情報処理している状態を示しています。多くの場合気が散り、ストレスが鬱積する原因にもなります。気功法によってベータ波の強度が低くなり、ストレス緩和に役立っている事が分かります。

総じて、緊張・ストレス・雑念を意味するベータ波の状態から落ち着き・意識集中を意味するアルファ波の状態へ、気功によって身体が変化したと言えるでしょう。

ここで、適度なアルファ波優位の状態が維持されている、という所が重要です。例えば、座禅をした事のある方ならば、一度は眠くなってくる経験をなさっている事と思います。脳波は低周波数へ移行すればよいというものではなく、行き過ぎれば活動に適さない無意識状態に至ってしまうのです。その点、気功においては好適な状態へ導いていると言えるでしょう。

2 左右のバランス

脳波においてはどの周波数帯が卓越しているかとともに、左右のバランスがとれていることも大事と言われています。

左右測定値を比較する事によって、活動バランスを検証してみました（次ページグラフ参照）。

左右偏差は「コリレーション指数」という形でアウトプットしました。値が大きいほど偏差が少ない事

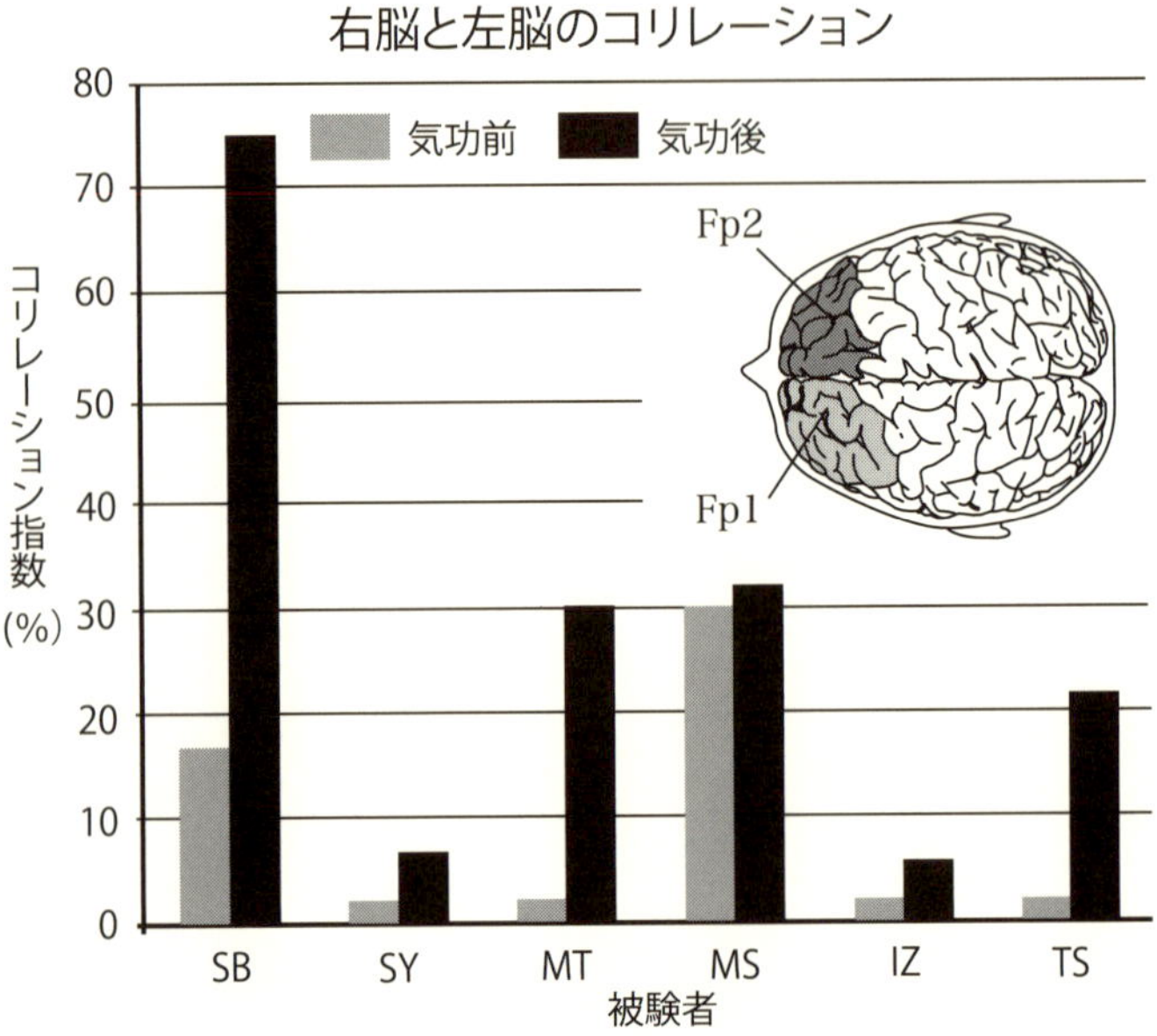

を示し、脳機能的にはコリレーション値が30パーセント以上である事が望ましいとされています。

これも、6人ともに同じ傾向が現れました。すべての被験者において、コリレーションが向上したのです。

脳活動の左右バランスは、身体性に如実に現れます。

次は脳活動の左右偏差を、姿勢の安定（重心の揺動）という形で測定比較してみました（次ページグラフ参照）。

ここでは気功法熟練者（森嶋師範：少林寺気功協会）と比較的運動能力の高い研究室の学生とで、左足片足立ちの状態を測定比較しました。

まず、左右のアルファ波の位相差をみると、格段の違いが出ました。学生は左右の位相差が常にめまぐるしく変化しており、その一致

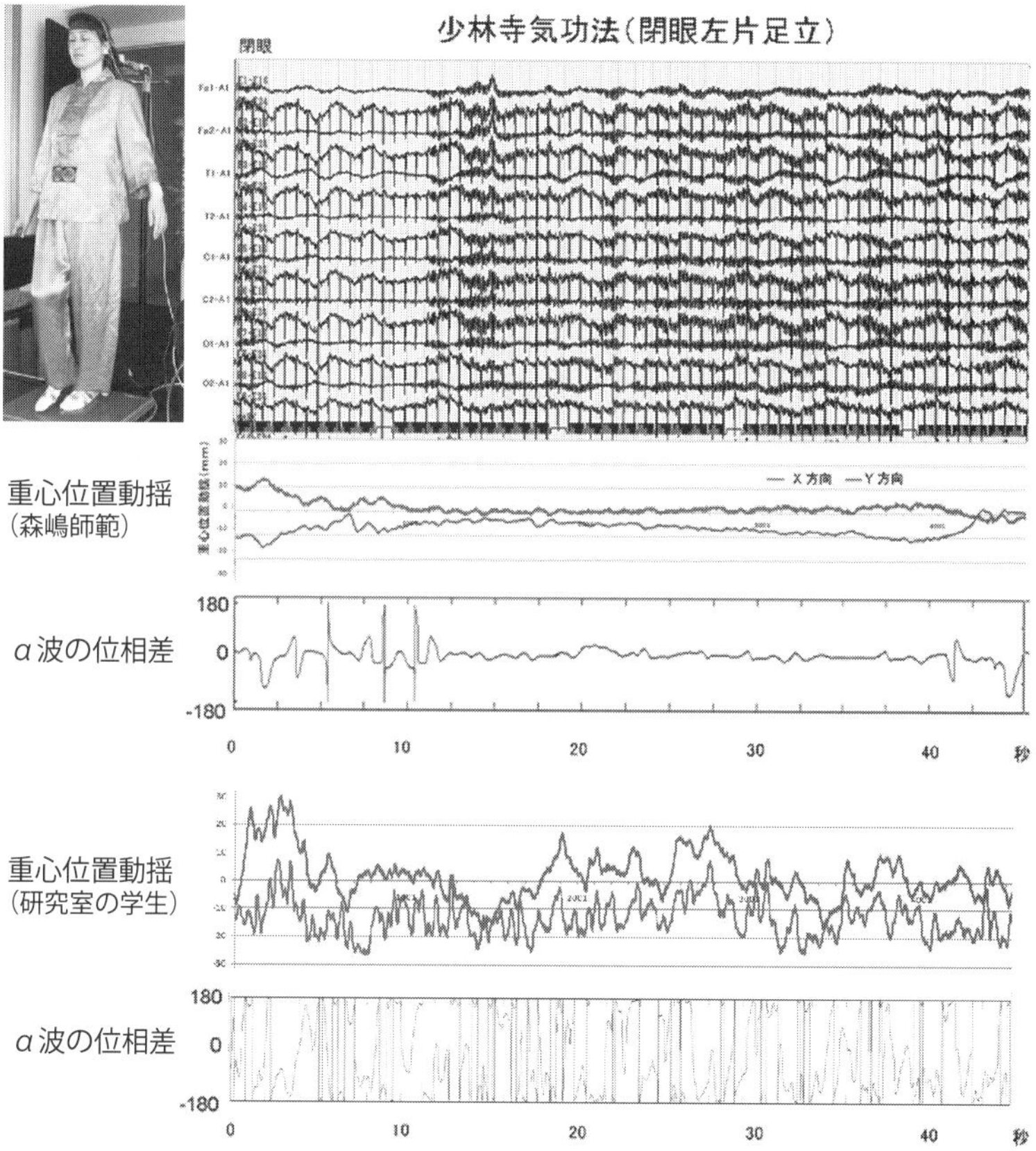

少林寺気功法（閉眼左片足立）
閉眼
重心位置動揺
（森嶋師範）
— X方向 — Y方向
α波の位相差
180
0
-180
0
10
20
30
40
秒
重心位置動揺
（研究室の学生）
α波の位相差
180
0
-180
0
10
20
30
40
秒

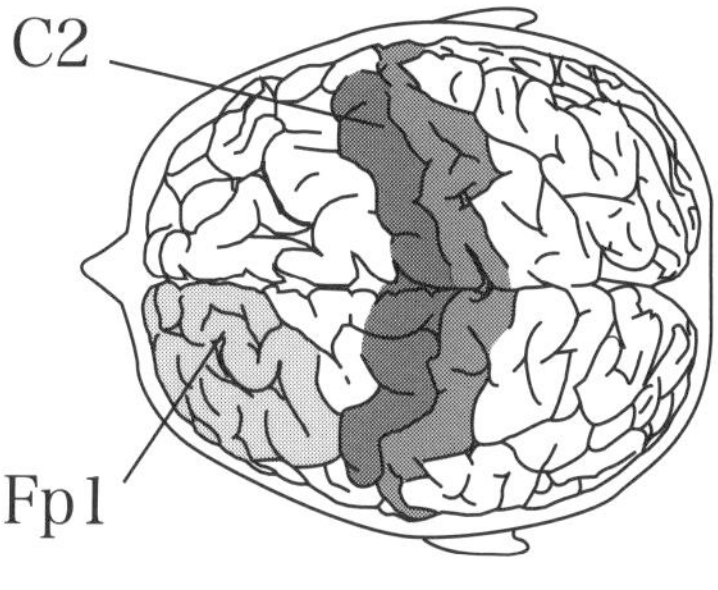

C2
Fp1

は1秒も保たれませんでしたが、気功熟練者のそれは30秒以上も保たれました。その結果としての重心動揺も、学生は大きく揺れ動き続け安定しないのに比し、気功熟練者は非常に安定していました。とくにアルファ波位相差が安定した範囲では重心動揺も少なく安定している傾向対応性がみられ、姿勢の安定性に脳波状態が反映されている事がわかりました。

3 心と体

ここで行なった気功法によって、確かに意識状態がよい状態（リラックス。集中）になり、結果として身体もよい状態（バランスがとれている）になっていた事がわかりました。

いや、逆ではないか、と思った方もいるかもしれませんね。気功法によって身体がよい状態になり、その結果として脳波が安定したのではないか、と。

それもきっと正解でしょう。本書の冒頭で述べたように、心は体と一体のものなのです。姿勢安定計測において気功熟練者のアルファ波位相差が安定するタイミングと重心動揺が安定するタイミングにほとんど差がみてとれないのも、その現れなのかもしれません。

とくに武道をなさっている方は感覚的にご存知だろうと思いますが、姿勢を正すと、それだけで気持ちがスッと少し落ち着くような感じがするものです。逆に、緊張したり動揺している人というのは、何かせわしなく無駄な動きをしていたり、安定感のない姿勢だったりするものです。

次章からは、いよいよ心を強くするための少林寺気功を具体的にご紹介していきます。

抽象論になりがちな心の鍛錬がなぜ〝具体的〟に語れるのか。それは、体の話として説明しているからです。

でも、皆さんはぜひそれらの体の話を、そのまま心の話だと思って読み進めていって下さい。

そして実際に行なってみた時、スッと腑に落ちるものが必ずあるはずです。

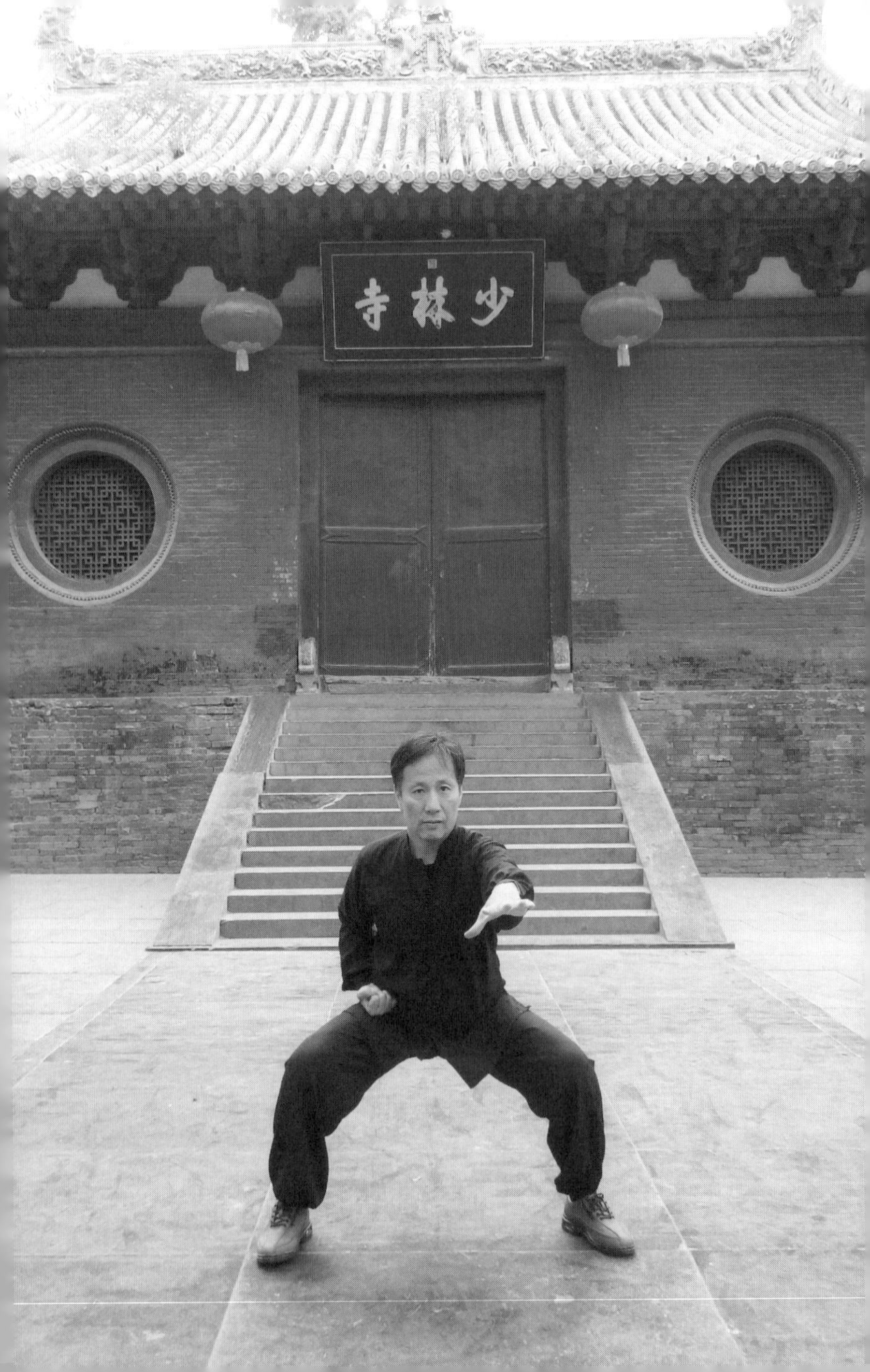
少林寺

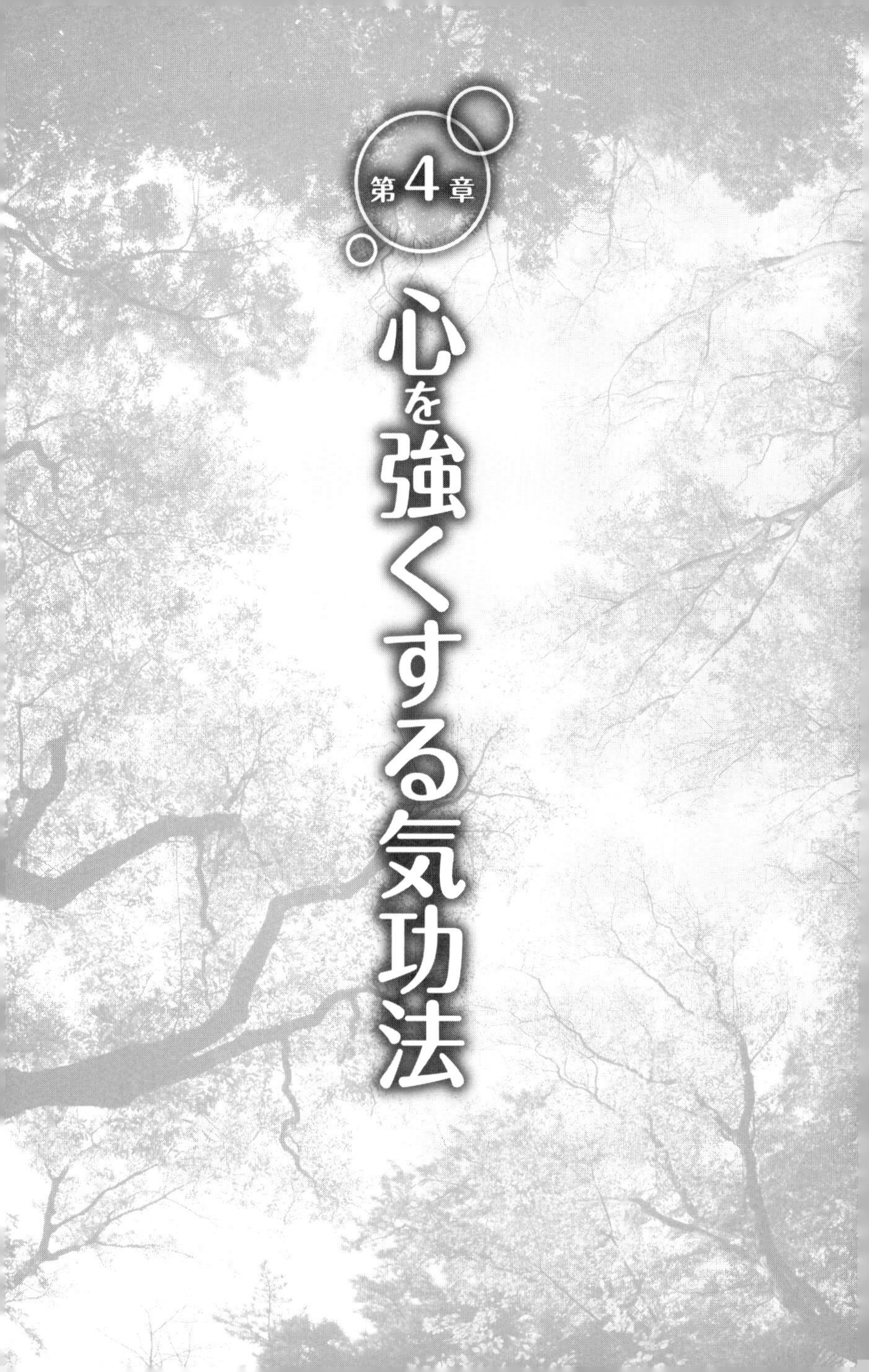

第4章

心を強くする気功法

では、いよいよ心を強くする少林寺気功の実践に入っていきましょう。ここでご紹介する気功法は、動作自体は難しくありません。しかし、だからといってただ漫然とやっていても何の効果も上がりません。ポイントは意識の置き所です。

少林寺気功の特徴は、心と体の一致を目指している、という所にあります。そもそもが「禅」の修行を主眼としているものなので、気功も武術も、その大前提として〝心〟があるのです。気功も武術も体を動かして云々より、まず先に〝心〟なんです。

それぞれに、どのような意識を持って行なうかを、例えば「気のイメージ」のような形で記しました。しかし、「気」は目に見える訳ではありません。だからこそ、意識が大事であり、それによって身体の感じ方がどう変化するかが重要なのです。そして、その〝身体の感じ方〟に意識を集中させている時、あなたは余計な考え等一切が削げ落ちた感覚になっているでしょう。

〝集中力〟を身体の特定部位や動作に向けてしまうと、得てして部分的な緊張を呼んでしまいがちになります。例えば「手を上げる時は○○度に上げなきゃ」といったような気のしかたをしていると、それ以外の部分が凝り固まってしまう事もあります。これは〝集中〟より〝とらわれ〟です。気功法の中から「意識の置き所」を覚えていく事は、心から〝とらわれ〟をなくしていく事とも繋がっています。

1 四段功　精神の準備運動

「四段功」は、少林寺気功による肉体および精神の準備体操のようなものです。少林寺秘伝72芸のう

四段功の構造

第一段　通天採気

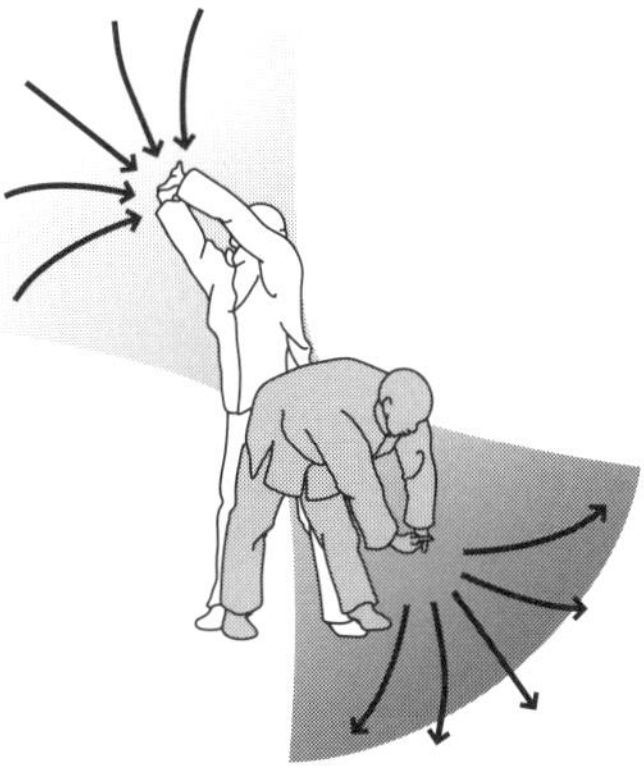

手が上へ来た時に吸い、下へ来た時に吐きます。天（宇宙全体）から良質な気を採り入れて、悪い気を足の裏“湧泉”のツボから地へ放出するイメージをもって行ないます。

第二段　陰陽回転

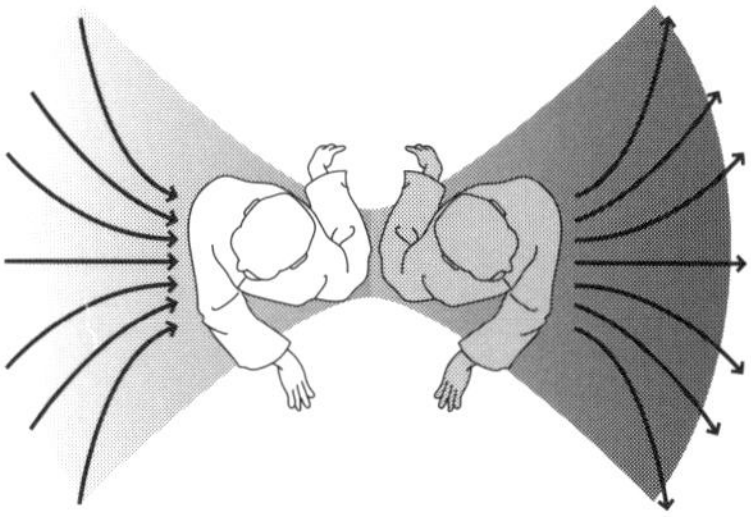

左へ上体を捻った時に吸い、右へ捻った時に吐きます。上下サイクルであった第一段の横バージョンです。左側から採り込んだ気を逆側へ放出するイメージを持って行ないます。頭、両手は体の捻りに自然についていくように。

第三段　左右冲拳

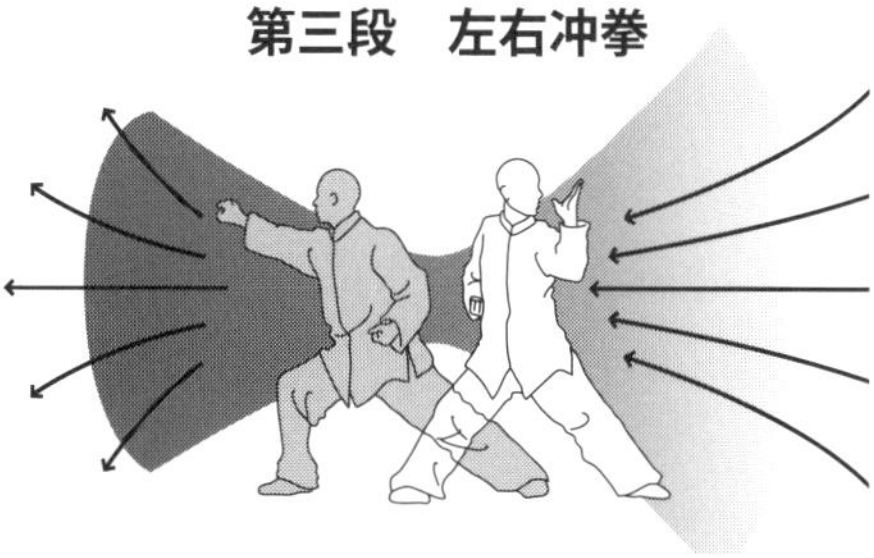

“左右冲拳”はより武術的な動作になってきます。上体を捻りつつ受け流し動作を行ない、転回しながら吸って突き動作を行ないながら吐きます。初手の防御動作の方向と間逆へ攻撃動作を行うのは、常行感覚からかけ離れた動きで見た目以上に難しいものです。脳と身体の連繫を促す意味合いも含まれています。

第四段　陰陽回転

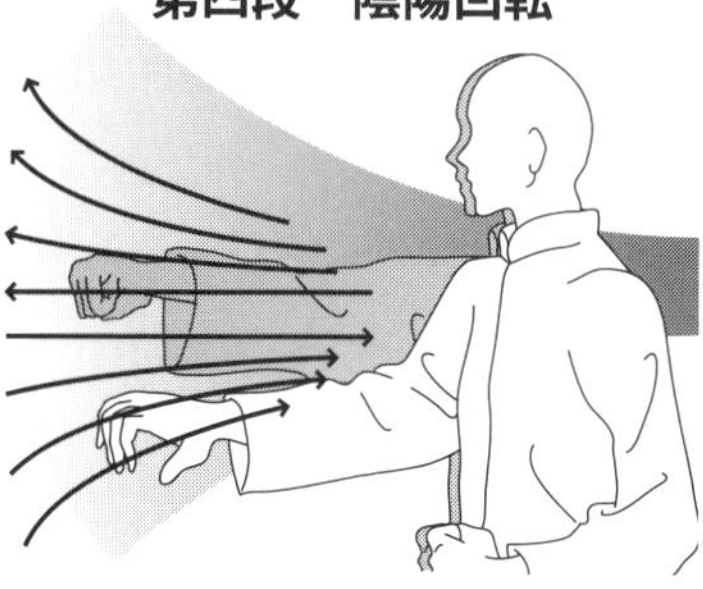

腰を低く落とした“馬歩”の姿勢で行ないます。気を下方へ沈めるのは気功法における共通したテーマですが、馬歩の姿勢は、胴部最下端にあたる丹田に気が沈みやすくなります。掌を下に向け、指先をピンと張りながら吐き、物を掴むようにして引き寄せながら吸います。腕は力ませず、経絡の末端集中部である手の先だけに力を入れます。レンガなど、実際に物を掴んで行なう方法もあります。指先は経絡の集中部ゆえに、全身の氣の流れを整えるのみならず、脳の活性化もはかられます。

ち第11芸（練功法）の一つであり、気功法の基礎とも言うべき四法です。その四段功は72芸のうち、唯一の型のもので全身を動かす運動気功になります。身体に対し、全身に「気」を充満させて元気になり、全身に気が巡り、満たされるので病気をしない体になります。

この練習の時、意識と心の持ち方としては自分の動作と呼吸を合わせ、さらにイメージを強く持ち、「集中」していきます。他のことを考えたり、思い起こしたりせず、今の自分自身に集中するのです。たとえば食事をしている、または歩いているなどの状態の時から比べれば、四段功を実践している最中はとても高いレベルの意識で行なっている状態になります。

私たちが行なう少林寺気功の四段功の練習は、メンタル面にどのように効果を与えるか？　またマインドフルネスさせるのか？　皆さんに分かるように説明いたします。

「四段功」の基本的な要素は、一つ目は練習のポーズや動作であり、二つ目はその時の呼吸、三つ目はイメージ力（集中力の結集）です。

（1）第一段　通天採気

第一段は「通天採気」と言います。最初に両手を両脇から上げていき、両手を組み合わせて、手のひらを返し、上に向けます。両手が上へ伸ばす時に吸い、下へ来たときに吐きます。全身が伸び、天（宇宙全体）から良質な気を採り入れるようにポーズをしていきます。この状態の意識は、〝呼吸〟と〝動作〟に持って行きます。呼吸は体の動きに合わせることが大事です。さらに宇宙のエネルギーを天から百会（頭の天辺のツボ）や労宮（手のひらのツボ）から入れるのです。体に入り、下へ来ると呼吸は吐

四段功　第一段　通天採気

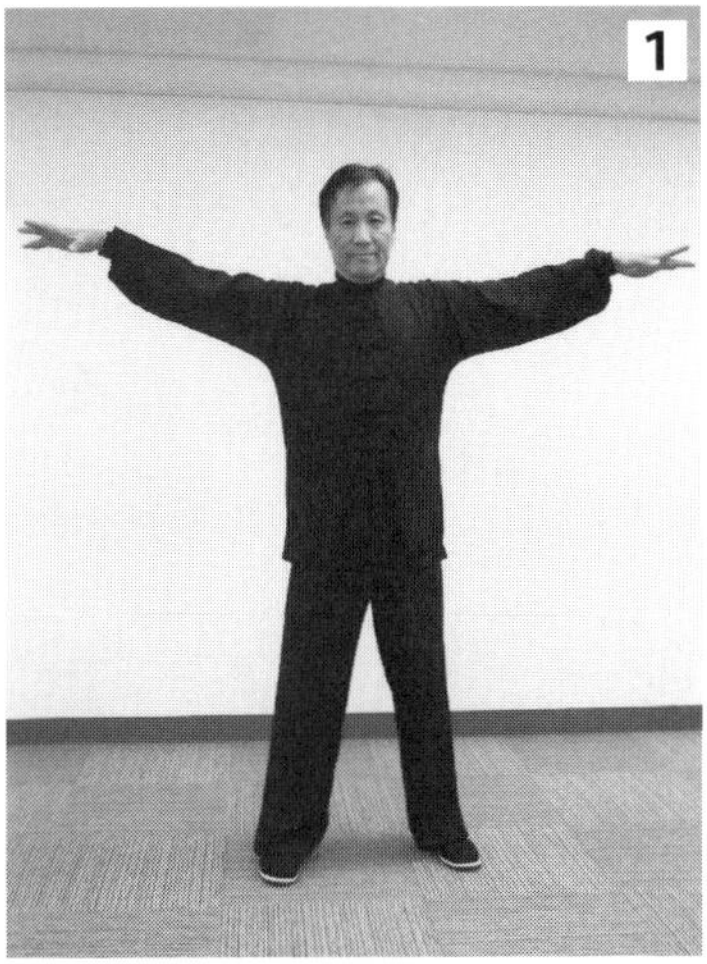

地の気を掌で引っ張り上げるイメージで肩の高さまで上げます。

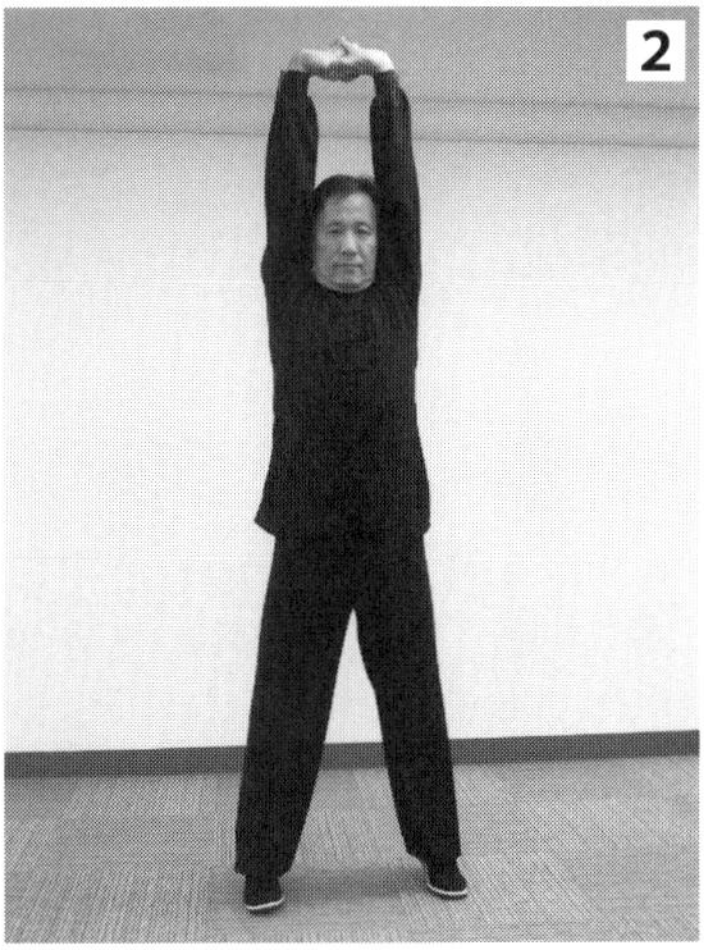

手を組んで上に向けます。天から気を吸収するイメージ。全身の伸縮を８回行ないます。

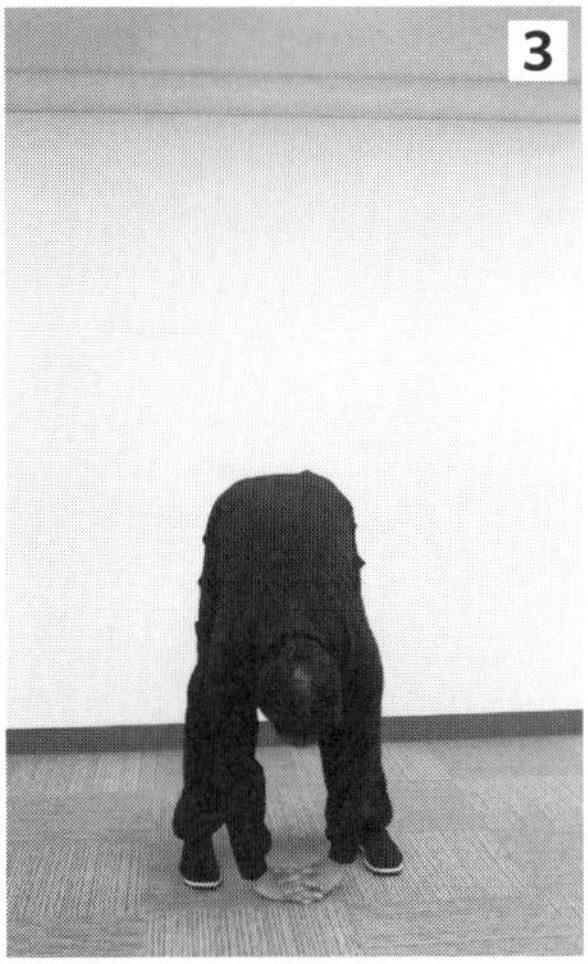

腰を中心に体を前に倒し、掌を地に近づけるように伸ばし〜弛める、を８回。

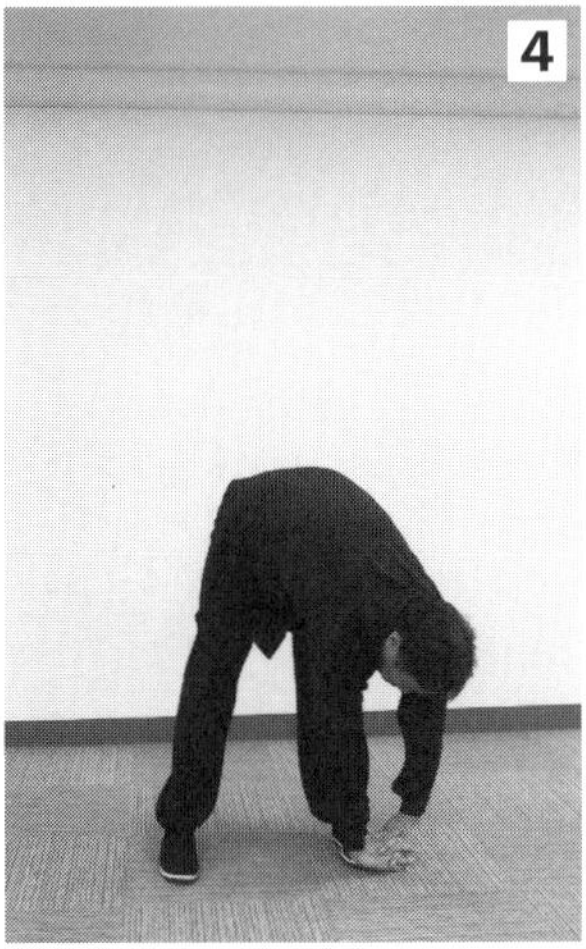

体勢を変えずに掌を左足の外側の地に近づけて〜離す、を８回。

同様に掌を右足の外側の地に近づけて～離す、を8回。

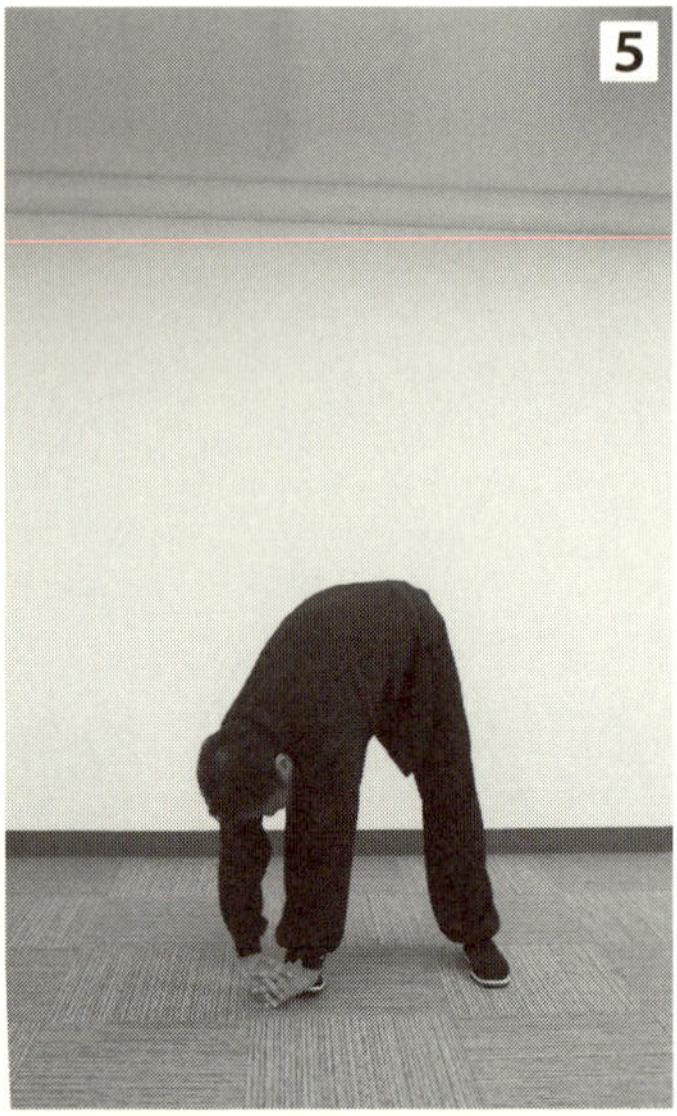
5

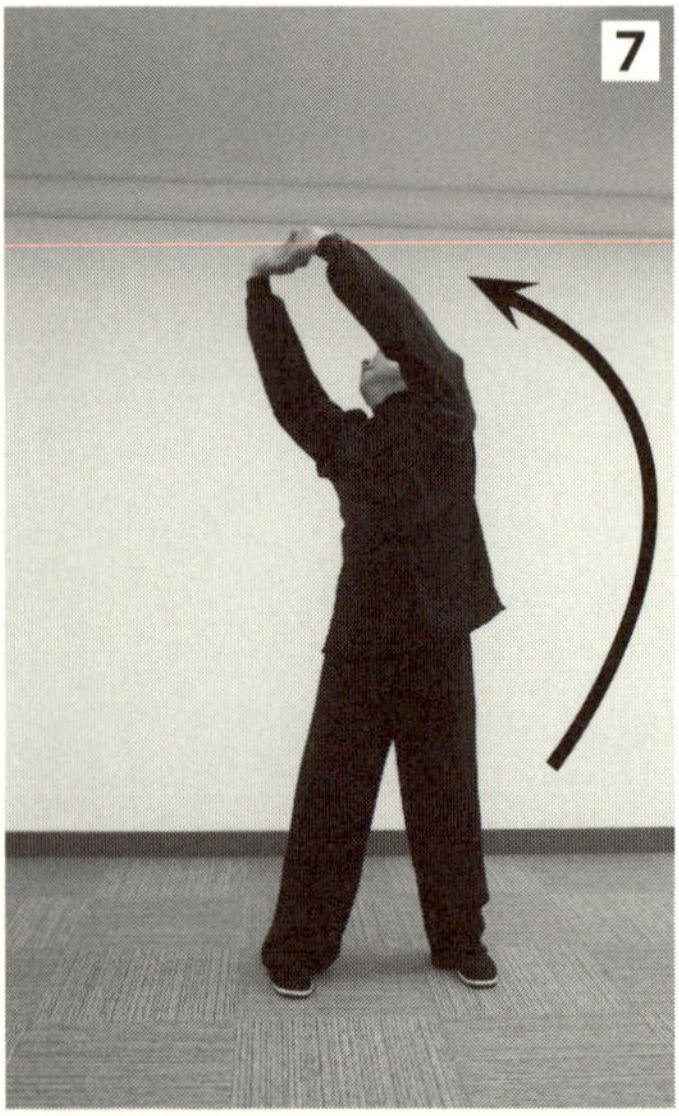
7

指を組んだまま、左下から右上へ、ゆっくりと均一の速度で体を回す。上へ来たときに吸気し、下へ来た時に呼気する。

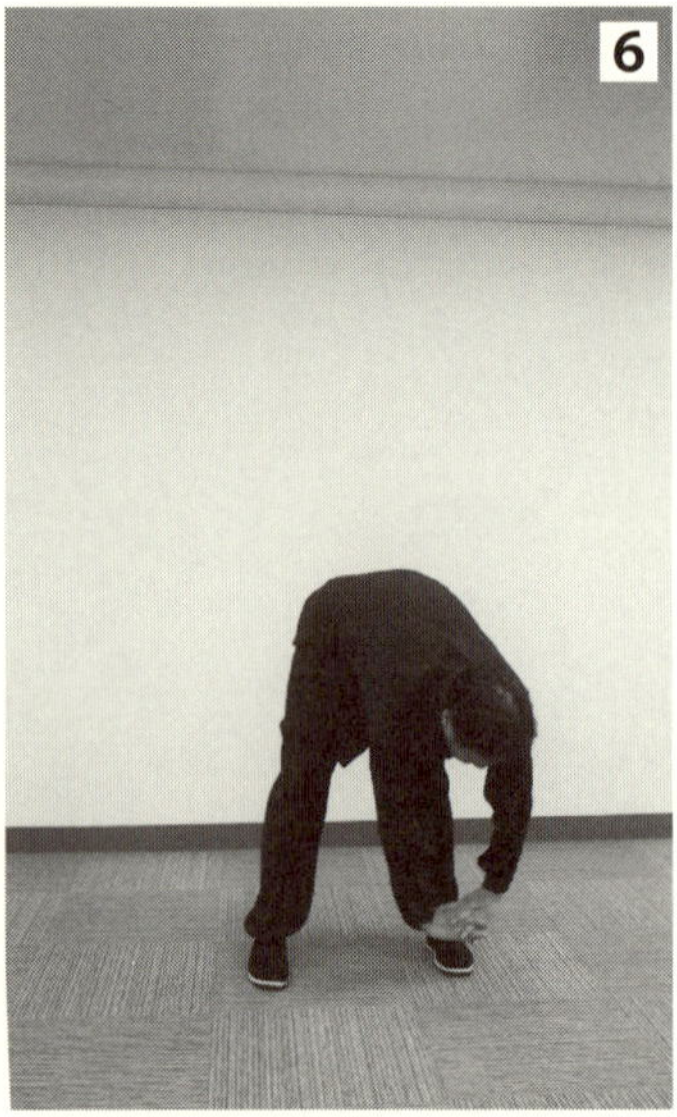
6

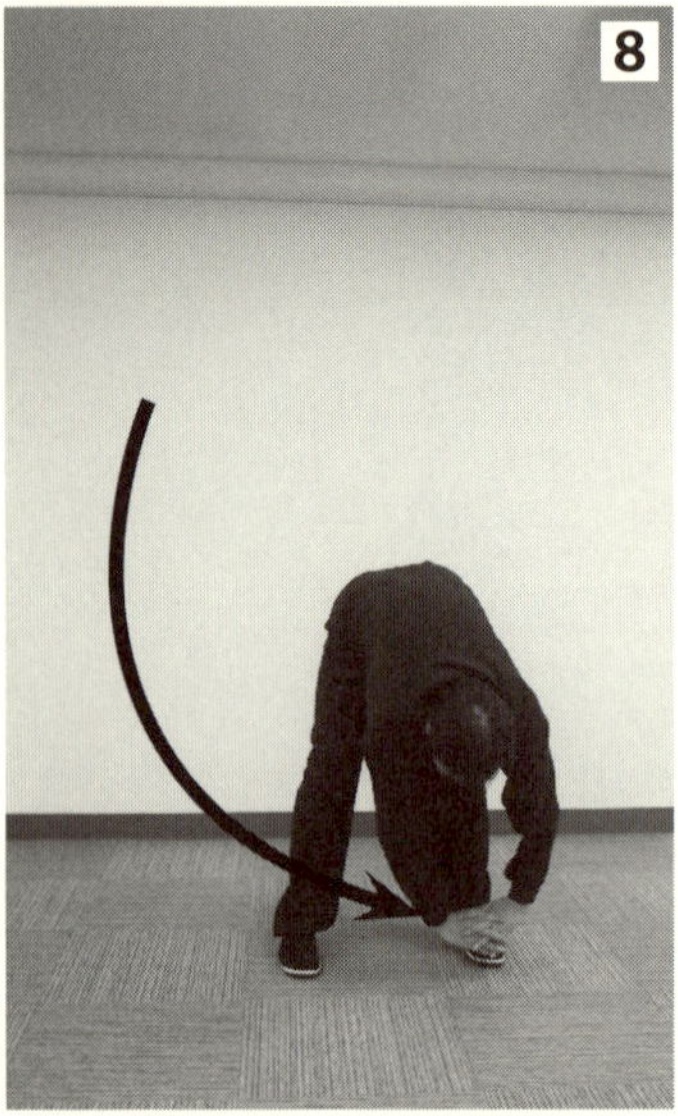
8

同様の回転を逆方向に8回行なう。

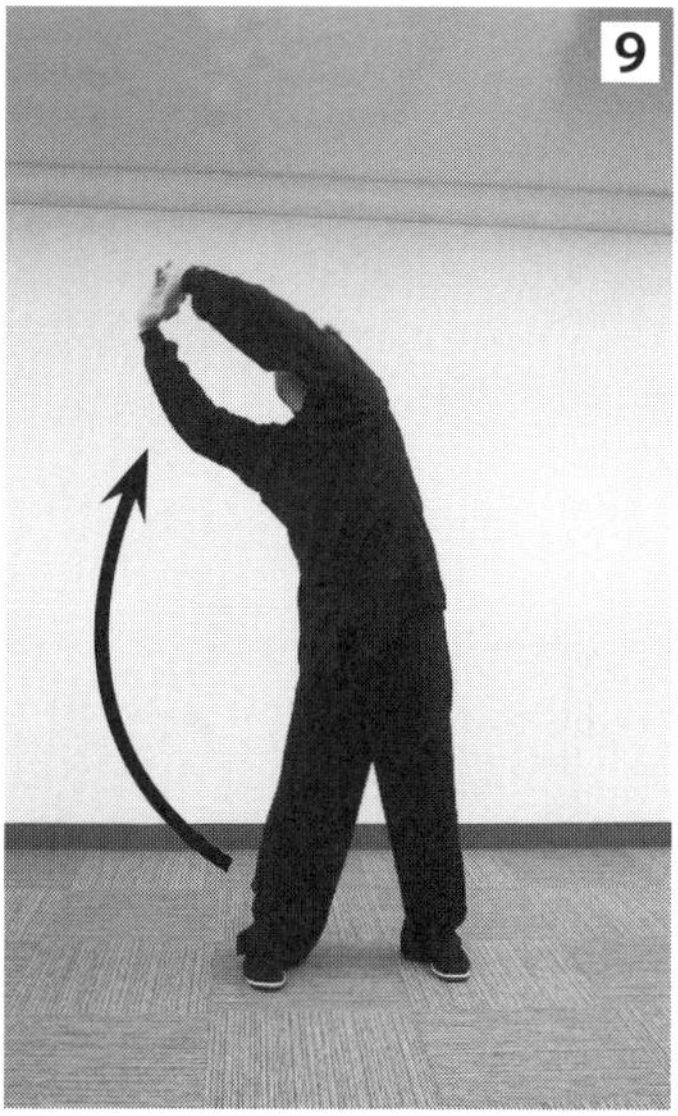

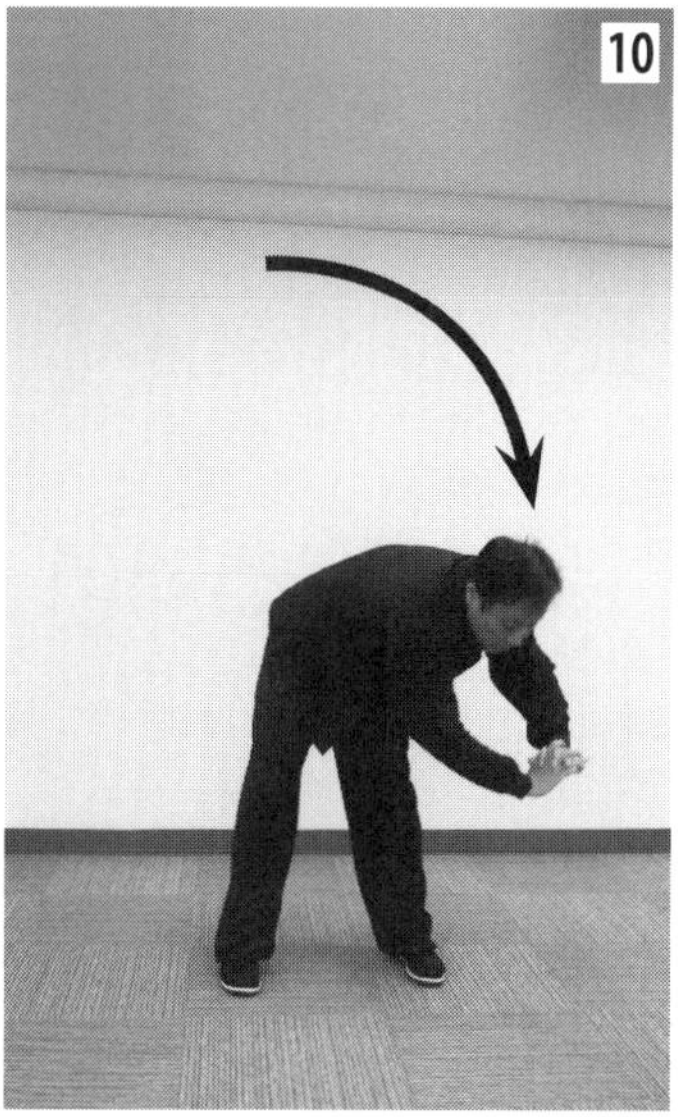

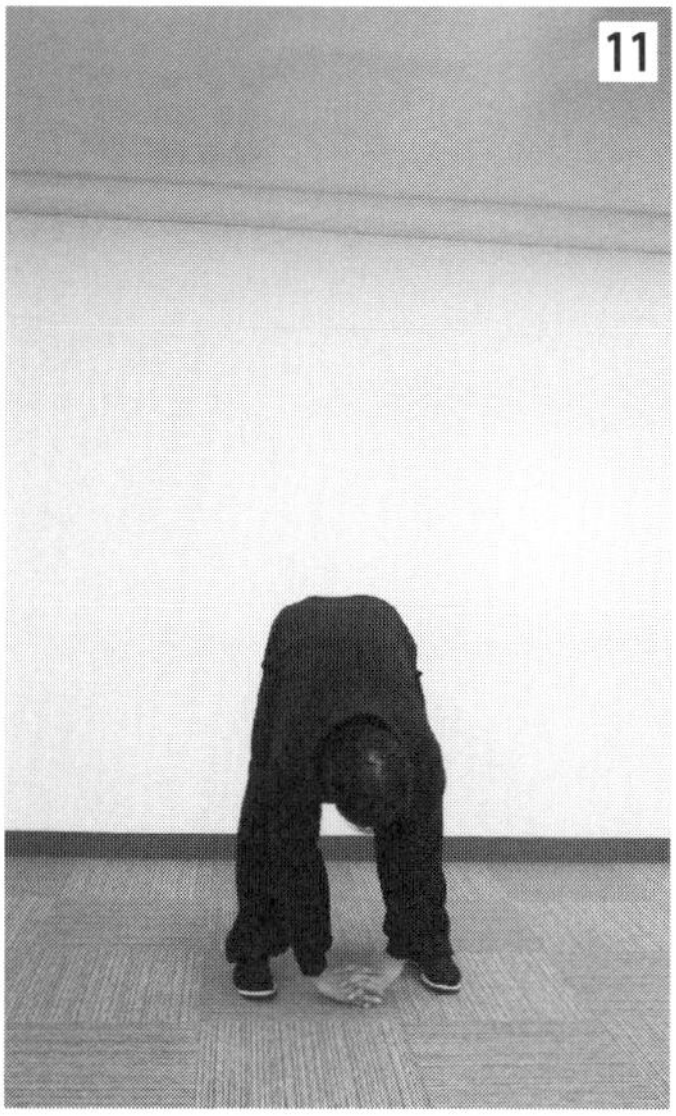

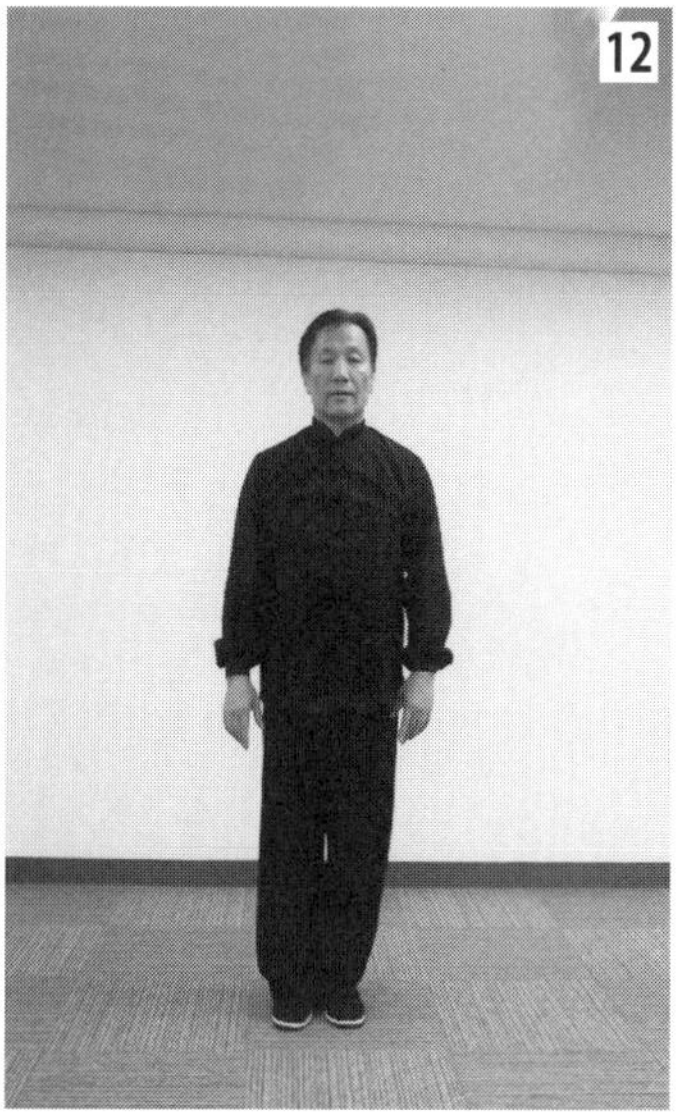

く方に変わります。吐きながら体の下を通り、（イメージをして）病気や邪気などの悪い気を湧泉（足の裏のツボ）から地へ放出していきます。

四段功の第一段の動作では、こういうイメージをして行なっていきます。このように意識をする事を訓練しながら実践していけば意識と動作は高いレベル（より統一した状態）になります。動作とイメージを合わせて意識すること、そして呼吸は、深く吸う・深く吐くように行ないます。そうすれば、その時の実践者の心はイメージ力が高くなり、はっきりとし、とても集中しています。この〝集中〟の状態は、単に手が動いているとか、脚が動いているといった部分的・表面的な動きの事ではなく、手や脚の動きの流れが「イメージ」と「呼吸」、さらに「動作」を一致させ、気が流れるといった深い部分までに意識とその結果が及んでいるのです。そのため、この場合の〝集中〟とは、深いレベルまで意識が集中している状態になります。

人間の行動自体と行動の延長線、あるいは行動の始まりの前（準備段階のようなもの）にも、気を抜かず集中して意識すること。また全体的な行動のイメージと効果の延長線上にあり、全部一緒になり、最終的には自然になります。こうなると、動く時に全身の筋肉内臓など、すべての細胞は呼吸します。そして自律神経系（交感神経や副交感神経）も働きます。意識としては、宇宙の気を頭の上から体内に採り入れて、下方へ下げていきます。

イメージする意識と体の動作は一緒になるようにします。実践では一致させて動かしています。集中して行なうことにより、身体にも作用します。

これを「心身統一」、あるいは「全身全霊」と呼ぶことができることでしょう。

このように「四段功」を実践していけば、簡単にマインドフルネスさせることができます。しかし普段の生活の一面（食べる、歩くなど）を取り上げてみても、それは集中しているとは言えません。私たちは常に「集中」を意識して日常生活を過ごしているわけではありません。大抵は食べながら別の事を考えていたり、また歩いていても脳（心）は何か違うことを浮かべていたりしているでしょう。

「四段功」の練習の時、全身の筋肉、そして関節を伸ばしていきながら、体中の内面と外面の全神経と意識（表面意識や潜在意識など）、さらに外部の筋肉や内部の内臓（五臓六腑）をすべて連動させている（一致させている）という状態が〝最高の集中〟をしていると言えるのです。

全身の筋肉を伸ばすため、また全身の関節を伸ばすための必要な筋肉と伸びる共同性はあります。次は腰を曲げて頭を下げていき、両手も指を組み合わせたまま、上下に肘を曲げながら伸縮させます。さらに上半身を回していきます。全身の角度を変えながら、まんべんなく動かしていきますが、大事な事は「集中」、そして「イメージ」をして、さらに「呼吸」に伴って「動作」をしていきながら行なう事です。

（2）第二段　陰陽回転

第二段は「陰陽回転」です。第二段になると体を左右に捻るという動作が加わります。まず吸いながら、左側に曲げていき、両目は左から右の踵を見るようにしますが、簡単な動作をしながら（手首や足首も柔軟に動かし）、全身の関節を捻じるというのが特徴です。これは第一段の動作とは違った特徴であり、全身の筋肉にも刺激を与え、その動作と呼吸を合わせるようにします。そのため、第一段とは異なる集

四段功　第二段　陰陽回転

足は肩幅、自然に立ち、吸気しながら背骨を中心に体を左側へ捻ります。

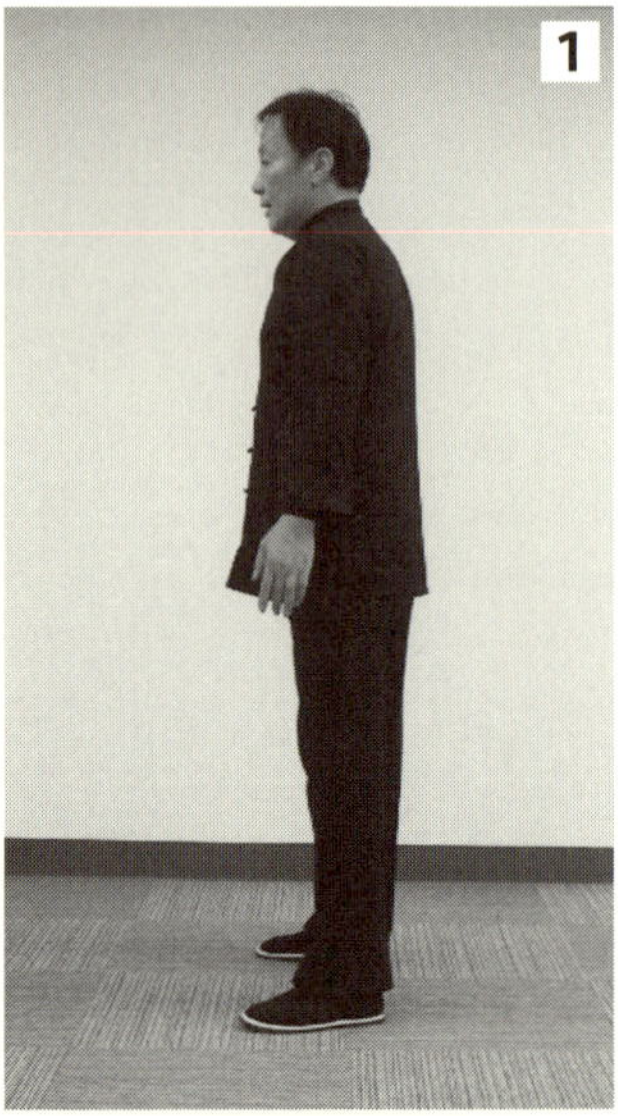

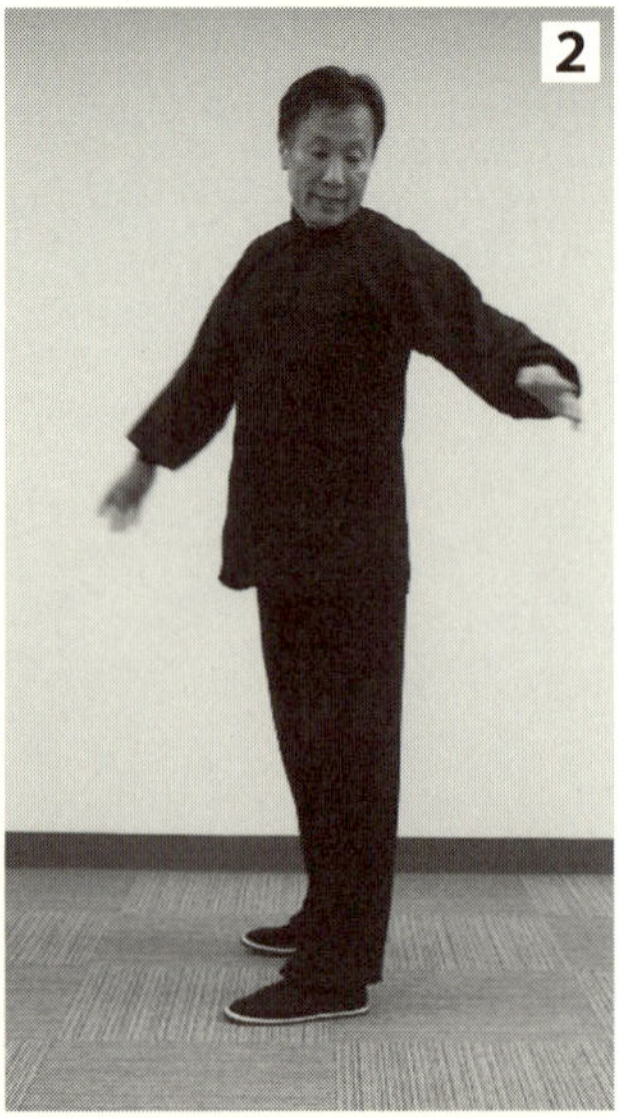

体を捻りきったら右足踵を見ます。

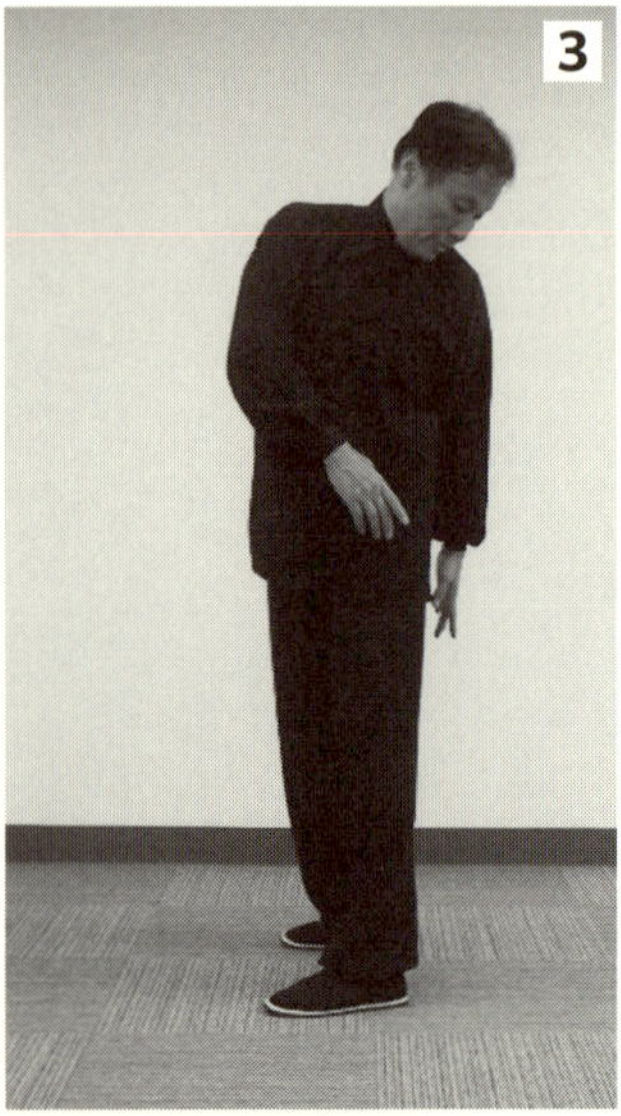

体を正面に戻し、

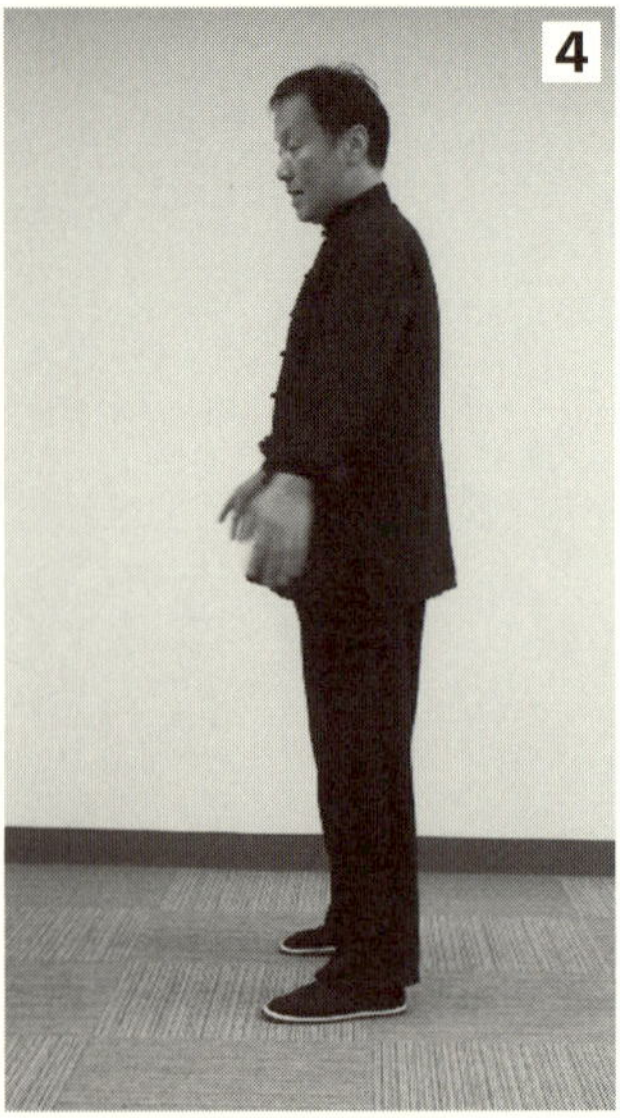

呼気しながら体を右に捻ってゆきます。左右セットで8回行ないます。

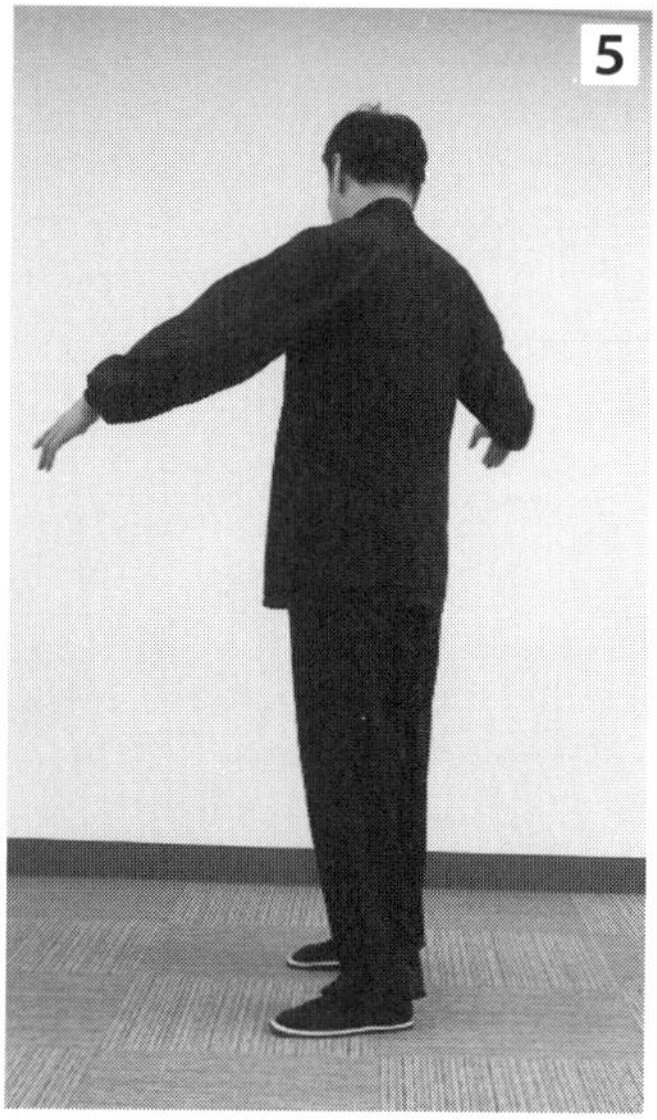

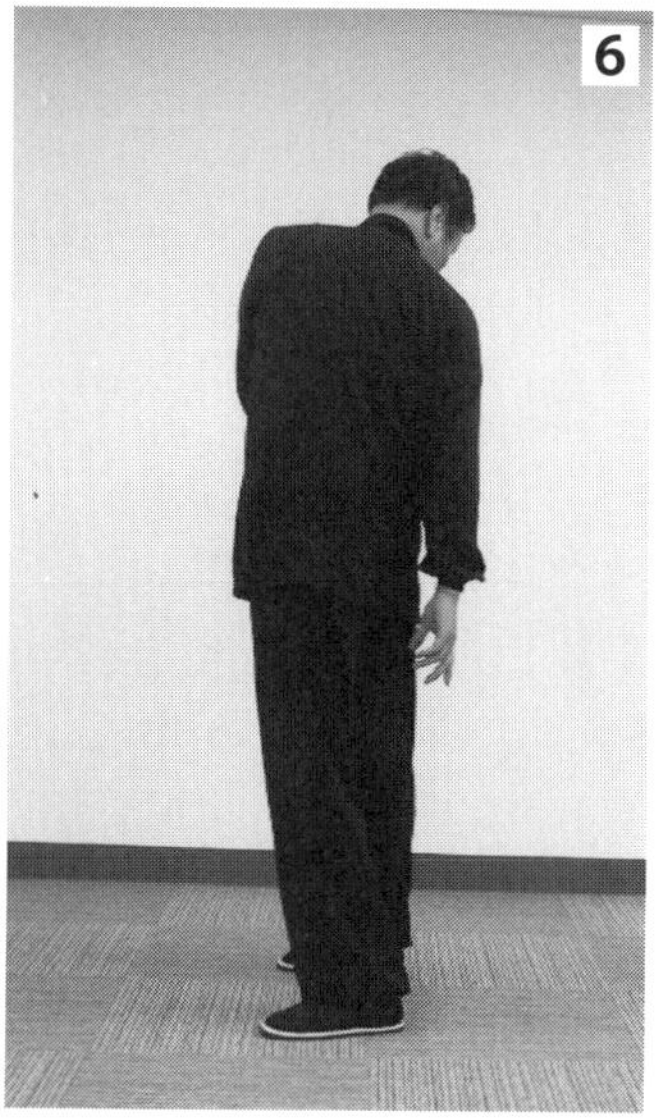

中になります。左に捻った時、息を吸い、(良い)気が入り、右に捻った時、息を吐き、(悪い)気が出ていくイメージを同時に意識しながら行ないます。「意識(イメージ)」、「呼吸」、そして「動作」は一緒にぴったりと一致させていくことが大事です。

(3) 第三段 左右冲拳

第三段は「左右冲拳」です。この動作はとても武術的な動きであり、少し難しくなります。

まず左側から「弓歩」の姿勢から真ん中へ、さらに回転し右側の「弓歩」に変わります。同時に左の時の防御の姿勢から、右の攻撃の姿勢になります。ですから脳は、左脳と右脳、そして左足と右足の間

四段功　第三段　左右冲拳

肩幅の二倍くらいに膝を弛めて足を開き、左手を捻り、吸気しながらその捻りを緩めるように外側へ開いていきます。これは武術的には受け流し動作に相当します。

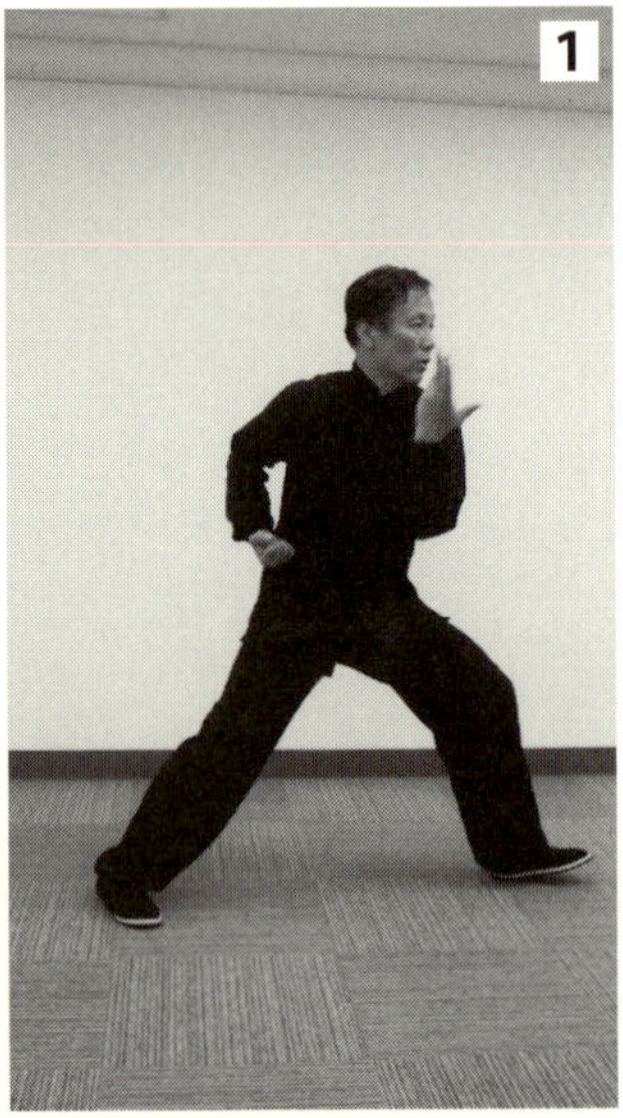

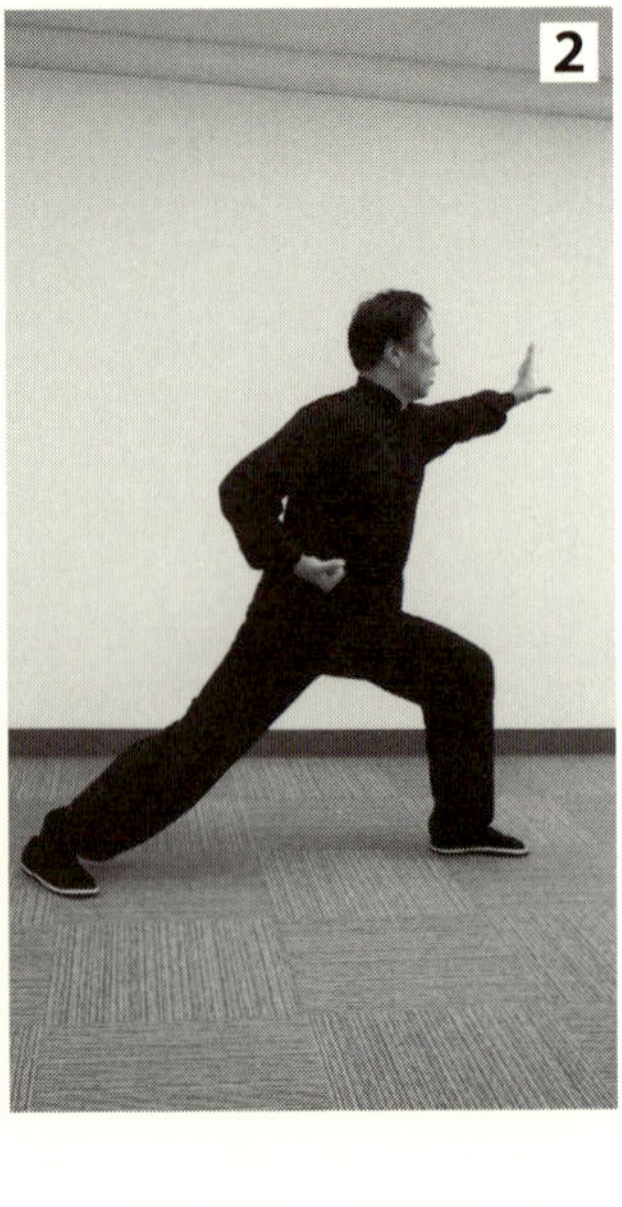

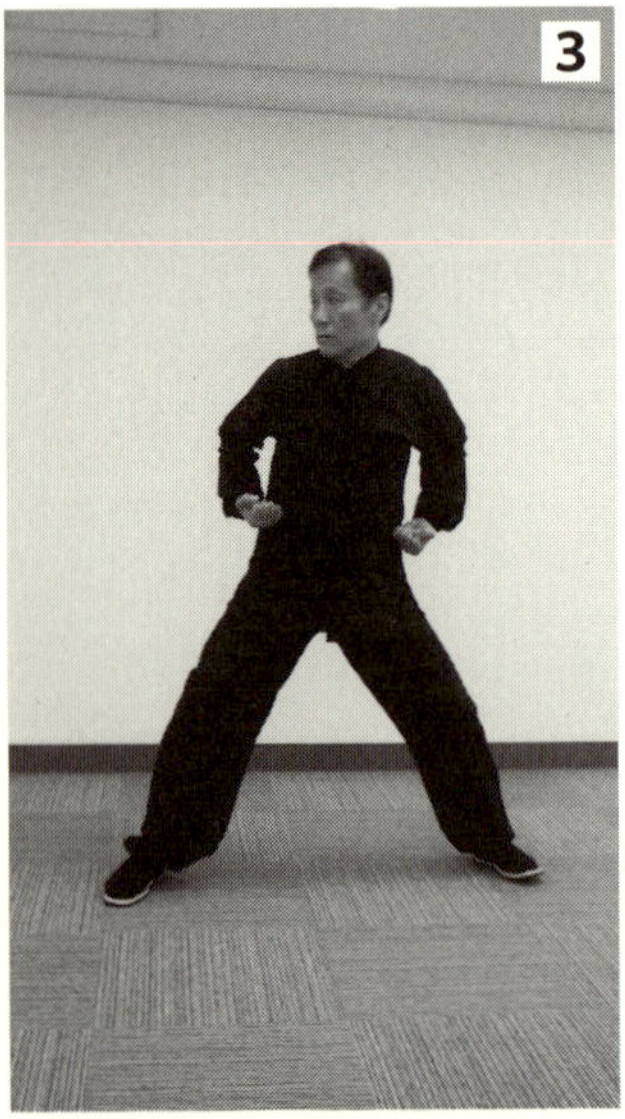

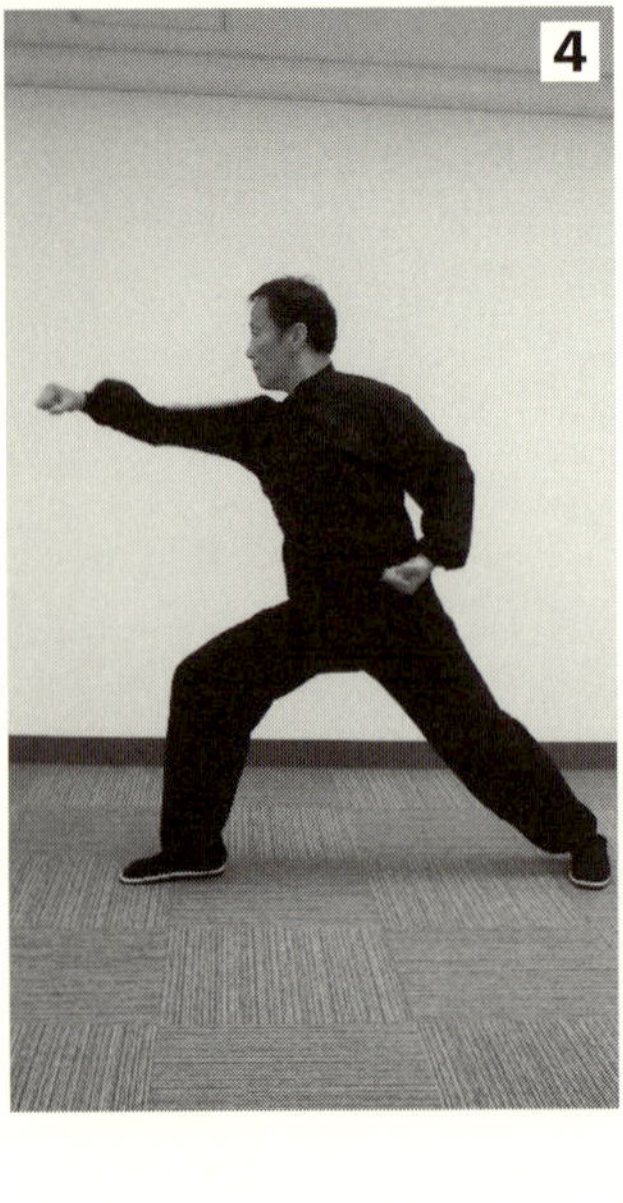

左手を腰に戻し、右へ転回しながら吸気。重心を右足に移しながら、呼気とともに右手で突きます。

右手を捻り、吸気しながらその捻りを緩めるように外側へ開きます。

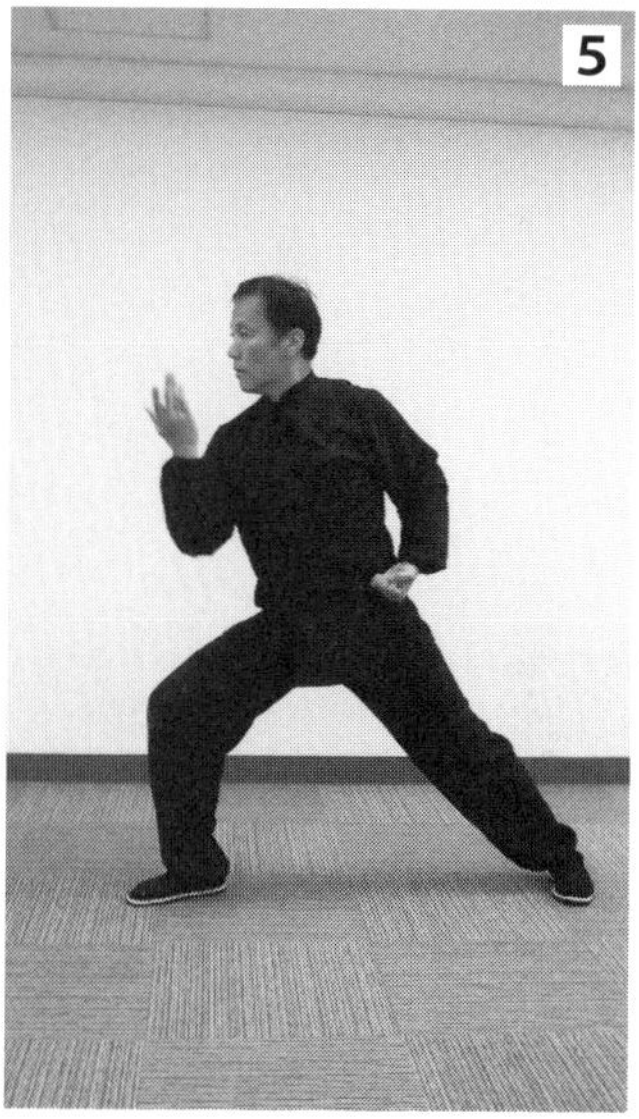

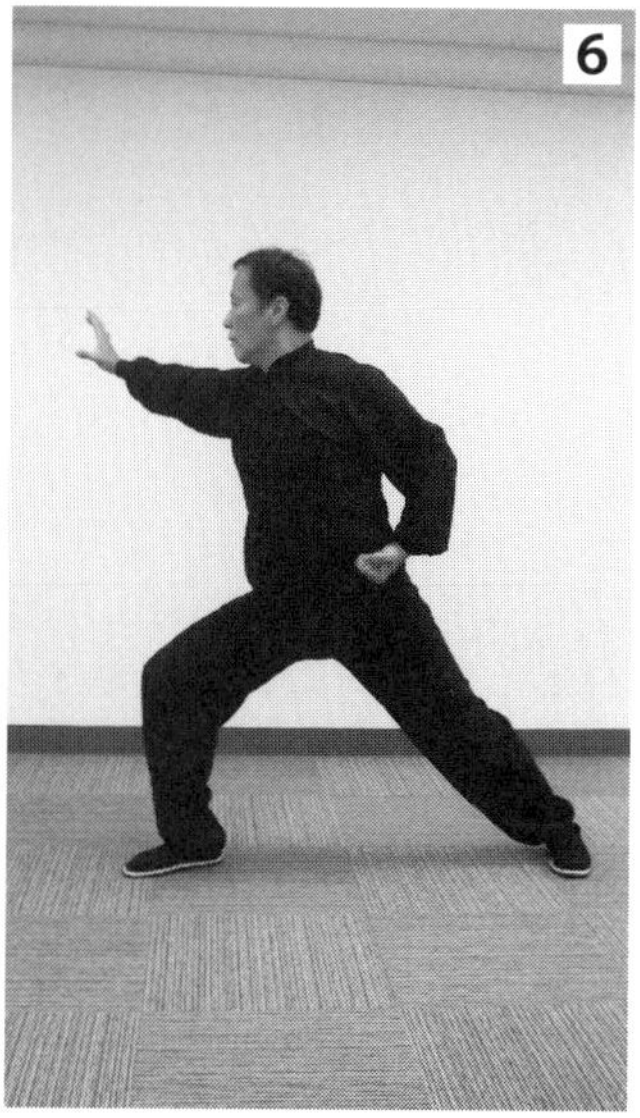

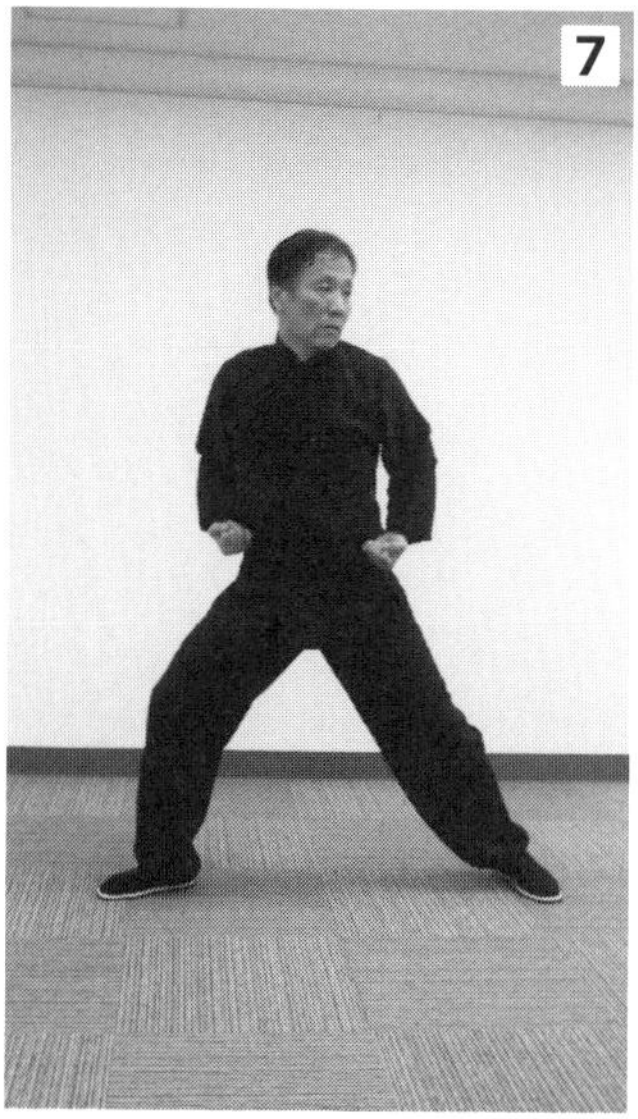

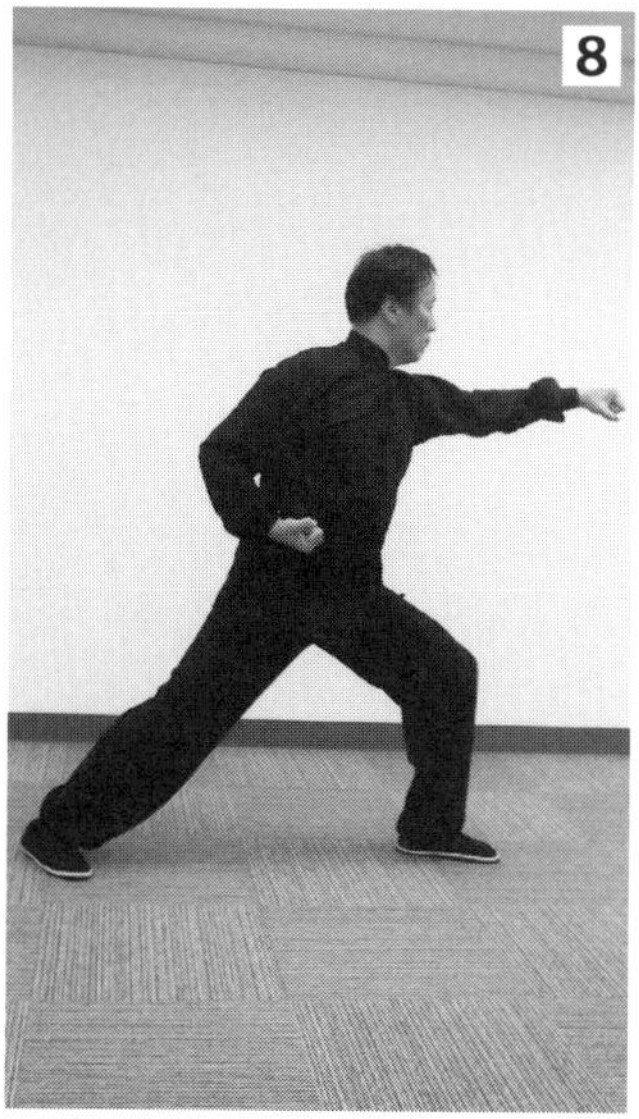

右手を腰に戻し、左へ転回しながら吸気。重心を左足に移しながら、呼気とともに左手で突きます。

のつながりにより完成になります。

このように脳と身体のリンケージをはかる動作に集中しながら、同時に呼吸は、守る時に息を吸い、拳を出して攻める時に息を吐くといった左右違った動作と呼吸を変えて行なうのです。両手と両足が同時に動きますから、第一段や第二段よりも複雑です。しかし、とても集中して行なうようになりますので、「集中力」が高まります。

集中していくことによって、自分の存在の表現がはっきりしていきます。自分自身に意識をすることができますので、集中のレベルがより高まります。この練習を重ねていくと、さらに集中度を上げていくことができるので、心身に対しての良い効果を与えるのです。

(4) 第四段 馬歩虎掌

第四段は「馬歩虎掌」です。腰を落とした「馬歩」から「站樁功」の姿勢になり、呼吸をしながら腕には力を入れず指先だけに意念を集中させて伸ばしたり、物を掴むように曲げたりさせていきます。その時、気を出したり入れたりと呼吸に合わせながら、気のコントロールをします。上虚下実の状態で下丹田に気を集め、満たしていくのです。(武術も同様ですが)基本的姿勢である「馬歩」の型で、指先まで集中して行なうことにより、全身の血流が良くなりつつも脳が活性化され、気が指先まで流れていき、体の隅々まで満たしていくことができるのです。そうなれば「心」と「体」が一つになるのです。

「四段功」の第一段と第二段は、準備運動のような動作です。誰(老若男女)でも、特別な訓練をし

四段功　第四段　馬歩虎掌

両足を肩幅の1・5倍に開き、膝がつま先より前に出ないよう、尻を突き出さないように腰を落とします（馬歩）。

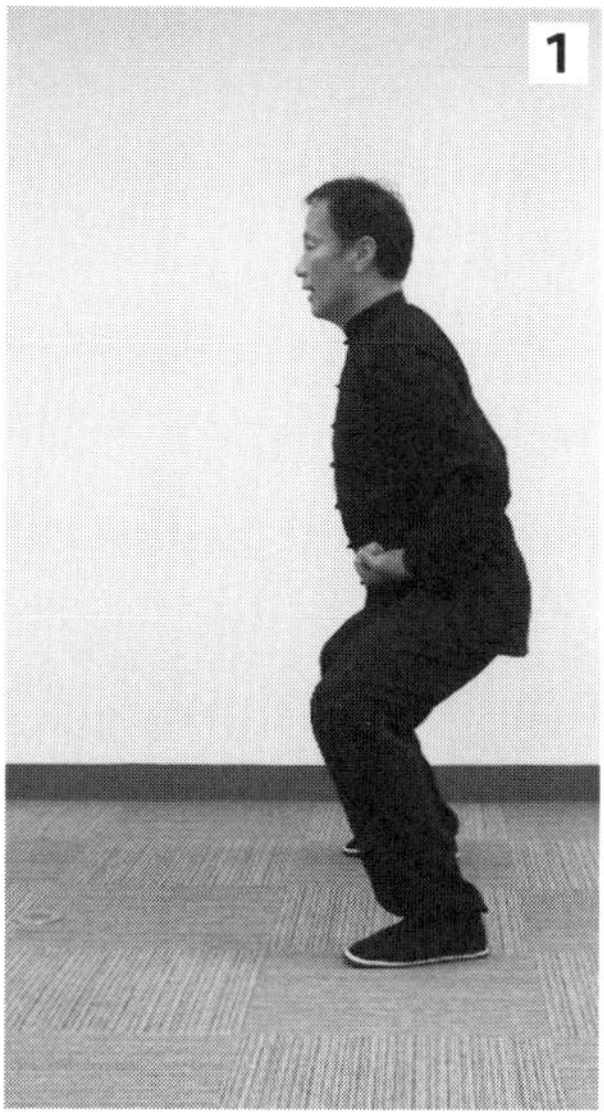

左手を肩の高さで前に出し、呼気しながら指を一杯に開きます。

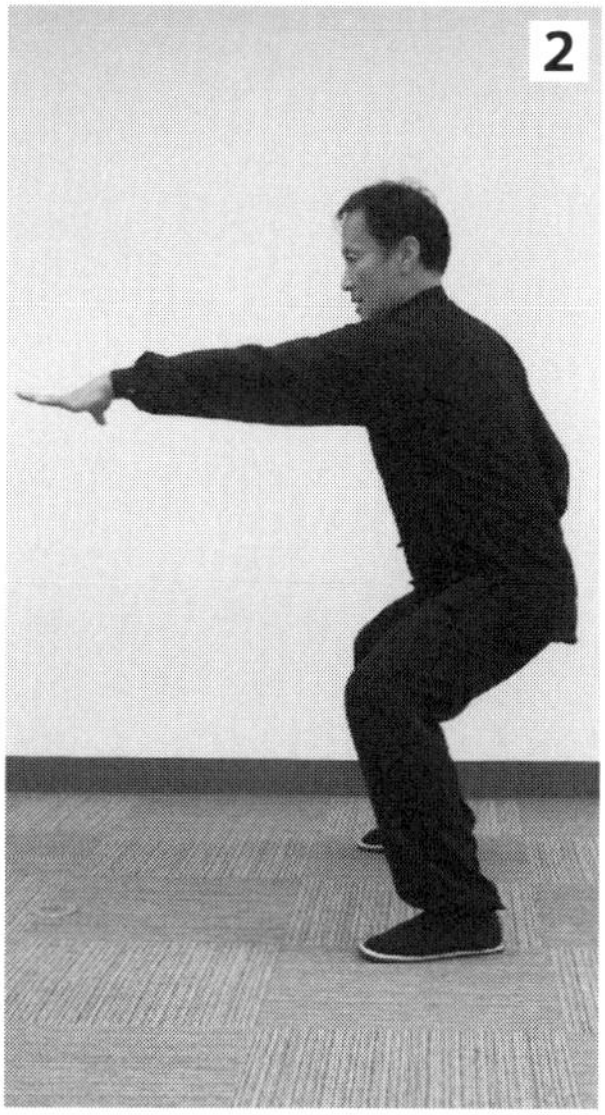

指先に力を入れ、物を掴むように虎の手の形で指を曲げ、吸気とともに体に引き寄せます。

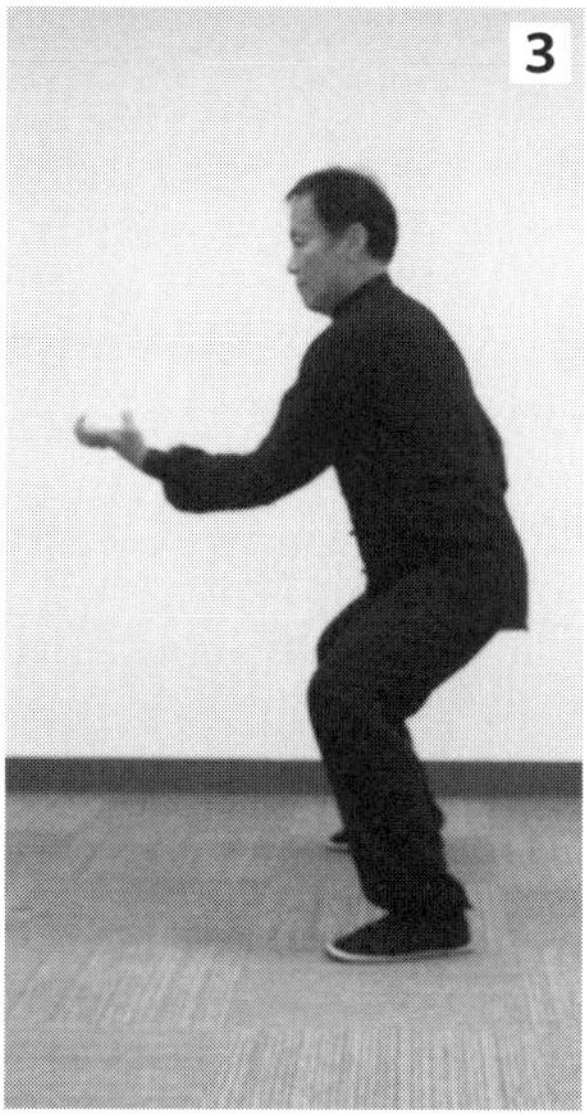

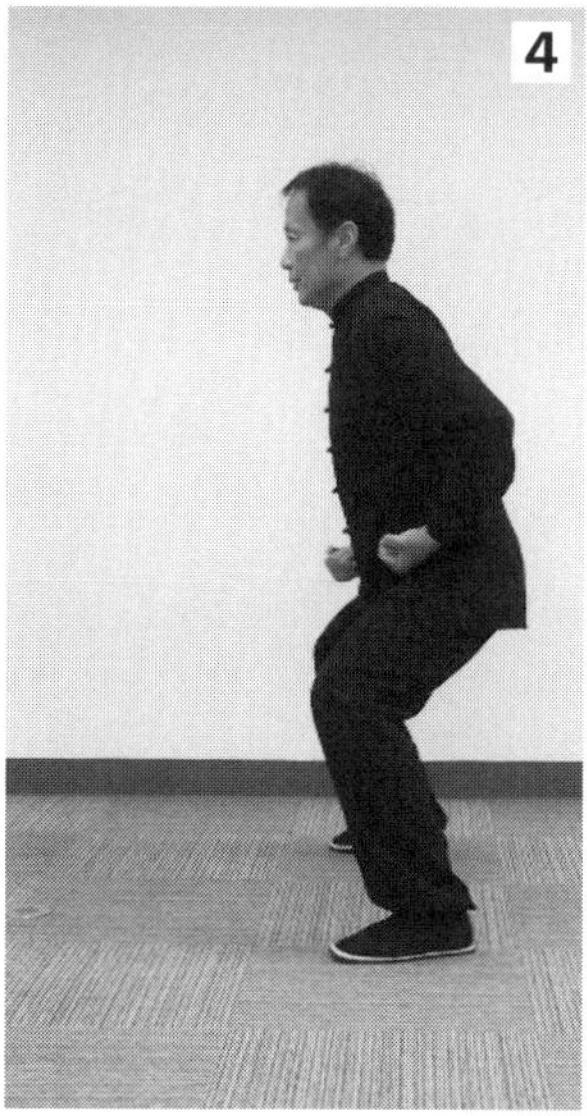

右手を肩の高さで前に出し、
呼気しながら指を一杯に開きます。

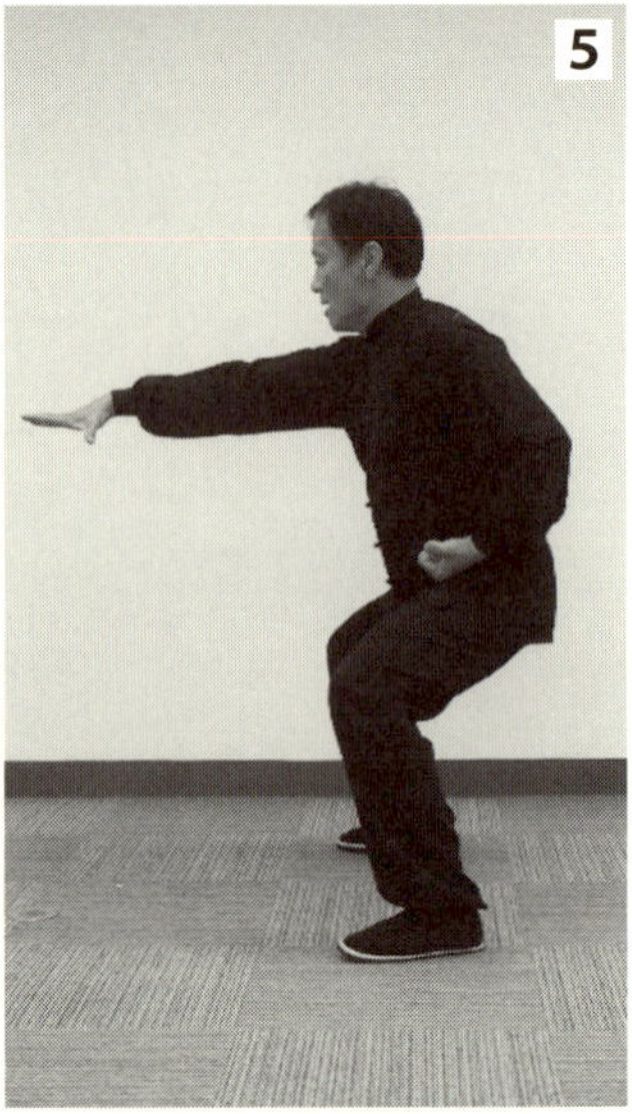

指先に力を入れ、物を掴むように虎の手の形で指を曲げ、吸気とともに体に引き寄せます。ここまでを1セットとし、8セット行ないます。

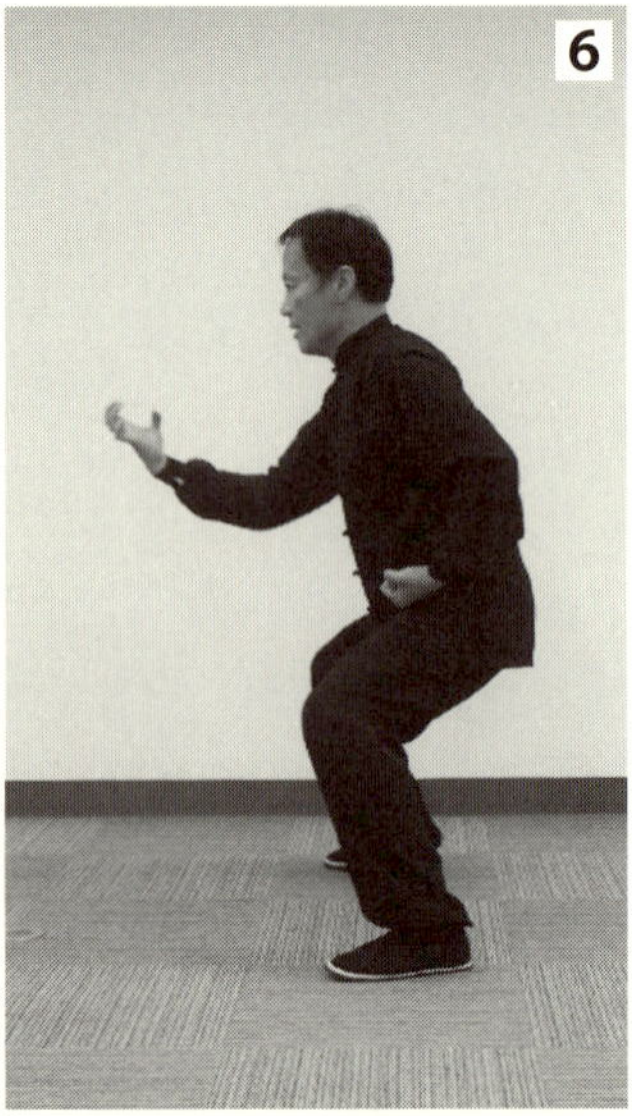

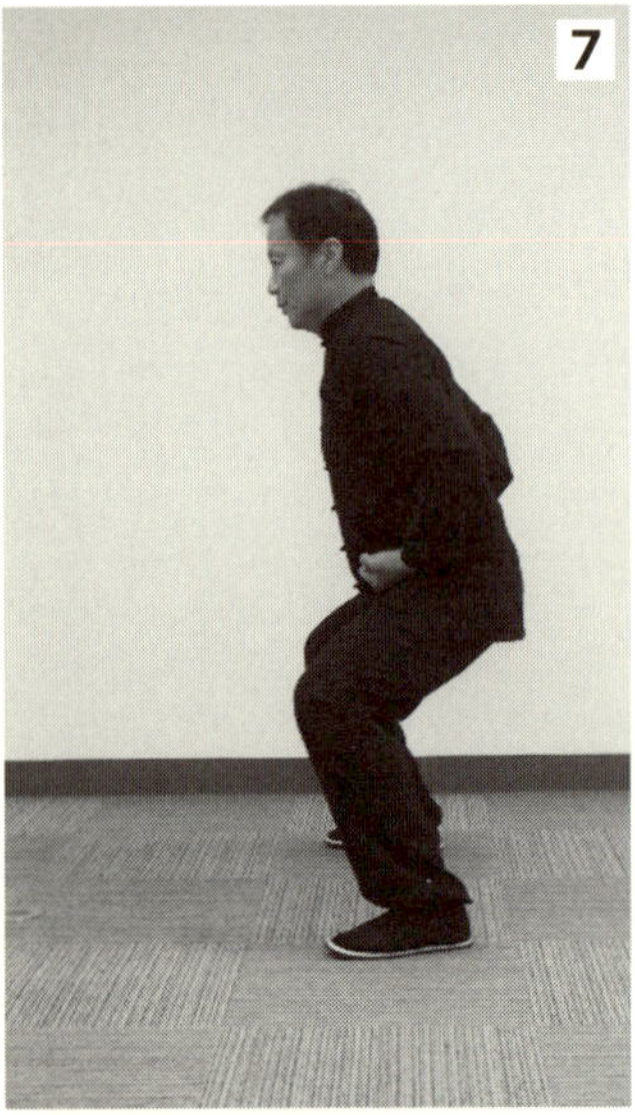

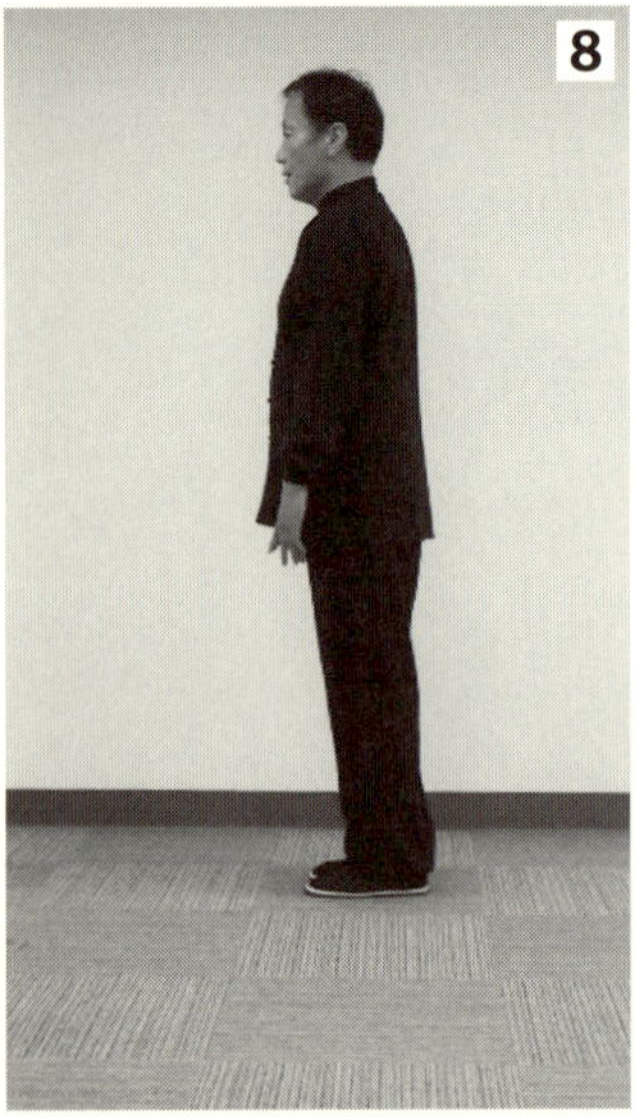

なくても見て真似て、すぐにできます。このように簡単にできる動作や型ですから、意識することもしやすいのです。そのため、行なっている動作（その動きの延長線上）に意識させて、呼吸は陰陽のバランスに合わせて行ないます。しかし見て簡単そうな動作に思えますが、（これまで述べました通り）実は内面と外面のそれぞれの動きは、外面の筋肉のみの動きではなく、内面の内臓まで刺激を与えていくよう一緒に動きます。

さらに心身ともに鍛える動作でありながら、基本的良性なイメージのもとに行ないますので、体にとっても、この「プラスのイメージ」がいいのです。

一人ひとり練習をしながら「意識」して行なっていきますが、集中していき、集中状態になりますと、体内の気が、今集中している部分に集まってきます。特に集中力を高めていきますと、集まってくる気が強いものになるという特徴があります。また体を動かすことによって、血行の循環が良くなります。さらに意識的に動作と呼吸をあわせますので、気も流れます。気血はともによく流れるようになります。体の動きもスムーズになり、筋肉など動かしやすくなりますから、自然と力を入れたり抜いたりができるようになります。見た目では簡単そうに見えますが、実は見えない難しさのあるこれらの動作等を一致させることによって、本来の健康な状態になることができ、秘めた人間のパワーがつくようになります。そして心のコントロールの能力が高まります。この継続が集中力を高めていき、「集中の状態」で〝天〟の気を受け取る、また病気や邪気を出していけるのです。

自分の意識と体は一つになれば、脳（心）でも良い状態が続くことになり、余計（雑）なものが入ってこないのです。気功の練習では、自分の欲望などの雑なことはイメージも考えず、良性的かつプラスなことを気持ちよくイメージしながら行なっていきますから、心が自然とそういう方向へ変化していくのです。

「四段功」はシンプルな動きではありますが、とてもマインドフルネスの効果があるのです。

2 雑念だらけ、集中できない状態を変える方法〜止観法門・六妙法門

自分はどうも集中力がない、何をやっても雑念ばかりが頭に浮かぶ、なんていう人は少なくないでしょう。こういう所はとくに座禅を行なうと如実にあらわれてしまいます。

少林寺気功においては、そんな〝雑念〟を払い、集中できる心を作るために、非常に多くの方法があります。

大きく分けて、意念を用いる「止観法門」と呼吸を用いる「六妙法門」があります。ますは「止観法門」からご紹介しましょう。

(1) 止観法門（イメージからの入静法）

「止観法門」とは、座禅冥想時に入静状態に入るための仏教の大事な訓練方法です。脳を入静状態に入りやすくする事を目的としています。

止観の「止」は停止の意味です。自分の心中の思いや雑念などを止め、無の状態になるためにこれを

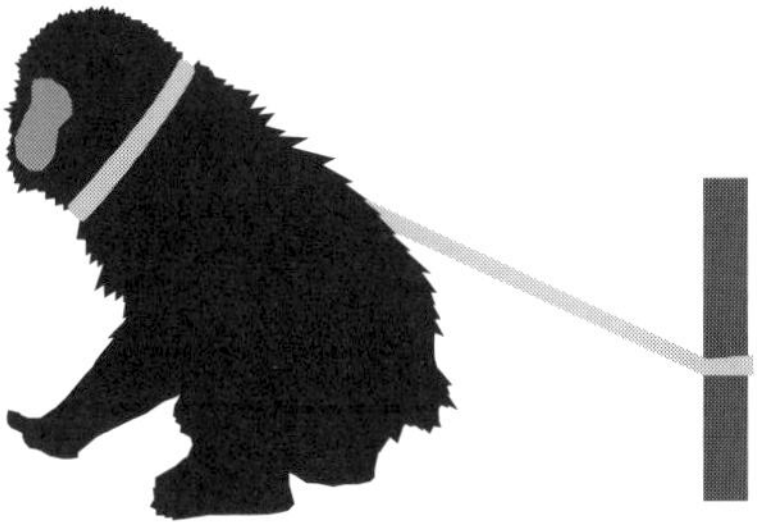

行ないます。人間の脳というものは、生まれてからそもそも考えるためにあるものですから、急に考える事を停止するのは無理です。脳は絶えず何かを考えるものです。普段は意識しない事ですが、思考を停止するのは難しい事なのです。それを止めよう、とする方法論が本項の「止観法門」です。

これは、例えていうならば……一匹の猿です。

猿は、休む事なく動き回っています。雑念とは、この猿のようなもので、それを縛りつけて動かなくしてしまおうというのが「止観法門」の「止」という事です。意図をもって止めおこう、という事ですね、

「観」とは、観照のことをいい、見るというより鏡に照らす、つまり反射の意味に近いニュアンスです。「観」と「照」両方を合わせたものと理解すればいいと思います。

座禅の修行は、半覚醒状態で行なうのが理想です。しかし、初めて行なう人は眠りやすいため、このときに「観」を使うといいと思います。この「観」は外のものを見るという事ではなく、自分の心を観るという事です。

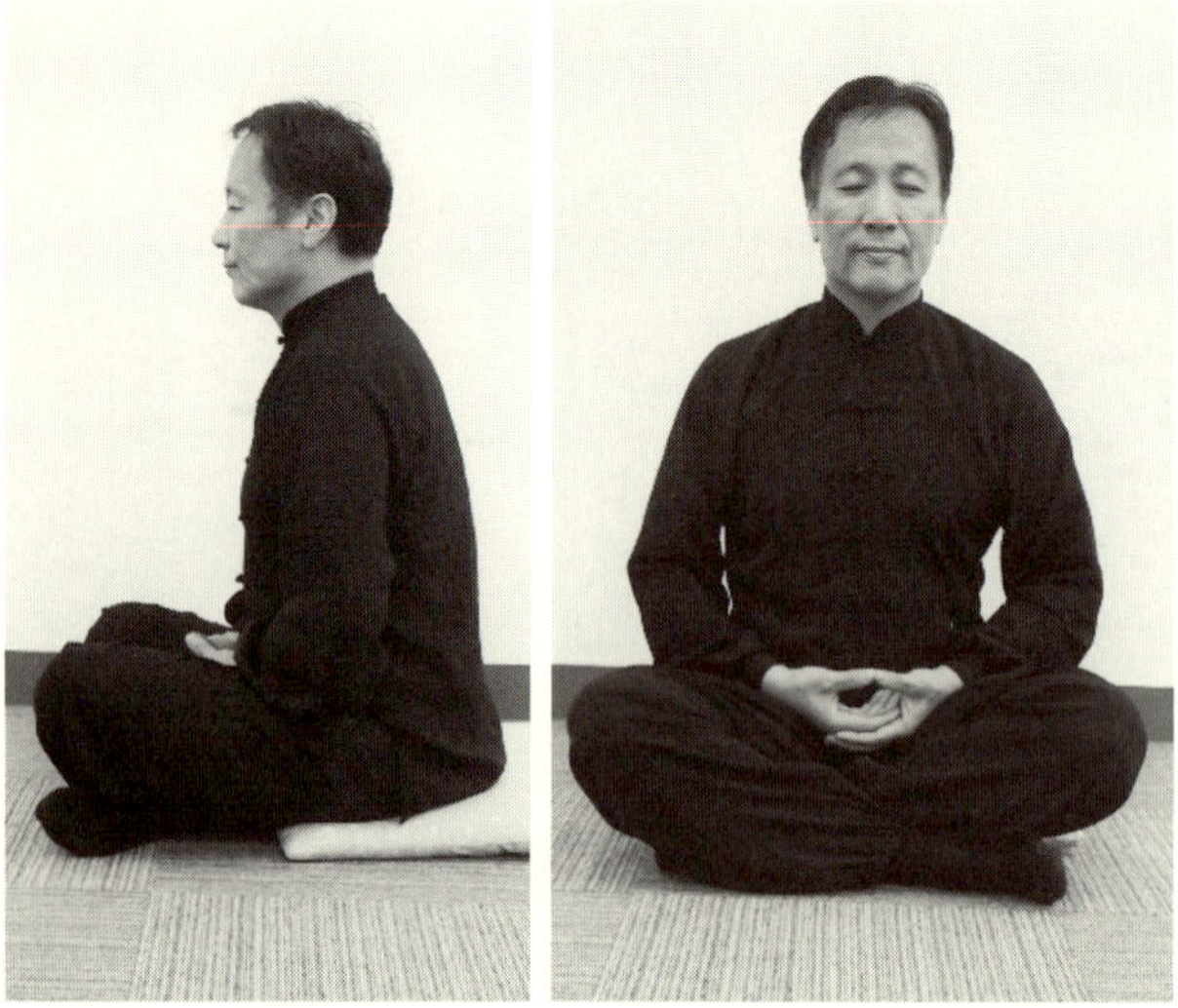

本項「止観法門」と次項「六妙法門」は、基本的にはすべて座禅姿勢で行ないます。片足甲をもう一方の腿に乗せる「半跏趺坐」がやりにくい人は普通のあぐらでも。お尻の下にのみ一般的な座布団1枚を敷くと安定した姿勢がとれます。舌は軽く上の前歯につける感じで、軽く微笑むような表情でリラックスします。

① 系縁止《けいえんし》：雑念を相手と考える。

雑念は、生まれてくる時になんとなく一つの対象があります。

例えば、自分に関係がある「事」や思っている「物」。こういった「事・物」を縁といい、これらが雑念となりだんだん広がっていきます（縁の広めという）。「系縁止」は、こうした雑念の広がりを、1つのところに引っ張り留めて置く方法です。

「系」とは、縛ること。意識を集中させる事。「縁」とは、出逢い、理由、原因などの事です。

そしてこの「系縁止」とは「万念のかわりに一念にする」という言葉で説明されます。これは、たくさん見るかわりに1つだけを見て他を忘れる、という意味です。

【方法】

片足甲をもう一方の腿に乗せた「半跏趺坐」で行

系縁止

鼻先もしくは鼻先から1本の線を下ろして下丹田に意識を集中させます。雑念が出始めたら、集中をやり直します。

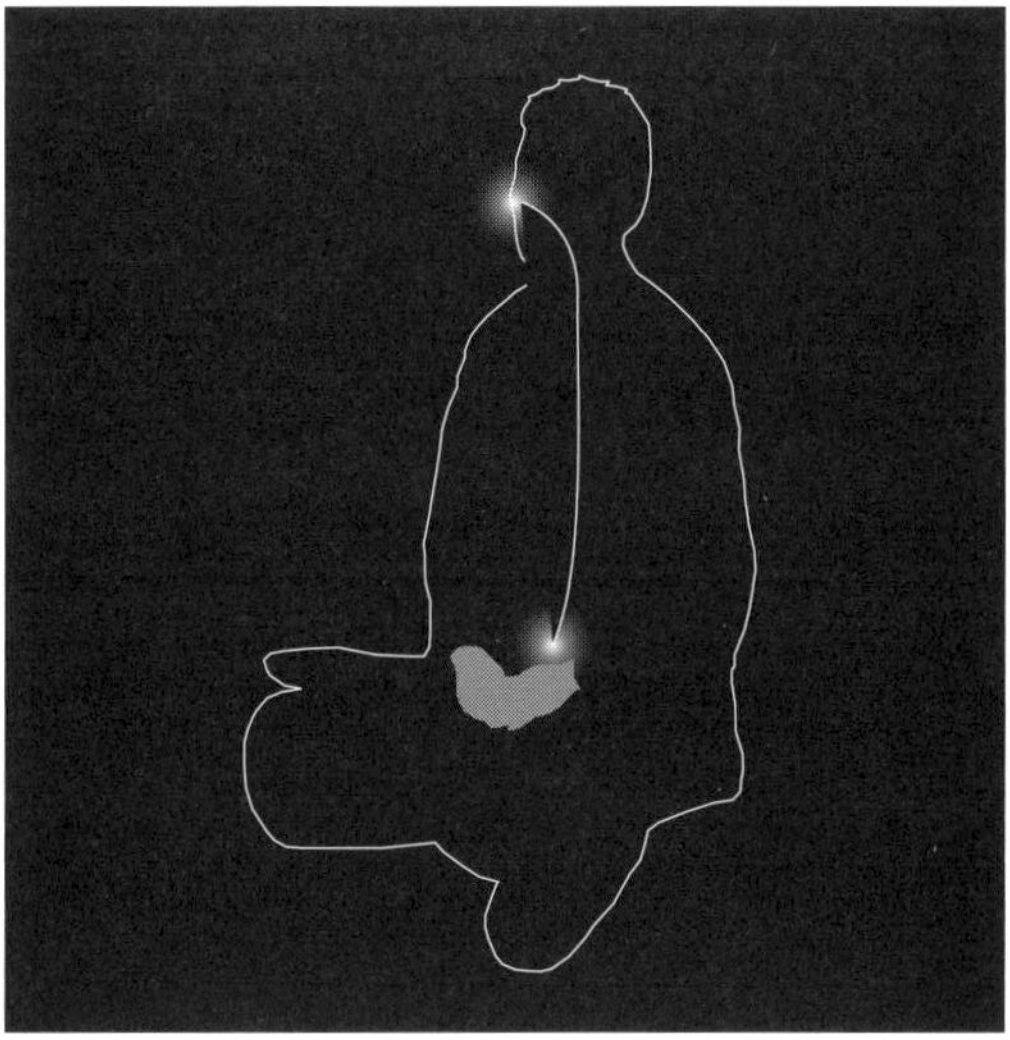

ないます。両手は、下丹田の前に置きます。（女性は左手を上に、男性は右手を上にします。）

目を閉じ、自分の思いを鼻先に集中させます。または、鼻先から1本の線を体内に通して丹田へ運び丹田に集中させます。

鼻先に集中する時は、自分の呼吸を鼻先で感じるようにします。ただし、無理にではなく、あいまいでかまいません。

目は見ているといないの間の状態にします。

時間が経過すると、雑念は鎮まり安定します。

雑念が出たらもう一度やりなおします。その繰り返しでよいのです。

眠気やボーッとするのはいけません。

② 制《せい》心《しん》止《し》：雑念の出ている大元（自分の心）に対して行なう。

制心止は、雑念あるいは雑念の出ている人間の本心（大元のところ）に対して行なう方法です。雑念

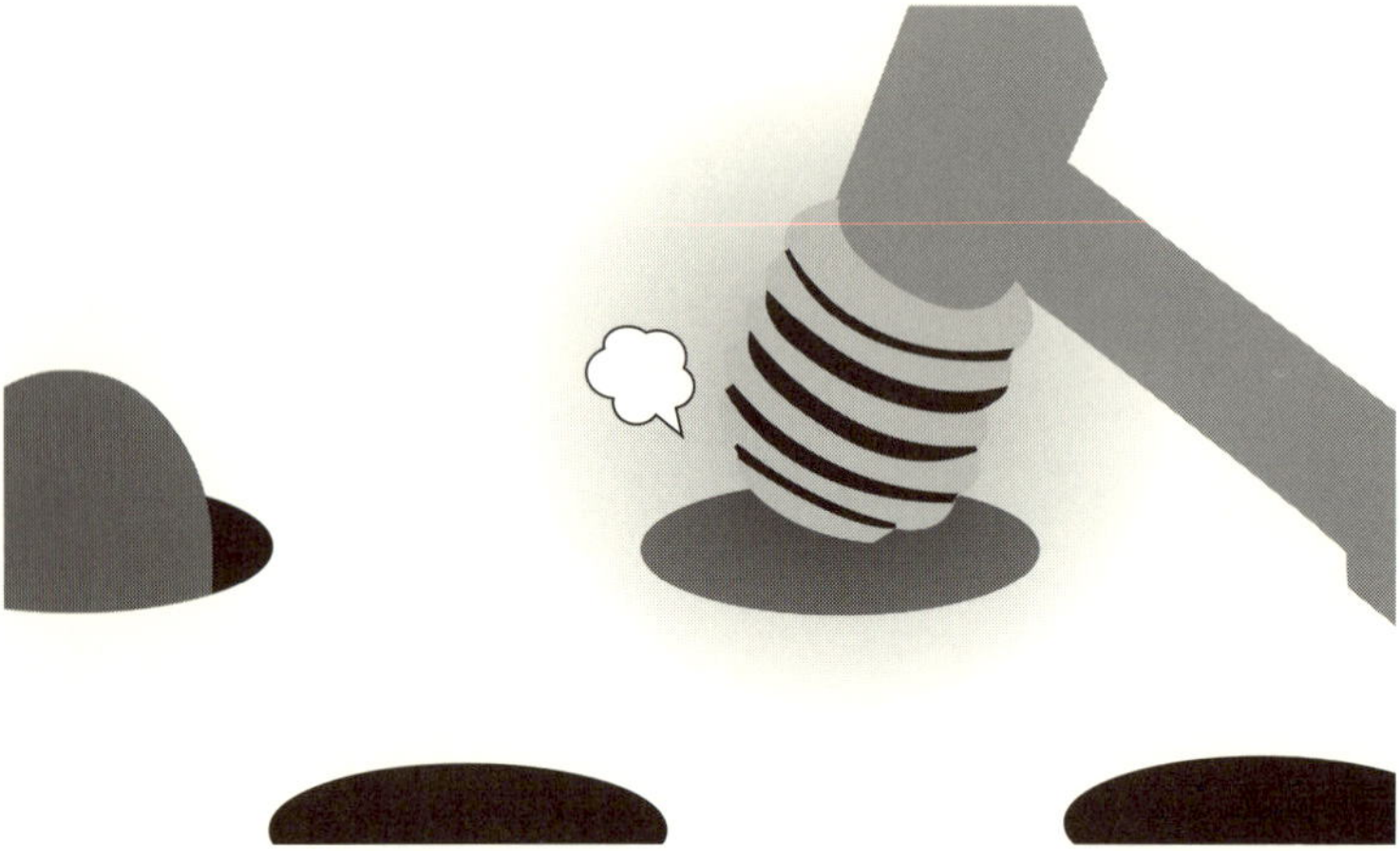

が出ているところをよく観察し、いつも見ていて、雑念が出たらすぐに消す、あるいは抑える、という方法です。

雑念が広がる前に雑念そのものを絶つ、つまり、モグラたたきの要領で雑念が出たらすぐ叩いて封じるのです。この方法は、系縁止よりも精密で細かく具体的で深いものです。雑念が出てくる前に、あるいは出てきたらすぐ切り、大きくなる前に抑え込みます。

【方法】

座禅姿勢をとり瞑想に入っても、まだ修練が進まないうちは誰でも当たり前のように雑念が浮かんできます。それは次から次へと浮かんでくるものですが、その一つひとつをピンポイントに消していくのです。

消すやり方（イメージ）は、自分のやりやすい方法を見つけて下さい。例えば、まさにゲームのモグラたたきのように出てくるものを上から叩きつぶしていくとか、刀のようなものでバッサバッサと切っていくとか、ボワッと燃やして消していく、などです。

③ 体真止《たいしんし》：ここからが実際の修行（系縁止・制心止は予備の修行）

時間が変わる哲学という角度からみます。

「体」とは、体験・体観の事。「真」とは、真実・本当の物です。

出ている雑念の源をよく考えてみます。物事に終わらないものはなく、悩みや考え事もなんとなく自然に終わるものです。時間の流れの中で、自分の意識とは関わりなく終わるものなのです。すなわち、こだわらず、思わない。どのような雑念も、執着しない事によって止めるような、意識を持つ事は必要です。雑念は、自然に止まるものなのです。

雑念が止まったら、そこからが本当の「実」、体真止の「真」、真実になり、心はここに止まるのです。体真止とは、本当のところで止まるということです。

人間は誰しも生まれ、幼児となり、少年、青年、大人へと成長しやがて老います。そして、死を迎えます。これは生命の過程です。同じ自分でありながら、人間は変わっていくもの、変化するものなのです。人間の念、考え、雑念、悩みについても同様です。過去の考えや理念、雑念も変わっていくものであり、終わるものなのです。

現在の考え、理念、雑念も止まっている事はできません。実際は、変わっているのです。

未来の自分の念はまだ出ていません。悩んでいる事に、本当はないのです。

雑念は時により変わるものです。「変わる」ことが本当のものなのです。空とは、人間の自分の性質、自性のことであり、空の人間の念や考え方は本当のものであり、真実の状態です。人間の心が、常にこのような状態であれば万物の元のものは分かることです。知恵は、自然に出てくるものです。

自分の念や雑念は、皆自分の周りの事であり、時間によって全て変わっていくのです。

心配や悩みなどは、一時的な事です。人間の一生は、宇宙の歴史といった偉大なことや、多くの素晴らしい事から見れば、ほんの一瞬のできごとにすぎないのです。


【方法】

リラックスし、座禅の形で目を閉じて静かに座り、自分自身の状態を、年代を遡らせていき、その変化をイメージします。

雑念のもともとは何か、過去に戻ってはじまりを探し、同時に自分の体を内観します。

④ 空観《くうかん》 変化の哲学

「空」とは、そら、無の事です。

全てのものは空のもの。空のものは本当のものです。だからこれを、「空観」といいます。

全ての事は、因縁（原因と結果）でつながり、この世の全ての「この」「その」「あの」因と縁の関係は時間によって、または、流れ、変化している状態にあります。宇宙の全てのもの（山・川・人間の信念・理念）は、変化、発展していくものであり、永久のものはありません。

全てのものは、空である。世の中も、宇宙も、皆、空なのだから、人間の思想や修練のとき、自分の体の中の空のところに内視し、自分を観ながら行なえば、雑念は出てくる事ができません。出てくる雑念は、自分の周りの悩んでいる事や原因などであって、意味のないものです。宇宙も空であり、世界も、人間も空なのだから、自分の思想は空になれば雑念が出てくることはないでしょう。心は自然で、静かです。

人間↓空の状態↓だからモノが出入りする。

世の中の全てのもの↓空の状態↓だからモノが出入りする。

【方法】

座禅の姿勢をとり、目を閉じて自分は「空」である、すなわちまるで何もないかのようにイメージします。自分の周りも「空」です。自分も周りも「空」なのだから、その〝境界線〟もありません。そんな風にすべてが「空」であるとイメージできたら、雑念も生じなくなります。

～空観と体真止の違い～

空観は、宇宙の中にあるもの全てが因縁・因果から発しているという考え方をします。因果・因縁は、全て流れ、変化するものです。宇宙のもともとは、皆変化であり、自然の、宇宙の万物の根本的な存在は、空です。これが結論です。自然界のものは空である、という事を自分がわかれば、全てを「ずっと観ている」事ができ、自然に雑念も出てくることはないでしょう。

体真止は、自分の理念や雑念のもとを観る事であり、自分自身のことを観る事です。人間が誕生、成長、老化と変化していく事と同じように、雑念のもとも皆変わるものです。だから、悩む必要はないのです。この事は真実ですから、これを「体真止」といいます。

⑤ 仮《か》（假）観《かん》

世の中のものは、内因と外因を併せれば新しい物が生まれ、併せなければ、生まれません。私達の心の念〈考え方・雑念等〉も同じです。外部と内部などのように、全てには自然の縁があります。自分で無理矢理、変えようとしたり、変わるという事ではありません。

日頃、自分が見えている事は、本当の事ではありません。ただ現象的なものであり、表面的なものであって、本質的なものではなく、仮のものなのです。仮のものを本物と思い、悩んだりする事は必要ないのです。仮のものは、仮のものとして、そのまま自然のままにしておけばよいのです。この観察の方法を「仮観」といいます。

仮とは、「有る」という事であり、全て本質ではありません。表面的、偽者（外部が似ている）のようなものといえます。この世の中全てのものは「空」なのです。

【方法】

先ほどの「空観」では、〝すべてが空〟とイメージしました。今度は、外側は「有る」けれども、内側は「空」とイメージします。例えば、建物があります。それは外見上確かに「有る」ものですが、その建物の中に入ってみれば、全然外からは伺えなかったようながらんどうの世界だったりします。一見「有る」ように見えても、その中身は「空」なのです。物の〝表面〟と〝本質〟との違いを認識する、これによって、イメージはより現実に近いものとなります。

我々が見ている現象を現実と認め、でもその外観にとらわれる事なく、本質をとらえるのです。

⑥ 中観《ちゅうかん》

「中」とは、真中という意味です。「中観」は、空観と仮観の修練の上に位置します。

「空観」の特徴は、「無」という考えです。世の中のものは、すべて無の状態です。無・無いことを強調するのが空観の特徴です。

「仮観」は、「偽物」という見方です。無ではなく、有るという状態。有るけれども、それは仮のものであり、表面や形だけのものとします。有るけれども仮である事を強調するのが仮観の特徴です。

「空観」を見ているときには、空のことを思い、「仮観」を見ているときには、仮のことを考えている状態になり、仮観も空間も無理に考えている、つまりは無理な状態といえます。

この空や仮の両方から離れたとき、自分の意念はどこにもついていないことになります。このような状態の時、自分の心の中は急に光明になります。空と仮の両方を捨て、真中の道を選び、真中を修行することとなります。この方法が、「中観」です。


【方法】

「空観」では〝すべて空〟、「仮観」では〝外は有るけど中が空〟というイメージを用いました。でも、この「中観」では何も用いません。何か方法を用いる「空観」「仮観」を〝有為法《ゆういほう》〟と呼ぶのに対し、用いない「中観」を〝無為法《むいほう》〟と呼びます。

イメージも要りません。形もどうでもいいのです。ただ、座ればいい。そして心を偏りのないところに、ただ、置きます。

これができれば、いつでも、何に頼る事もなく無念無想の境地に至れます。いきなりこうなろうとしても難しいですが、先の「系縁子」「制心子」「体真子」「空観」「仮観」、という5つができるようになっていれば、必ず自然にできるようになります。


初めて習う人は、この「空観」「仮観」「中観」は難しいでしょう。

道理は、すべて分からなくてもかまいません。なぜなら、これは仏教の哲学であり、もともとは微妙な事なのです。

多くの修行を積まなければ、その言葉のすべてを理解することはできないでしょう。

これらは、「潜移黙化」という言葉をもって教伝されます。これは、「だいたいの感じで行なっているうちに本当になる」という意味です。

有形から無形へと遷移していく事がレベルアップを意味しています。

「空観」「仮観」「中観」の三つを三観と呼びます。三観は、あいまいであるゆえの難しさがあります。厳密に理解する必要はありません。方向性が、だいたい分かればよく、自分がその方向を見ていればよいのです。

修行をしてある程度のレベルに達すると、これまでの内容が自然に分かるようになるでしょう。

これらは、修行によって分かる事が大事であり、言葉の理解によって分かる事は、大事ではありません。こうした事は、勉強しても分かる事ができないものなのです。理論の説明は難しく、理屈で考えると理解は難しくなります。大事な事は、自分の体験です。

これらは、一般的な気功や太極拳のように、形を言葉や動作で説明し、指導すれば充分に理解できるというわけにはいきません。目に見えない、心の深いところのものですから、修行が深まり思想、人格がその方向にいけばわかってくるでしょう。

以上の三止・三観を合わせて「止観法門」といいます。

「止」と「観」の法門は、表面的に見ても少し違いがあります。本当の修行の心の持ち方・信念・理念の使い方は、あるところは、「止」に似て、あるところは「観」に似ています。

例えば、自分の信念・万念は、一念になると一つのところに集中して「止」になるため、だんだん明るく、開明になり、分かるようになります。このような状態は「観」です。

「止」と「観」は、あるところはこちら中心、またあるところは、あちら中心になる事もありますが、実際には同時です。万念の代わりに一念に集中して雑念をとるために、雑念が生まれないように、鼻先、あるいは丹田に集中して下さい。

明るくとか、明瞭に分かるという事は、世界の本体が分かるようになる事です。

本当の世界のもともとが分かれば雑念は出ないのです。これも大事な事です。

特に、レベルの深い修行はこうした事が必要です。

以上のことから、「止」と「観」は、絶対に離してはならないし、分けて行なうものでもありません。両方必要なものなのです。練習をする人は気を付けて下さい。

二つ併せて利用する事により、その効果は高まるでしょう。

（2）六妙法門（呼吸を利用して行なう。雑念は相手と考える。）

意念を用いる修練法である「止観法門」に対し、「六妙法門」は呼吸に留意した修練法です。

六妙の六とは、一：数　二：随　三：止　四：観　五：還　六：浄　を意味します。

釈迦は、この六つにより万物の真理は明らかとなり、邪な意識は除かれ、悟りの道を拓いたと言われています。

①　数息

呼吸に合わせて数を数え、その〝数を数える〟事に集中して行なう修練です。

「修数」とは、行者が気息を調和するのに、滞らずまた滑らず、ゆっくりと落ち着いて数を数えていく事であり、「修行」を意味する言葉です。

【方法】

座禅姿勢で目をつむり、〝呼吸を数える〟事に集中して雑念を排除します。

吸う時に数え、吐く時に数えない（またはその逆）、というサイクルを繰り返します。

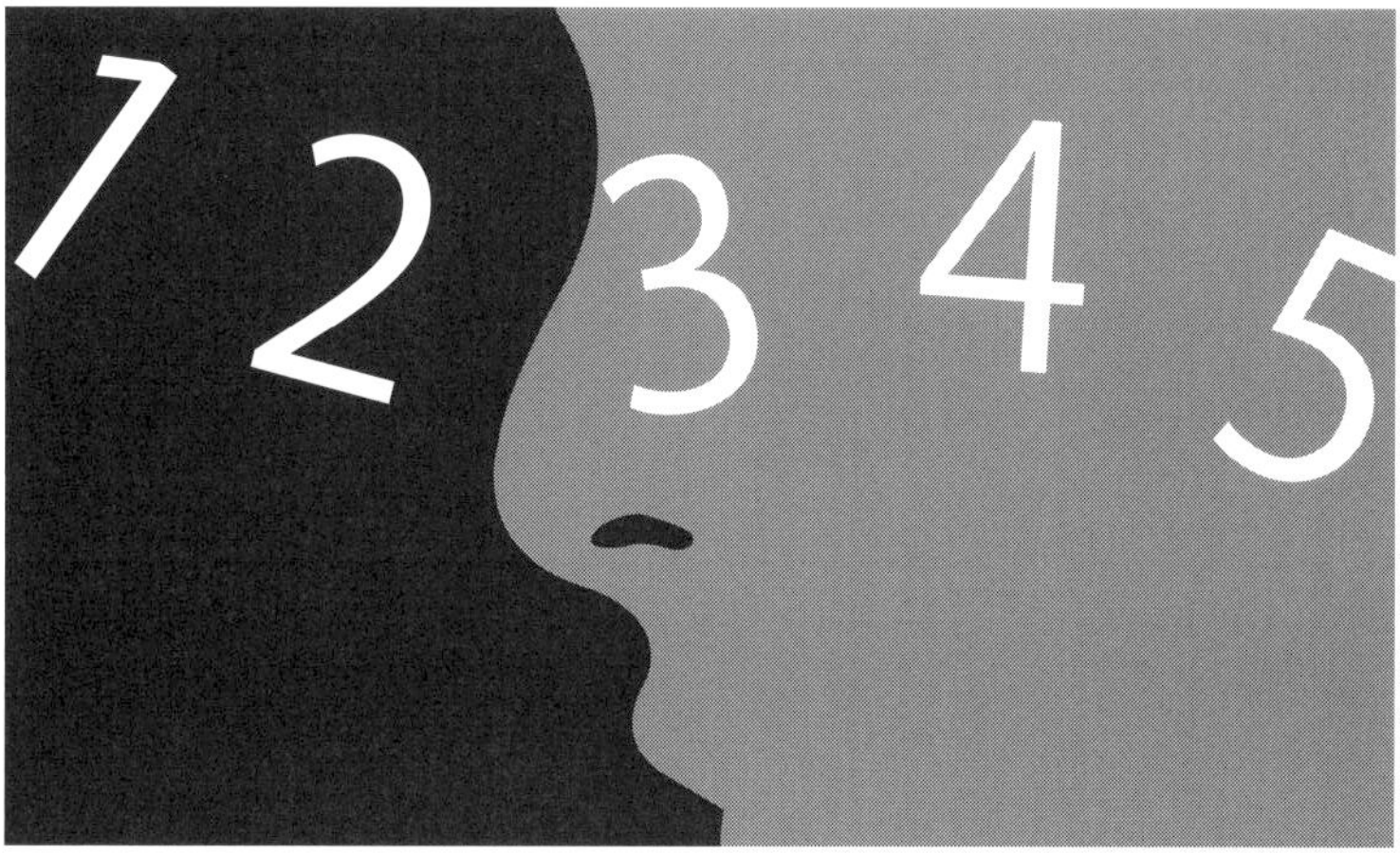

1〜10までを数えていき、雑念が出たら、また1から数え始めます。

雑念なく10まで数える事ができたら、もう、集中できている状態ですので、それ以上数える必要はありません。そのまま瞑想を続けます。

「証数」とは、1〜10まで数えるのに意識を動くままに任せて、無理をせず意識は呼吸に集中しているのを覚える境地をいい、「証明」を意味します。

呼吸はかすかとなり、意識はそれに伴って徐々にわずかとなっていきます。そして雑念はなくなり、そのまま入静状態に入ります。

10まで数えなくても入静状態に入った場合は、そのまま数えるのを止めてけっこうです。

これはあくまでも入静に入る方法の一つであり、数えることが目的ではありません。

証数は、修数の習得が基礎となります。感情は次第に落ち着いて、呼吸は自然に乱れず、軽くかすかになっていきます。

② 随息

「随」とは、数法を止めて、ただ息が自然に出入りするのに任せることを言います。意識を呼吸に集中させ、息の出入りを観察します。ひたすら息縁に向かわせて離さず意識を散らさないように行ないます。

【方法】

座禅姿勢で目をつむり、ひたすらに呼息吸息の出入りに意識を向けます。すなわち、呼吸経路としての体内の肺や腹などにまで意識を及ばせず、鼻先にのみ集中させます。

意識は乱れる事なく、息の長さと全身で呼吸している事を自覚します（証随）。

心と息が連れ添い、意識は静かで落ち着き、心は満ちて何ものにも動かなくなります。

③ 止息

「止」とは、あらゆる事象に心を動かすのをやめて、数・随もやめて意識を集中し安静な境地にもっていくことを言います。意識が静かになっていくと呼吸も静かになっていきます。そのように、自然に呼吸を静かにしていくのです。

【方法】

鼻先で意識を止めます。

心身のすべてが存在しないかのように感じ、高度な入静状態に入ります。要領としては、無理に止めよう止めようとしない事。車で言えば、ブレーキは踏まない、と同時にエンジンも回転させない。するとゆるやかに静止状態に向かいます。

④ 観息

「観」とは、高度な安静状態にあって、一人の自分が鏡に照らし合わせてもう一人の自分を見ているように、自分の呼吸・内臓の様子などを観る事です。

【方法】

目をつむり、目の前に大きな鏡があるとイメージします。鏡には、あなたの姿そのままが映っています。雑念や乱れが顕われても、それをなんとかしようと考える必要はありません。それをそのまま観察し続けるのです。

意識がどうなっているからいいとか悪いとか、呼吸がどうなっているからいいとか悪いとか、〝考え〟を及ぼしては駄目です。だからむしろ、ただ、像を映すようなイメージで。だから「鏡」なのです。

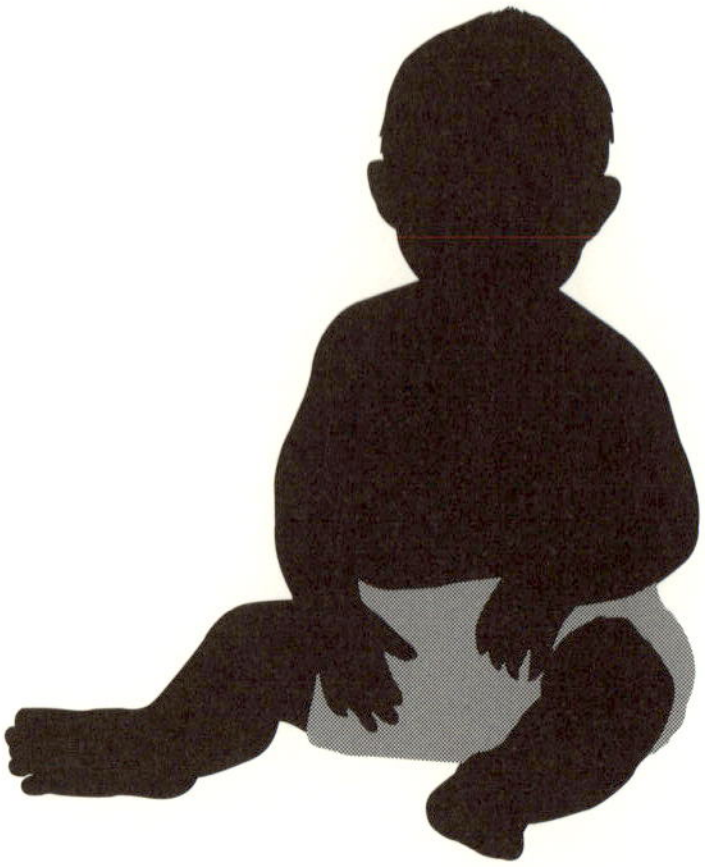

⑤ 還息

観息までは、一定の方法により入静状態に入っていきます。「観」は、心により生じます。つまり、心をもって呼吸を観察する事によってです。観察しうる心・呼吸状態にある段階に達したからには、心の根源そのものに立ち戻らなければなりません。

「還」とは、事物や道理を識知・判断・推理する精神作用を開発し、不必要な手立てをするまでもなく、心の動くままにして、人間の本源にたち戻る事です。

高度な安静状態の中にあって、心の統一制能力は一段と高まり、どのような環境・状態に置かれようが、心を思うがままに働かす事ができます。これを「還」と言います。

乳児は直感のみで雑念がなく、純粋な状態です。何も持たない、全てを持たない、もとの人間の状態です。

観息までは後天的なものを全て除いていく作業で、これらにより徐々に取り除き、一番最初のもとの状態となった状態が「還息」です。

【方法】

自分自身がだんだん年齢的に遡っていき、乳児に還るようにイメージします。これはいきなりやろうとするとただ頭の中で考えるだけですが、数息↓随息↓止息↓観息↓と段階を踏んで行なうと、自然に人間として本源的な呼吸になります。

⑥ 浄息（羅漢・仙人…人間から少し離れる）

「浄」とは、〝理想の自分に変わる〟という事です。呼吸を訓練したり、意識の訓練をしたり、そのために細かなプロセスを重ねていくのは何のためか？ それは現状の自分に不満があり、そこから理想の自分に近づいて行く、という事に他なりません。だから、この「六妙法門」の最終段階では、理想の自分像を明確にするのです。

【方法】

〝理想の自分〟をイメージします。

理想の自分は、それぞれ、違っています。身体能力が向上する事でもいいし、強健な体でも、あるいは格闘技のチャンピオンになる、など、それぞれが思い抱いている理想の自分像をできるだけ具体的にイメージするのです。

3 三大動功（鶴功三十六式・虎龍双形養生功・羅漢神功）

次は〝動功〟です。〝動功〟とは、文字通り体を動かしながら行なう気功法です。とくにこの項では〝三大動功〟と呼ばれているものをご紹介します。

〝三大動功〟とは、換骨奪胎とも言えるように、気を強くする事によって人体を心身ともに強化するものです。

（1）鶴功三十六式

〝鶴〟のような滑らかな動作をして、実践していきます。しかしその内面に秘めるものは、非常に強いものです。「鶴は千年、亀は万年」という言葉通り、鶴は長生きする動物の象徴ですが、とても気が流れているため丈夫で長生きである、という事が分かります。

少林寺気功の動功、または静功の練習によって、「気」は一番強い状態となります。自分の「気」が強くなれば、心も肉体も強くなります。さらに〝五神志〟も強くなっていきます。

この三大動功は、練習の時に滑らかにゆっくり行なうと、体内の気が強くなっていきます。そのポイントとなるのは動作だけでなく、呼吸や意念についても意識をして行なわなければなりません。そして、あたかも鶴の一生を物語るように、また一つのドラマとして演じるように「鶴功三十六式」を実践していきます。

鶴功三十六式

鶴のような滑らかな動作の中で体内の気を強くしていく。気の発出点はおもに労宮（掌の中央）。

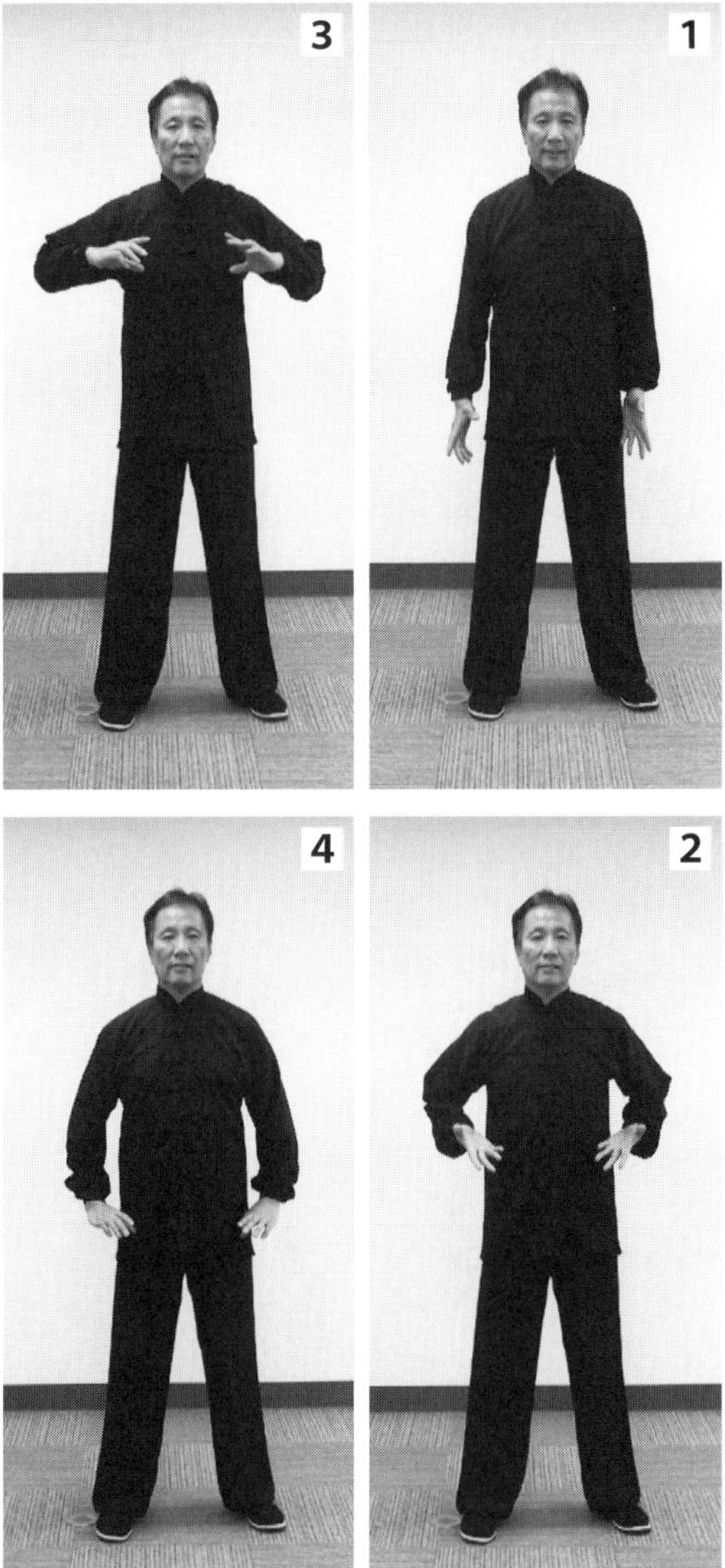

予備式（1～4）：まず、自分の身体が大きくなって、上は天に、足は大地に入って行くイメージを持ちます。そして自分の中も外も、気が充満しているとイメージします。両手をゆっくり持ち上げながら大地の気が足の湧泉のツボから体内に入り、頭頂の百会のツボから天に出て行くとイメージします（1～3）。両手を下げながら、天の気が百会から入って体内を通り湧泉から大地に入って行くとイメージします（3～4）。再び両手を上げながら、湧泉から入った気を百会まで上げます。続いて両手を下げながら気を湧泉まで下げ、両手を上げながらその気を中丹田に上げ、両手を下げながら気を下丹田に下ろします。

第一式「仙鶴拝師」（5〜13）：大地の気と交流するイメージ（5）から手を上方へ上げつつ天の気と交流するイメージ（6〜7）へと移行します。頭上で手を合わせ（8）、百会から天の気が入り、中丹田まで下ろすイメージで合わせた手を胸まで下ろし、息を止め、中丹田の気を下丹田まで下ろすイメージで真正面にお辞儀します（9）。息を吸いながら上体を戻しつつ下丹田の気を中丹田まで上げ、左斜め方向に上体の向きを変えます（9〜10）。

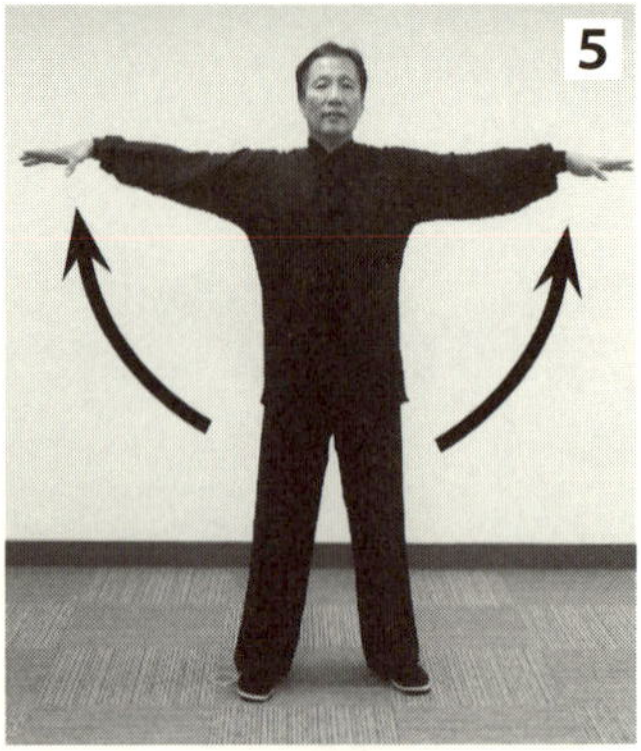

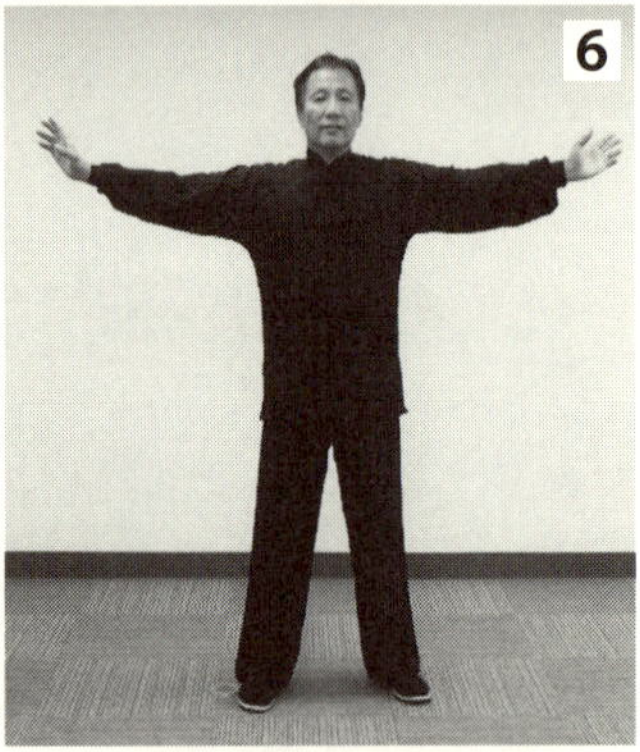

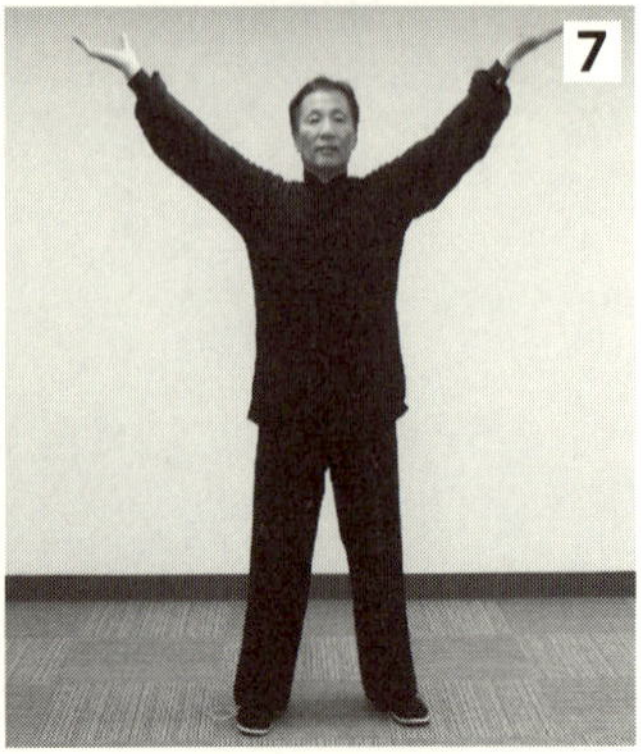

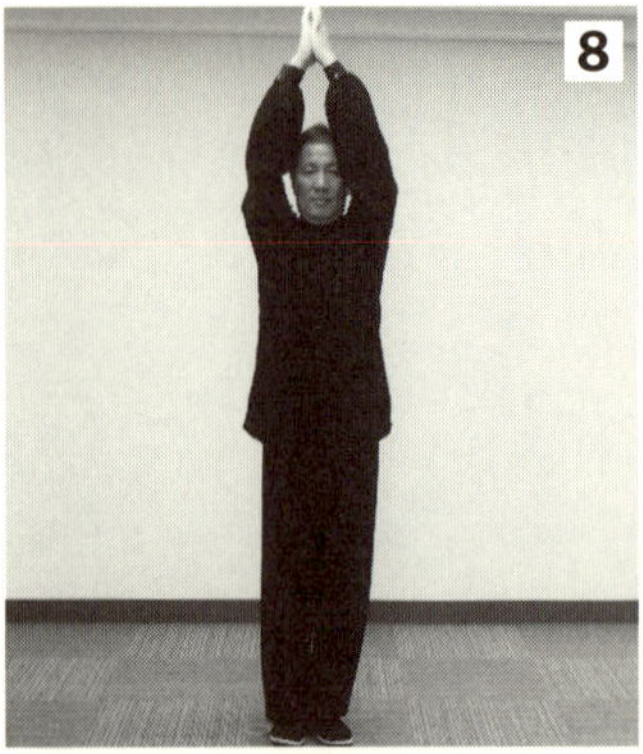

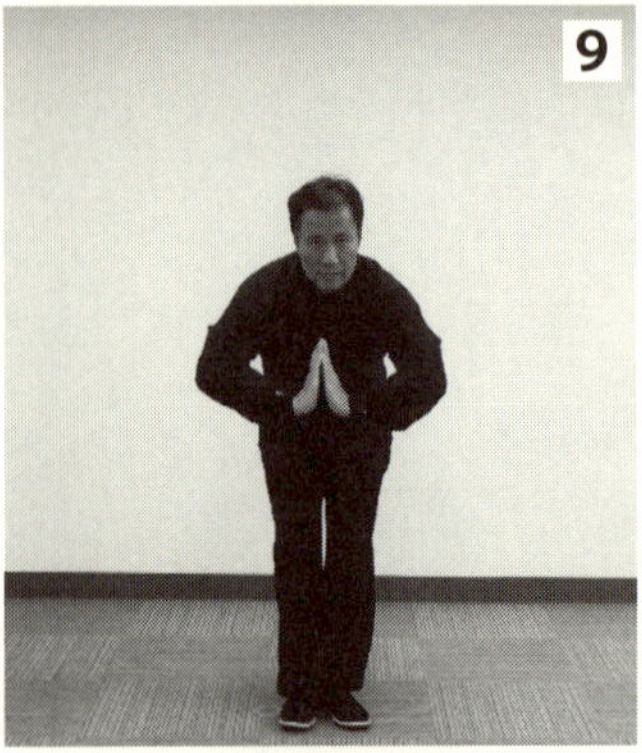

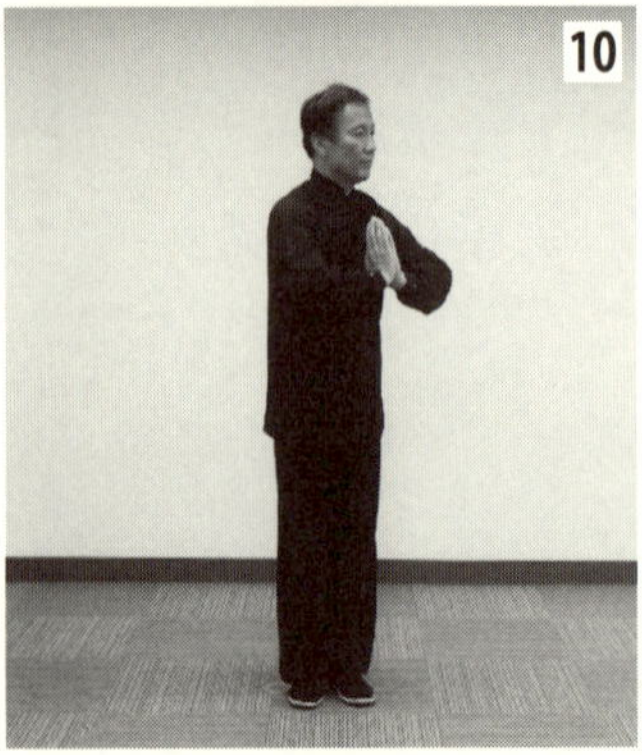

息を止め、中丹田の気を下丹田まで下ろすイメージで左斜め方向にお辞儀します（10〜11）。息を吸いながら上体を戻しつつ下丹田の気を中丹田まで上げ、右斜め方向に上体の向きを変えて息を止め、中丹田の気を下丹田まで下ろすイメージで右斜め方向にお辞儀します（12）。息を吸いながら下丹田の気を中丹田まで上げ、上体を正面に戻します（13）。

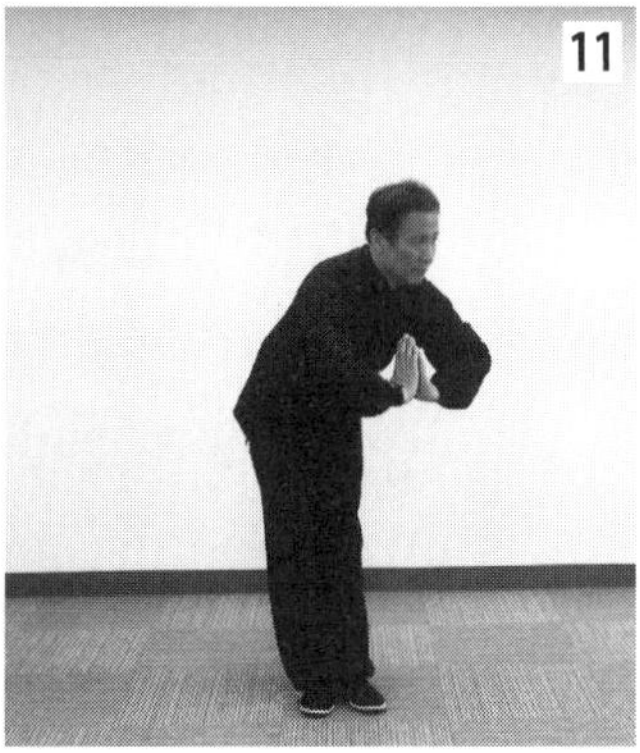

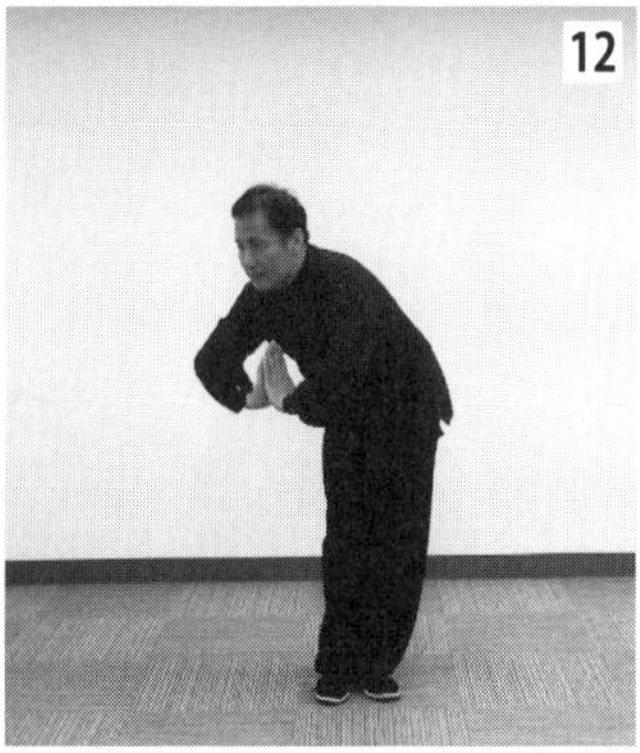

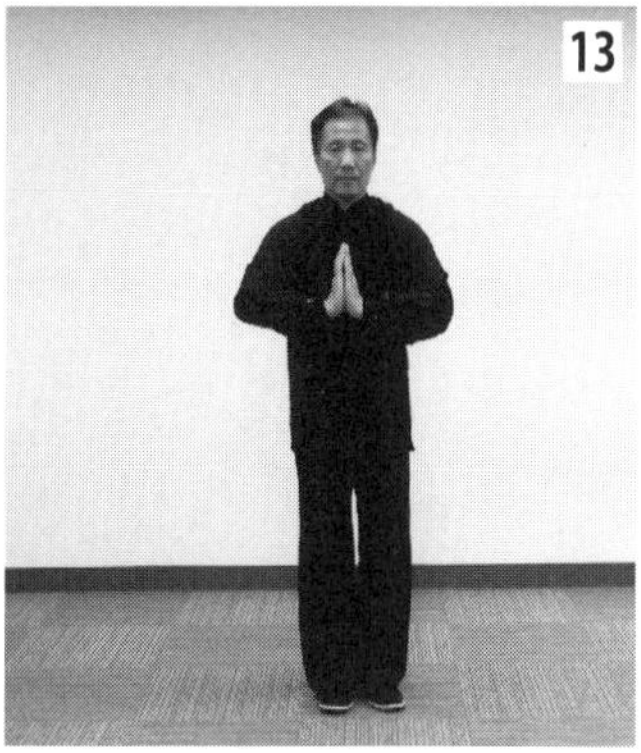

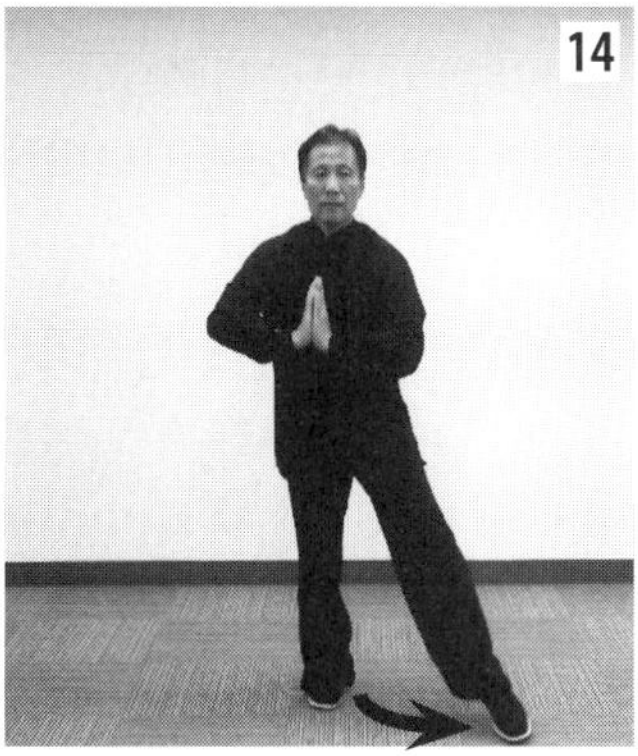

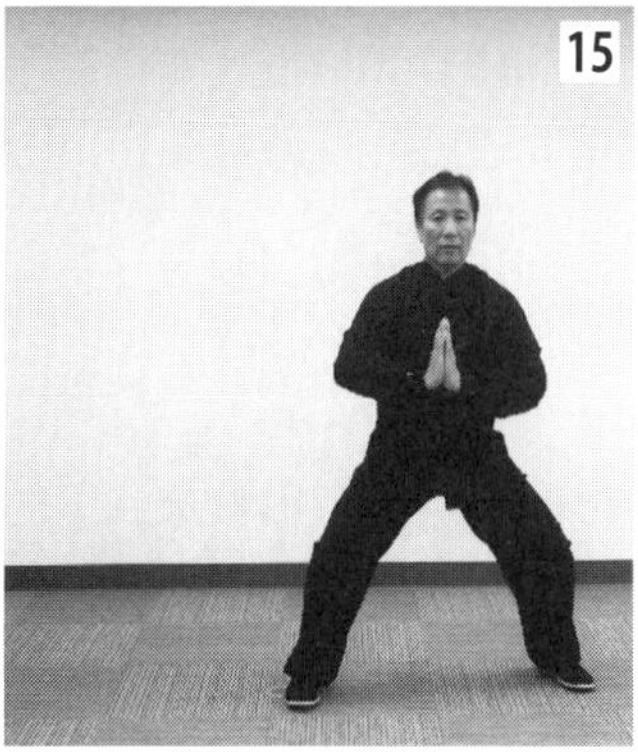

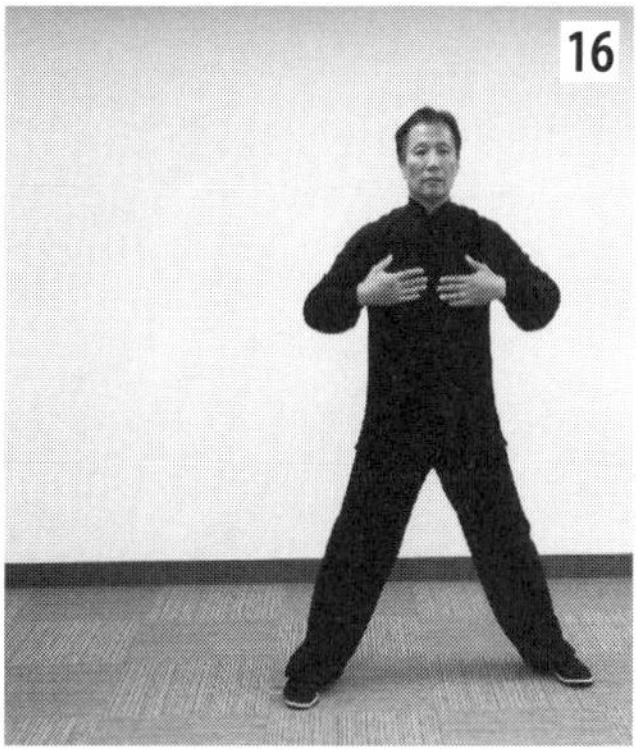

第二式「仙鶴探路」（14〜21）：左足を弧状に左へ送り、肩幅の1・5倍くらいに開きます（14〜15）。両掌を離して自分自身に向け、下ろしながら自分の〝中〟を気が通るイメージを持ちます（16〜17）。

掌を下に向け息を吸いながら手を上げていき、吐きながら腰を落とします（18～19）。両掌を前方に向けて引きつけながら吸い（20）、前方へ気を放出するイメージで、吐きながら両掌を前方へ押し出します（21）。20～21を3回繰り返します。

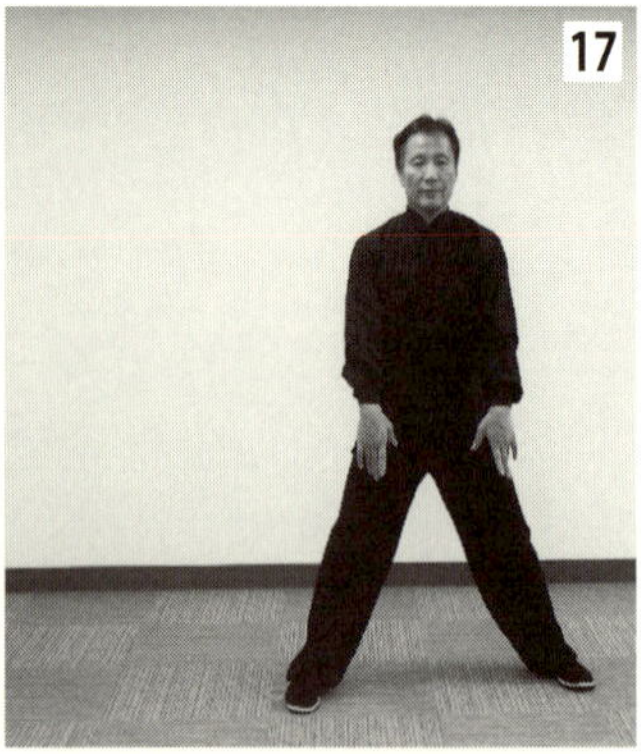
17

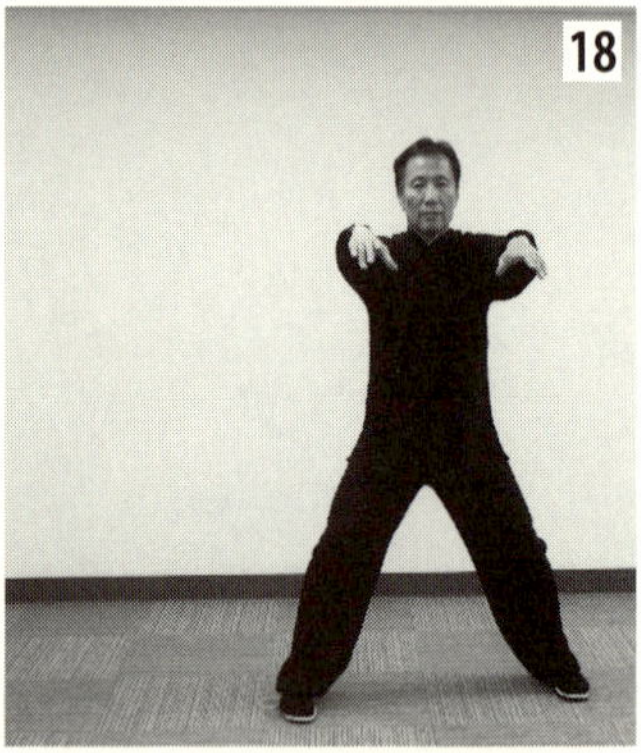
18

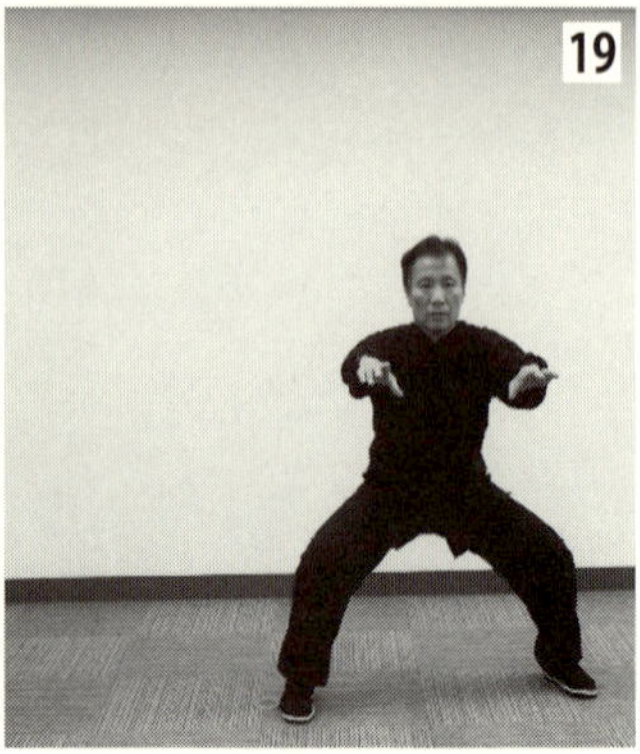
19

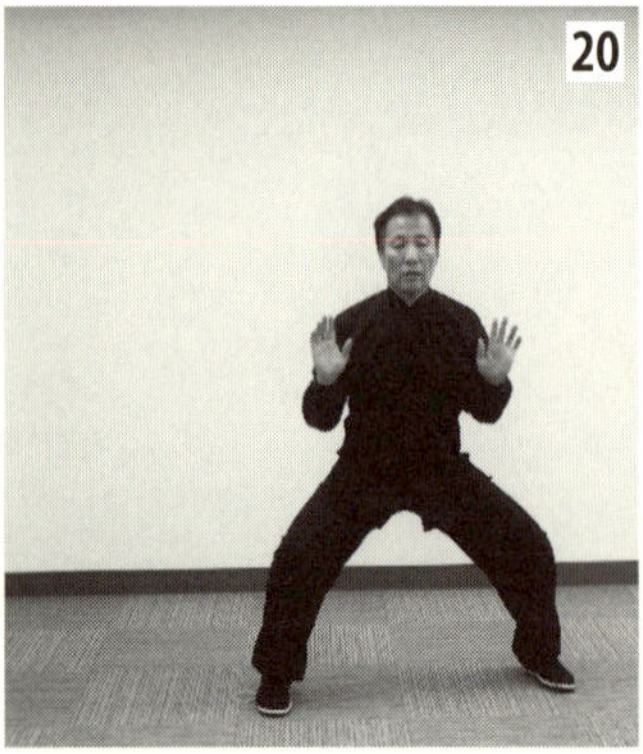
20

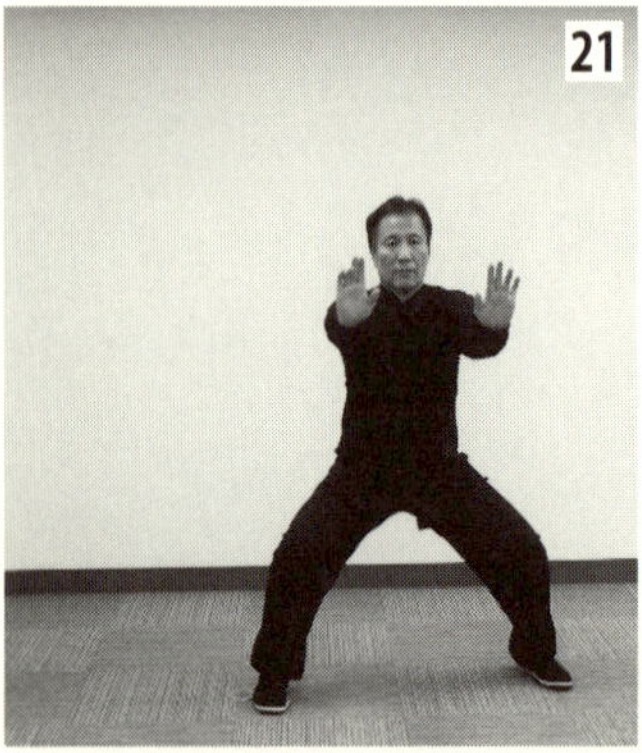
21

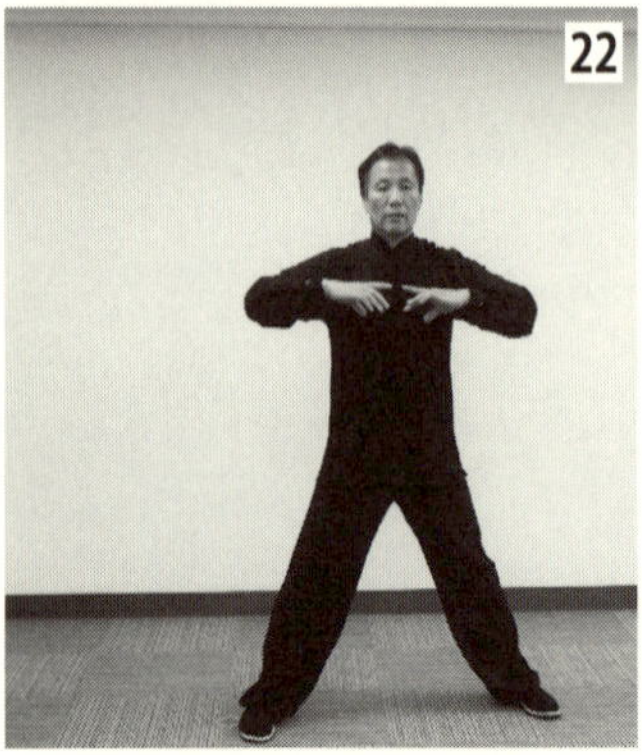
22

第三式「仙鶴展翅」（22〜29）：両手を胸元に戻しつつ、前方へ放出した気を中丹田から体内に戻し、息を吐きながら手を下ろして気を下丹田まで下ろします（22〜23）。羽を伸ばすように両手を大きく広げつつ息を吸いながら上げていき（24）、吐きながら馬歩になり、先の前後動作20〜21を3回繰り返します（26〜27）。

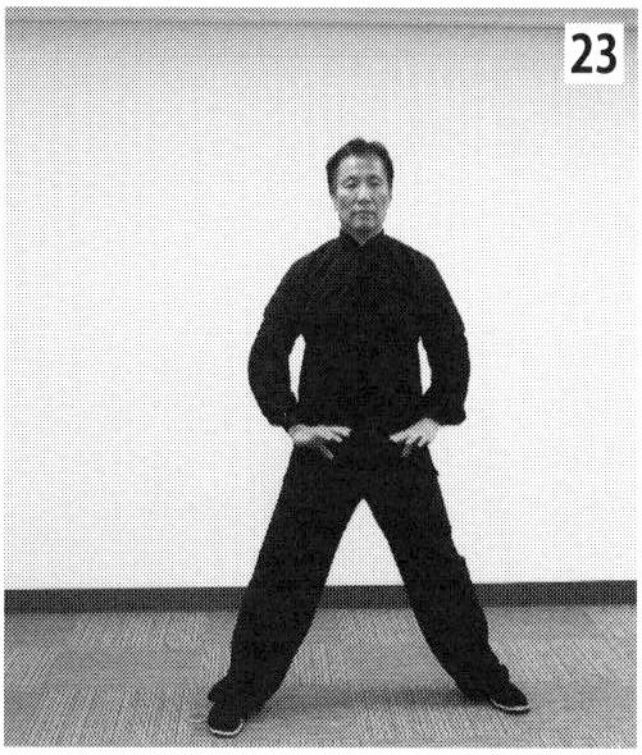

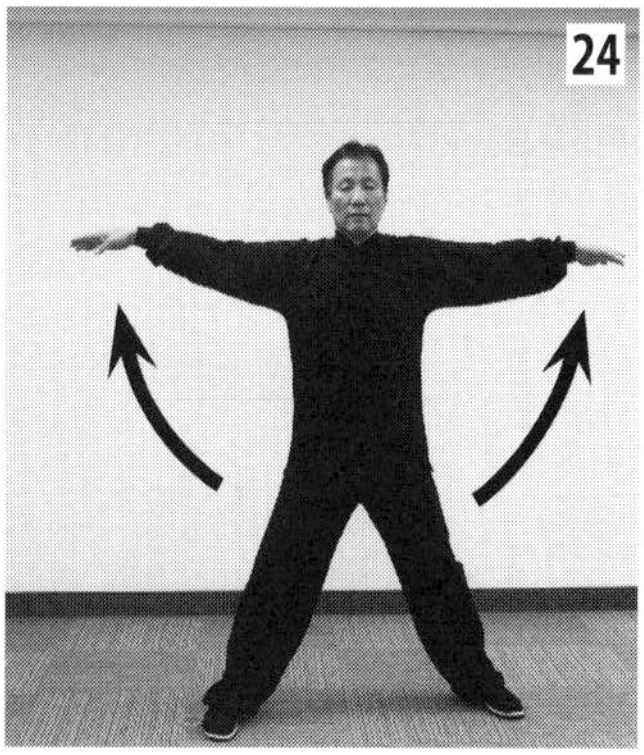

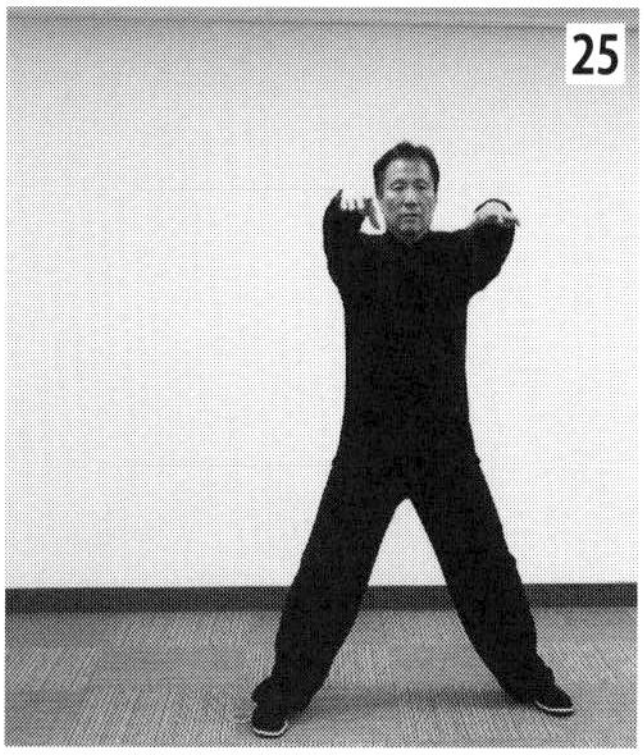

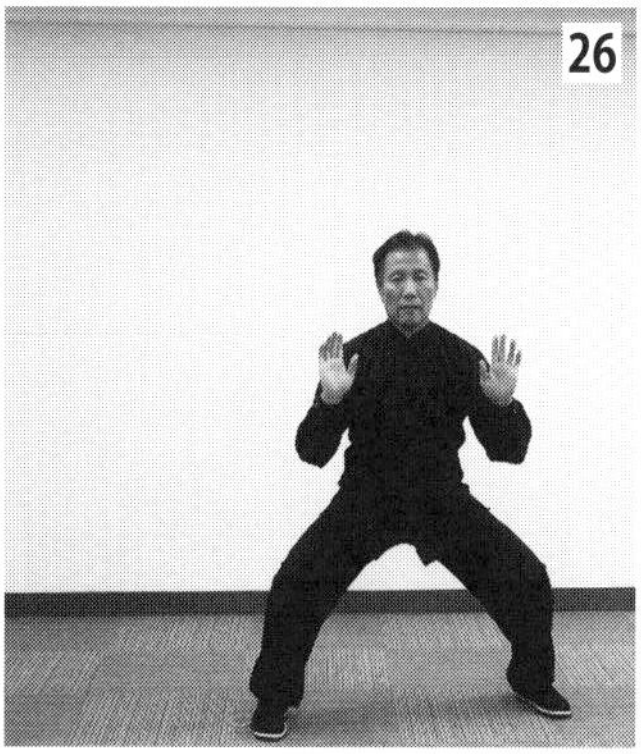

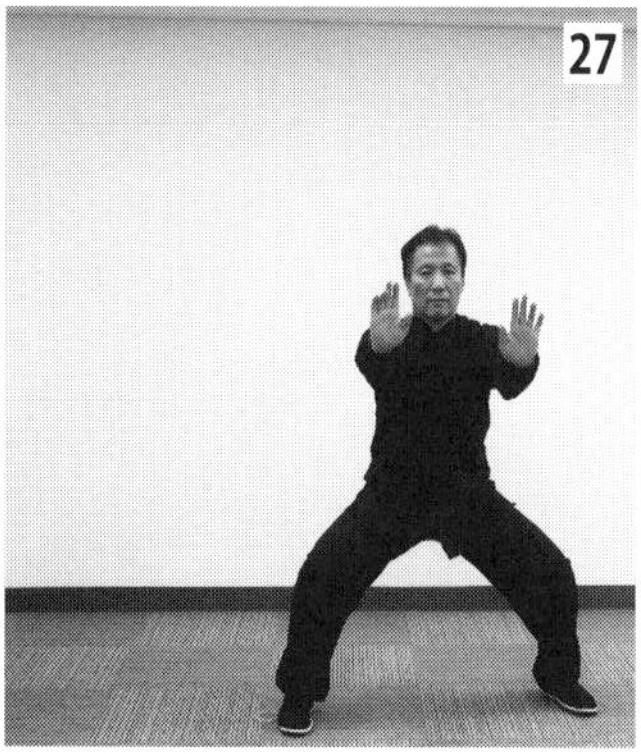

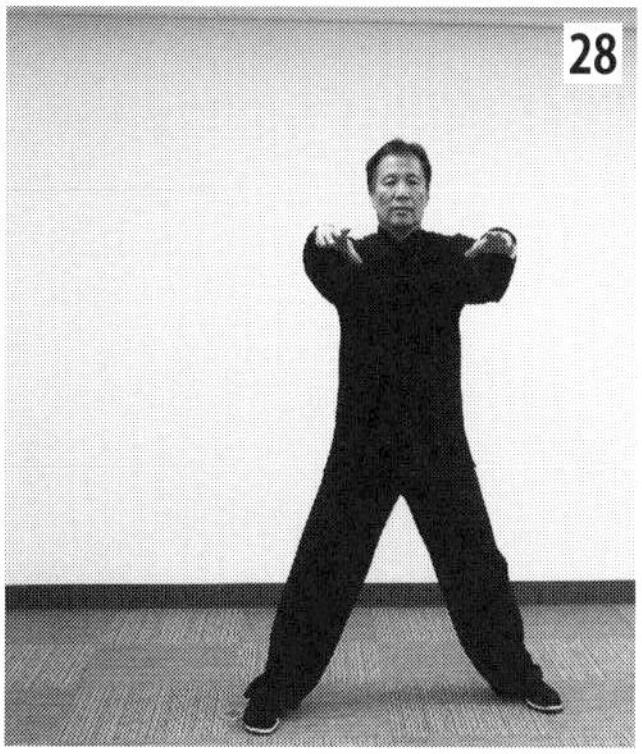

第四式「驚天動地」（28～38）：掌を下に向けつつ吐きながら腰を上げ（28）気を下ろしつつ下へ向けた両掌を下げていき、腰を落とします（28～29）。落として大地の気と一体になった大きな気の塊をイメージし、両掌でとらえて（29～31）時計回りにぐるんと回します（32～34）。

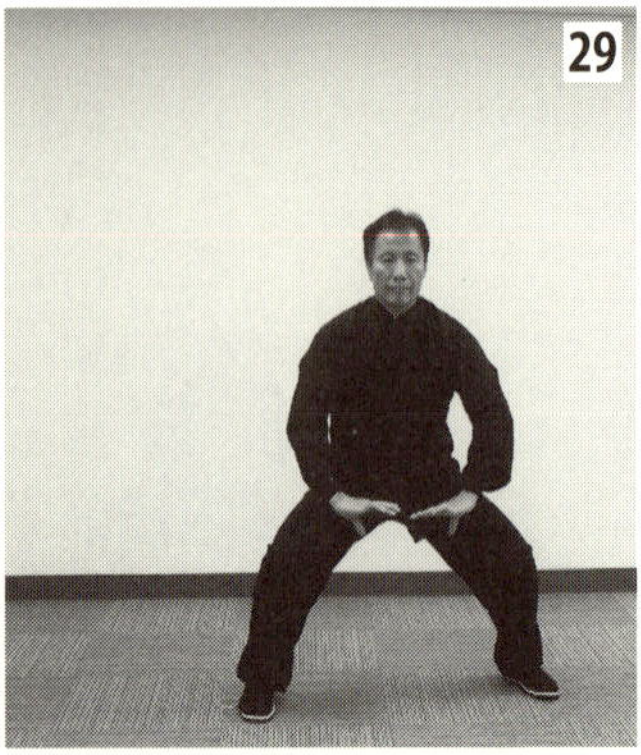

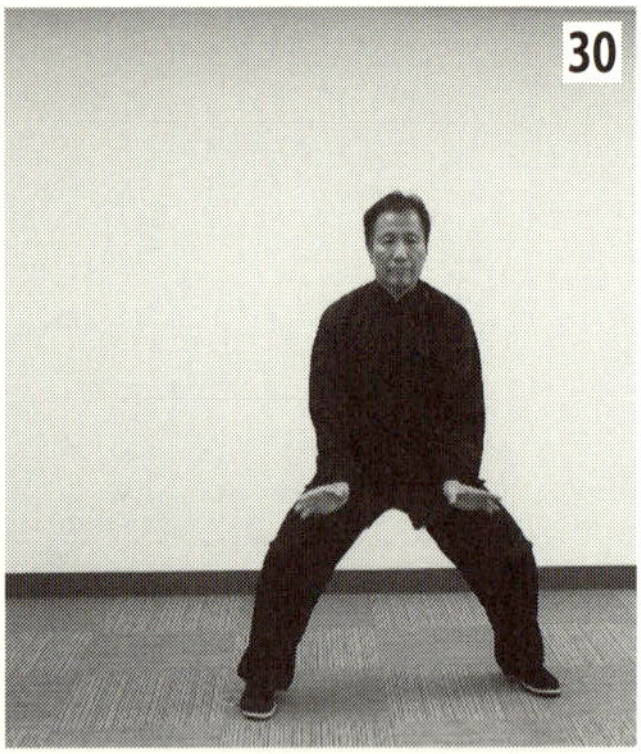

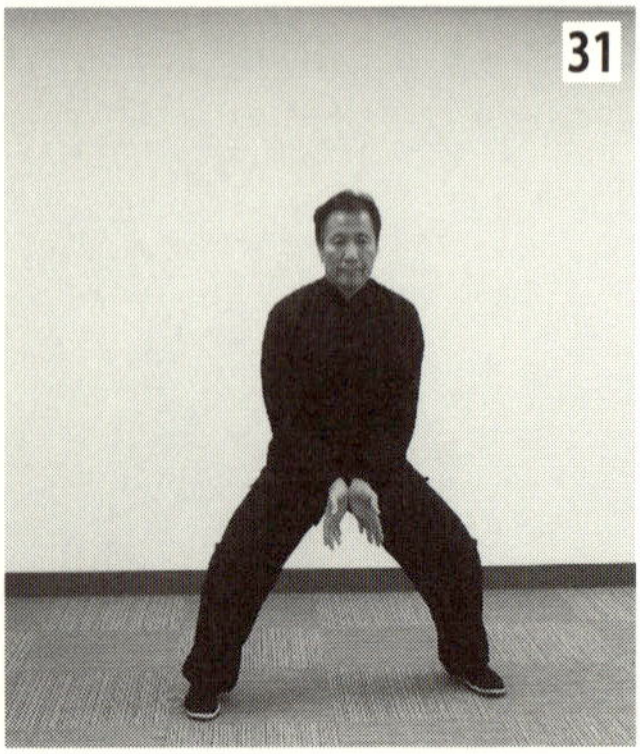

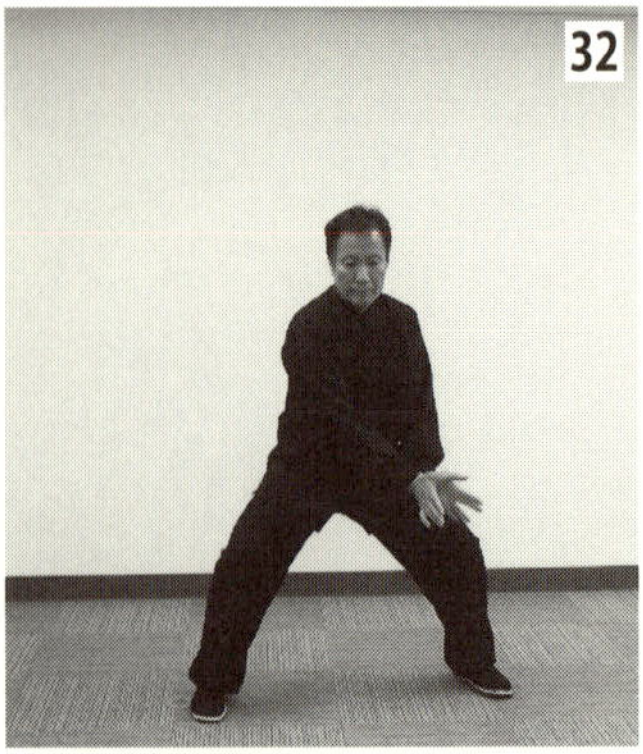

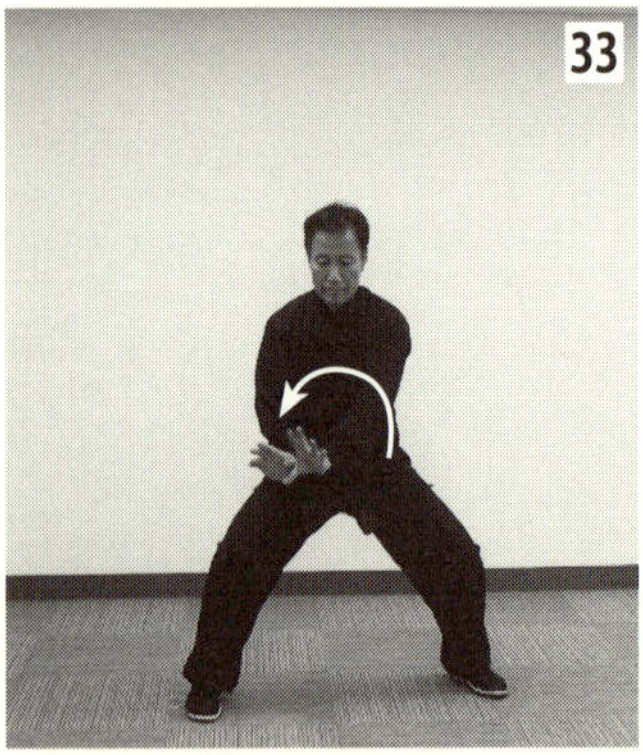

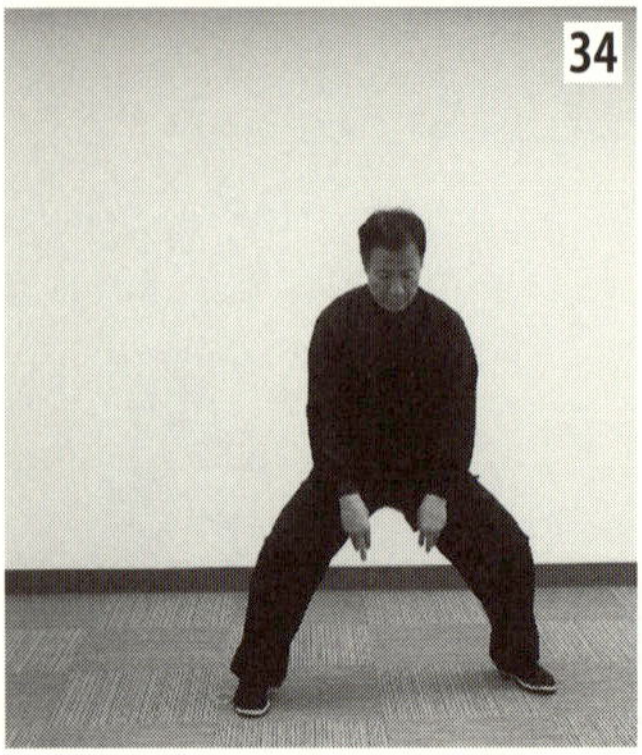

気の塊を、息を吸いながら持ち上げて（34〜36）。吐きながら再び下丹田まで落とし、先の前後動作20〜21を3回繰り返します（37〜38）。

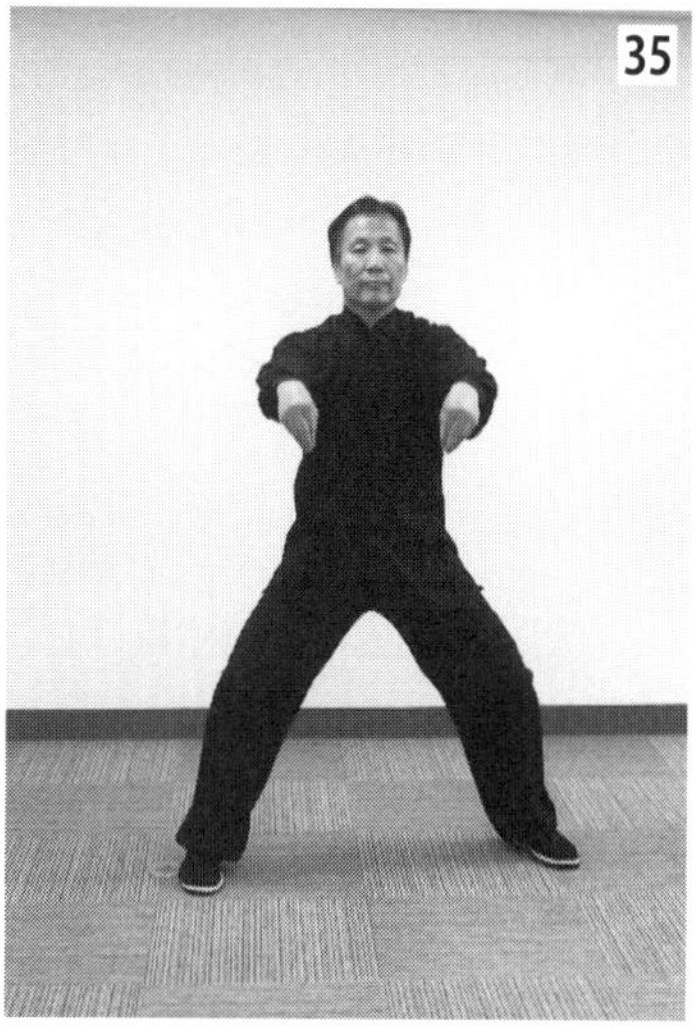

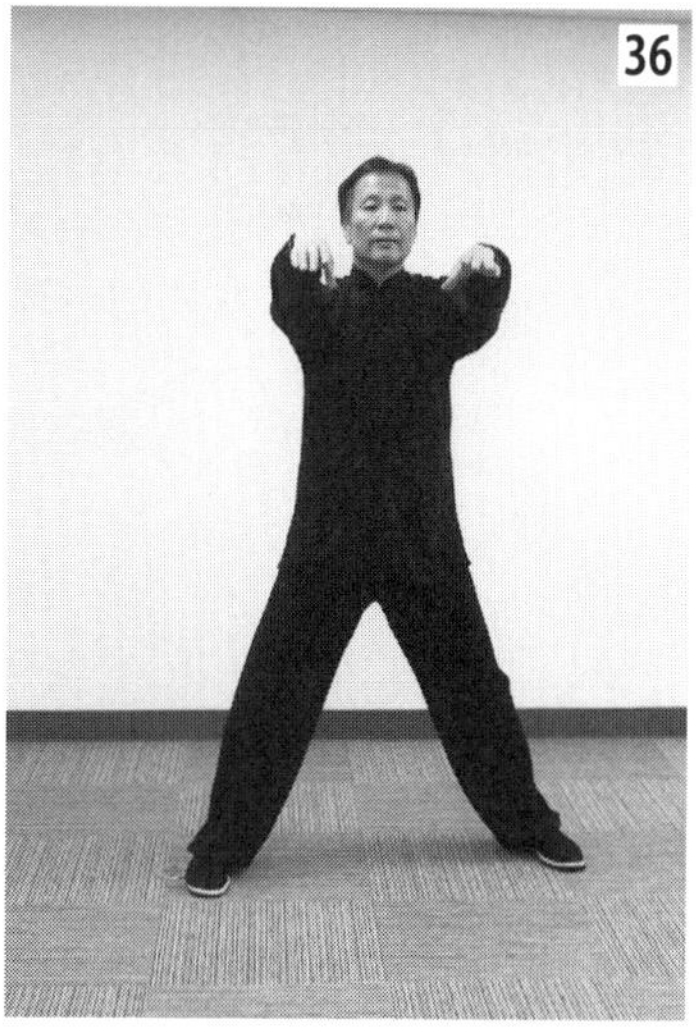

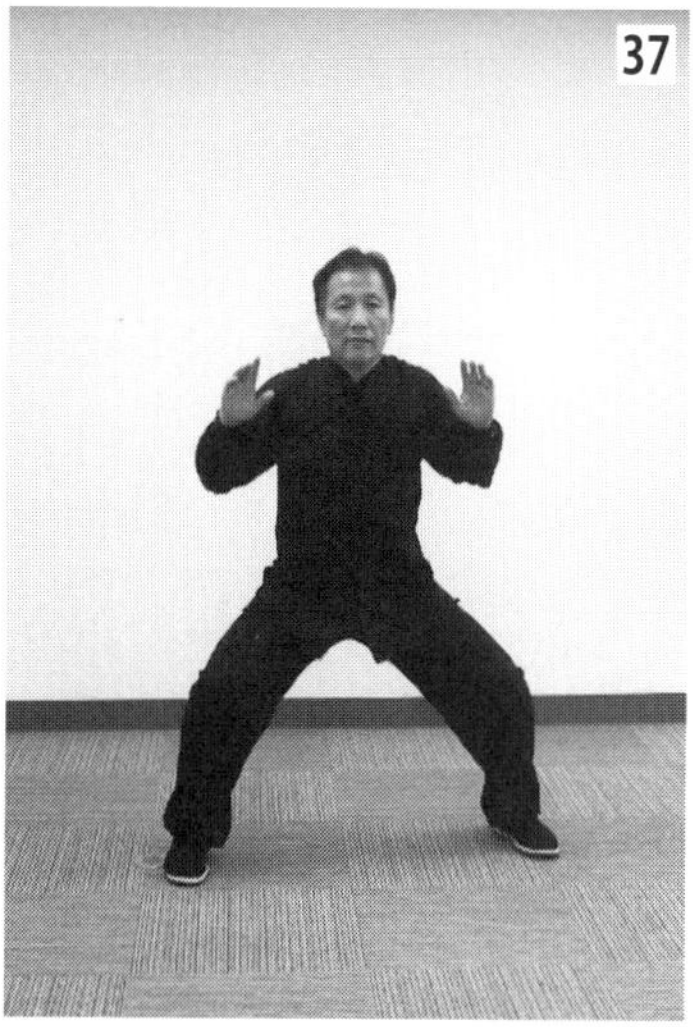

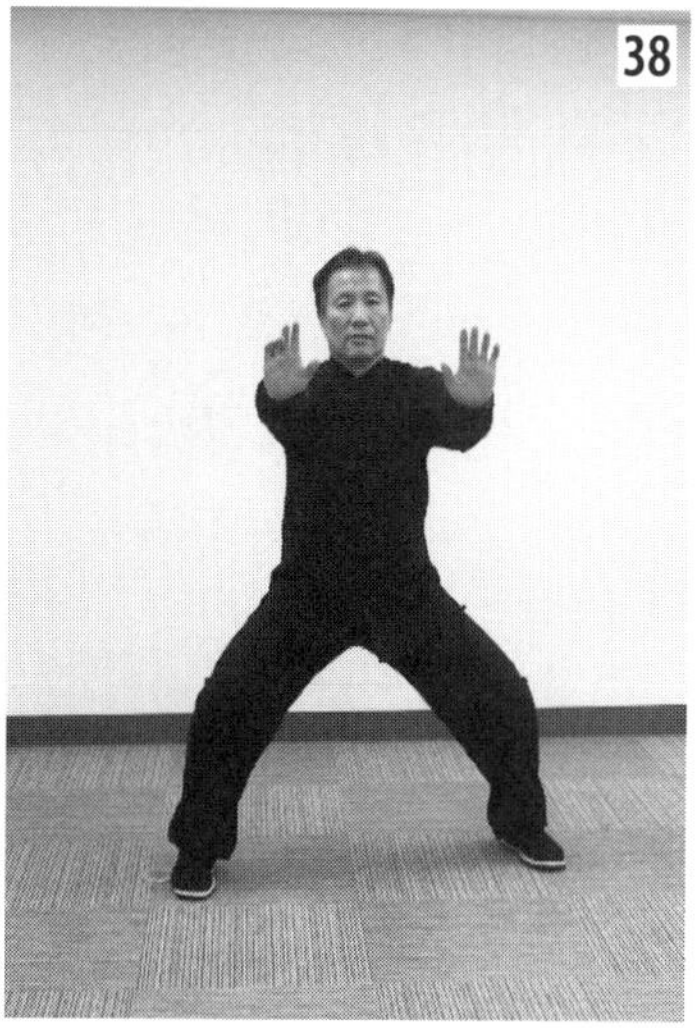

第五式「展翅調気」（39～45）：腰を上げつつ両手を胸元に戻し、気を中丹田へ（39）。息を吐きながら両掌を下げ、気を下丹田に落とします（40）。吸いながら両手を肩の高さまで上げて一直線にし、右手から左に向かって気が伝わっていくイメージで、柔らかく波打たせます（41～45）。

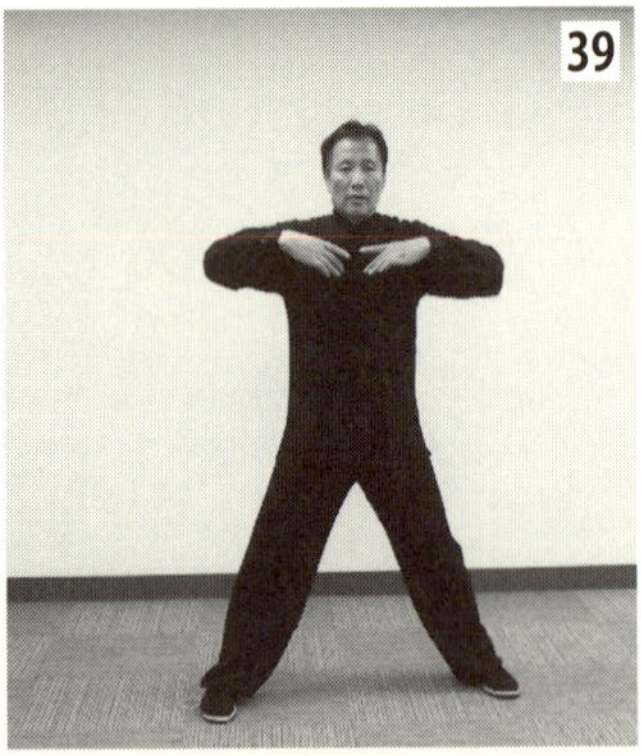

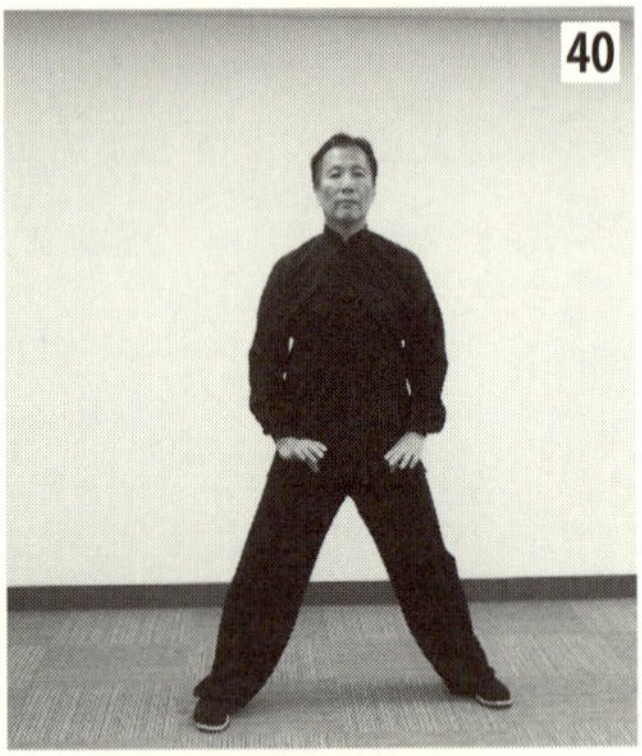

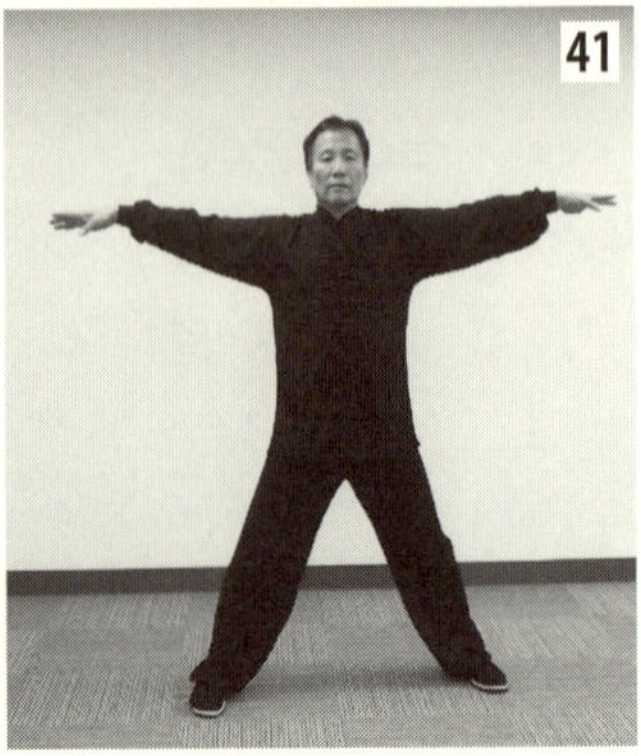

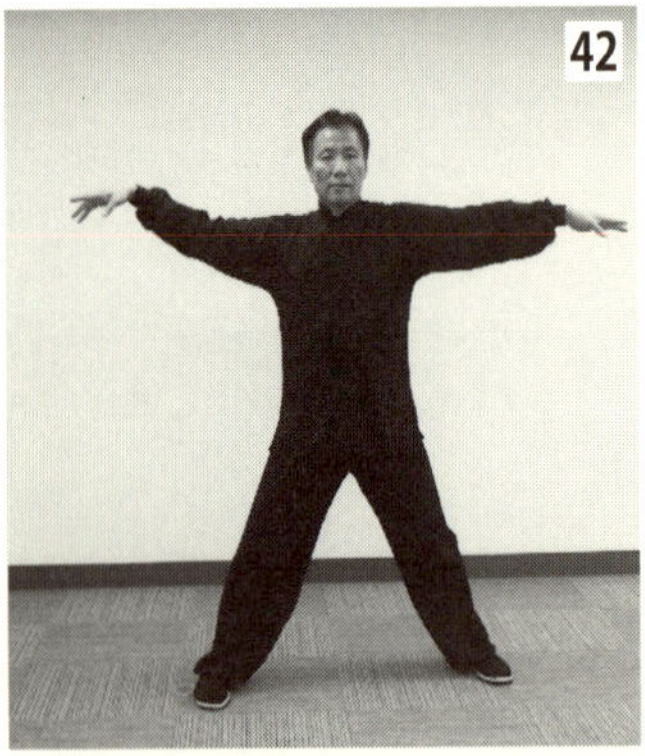

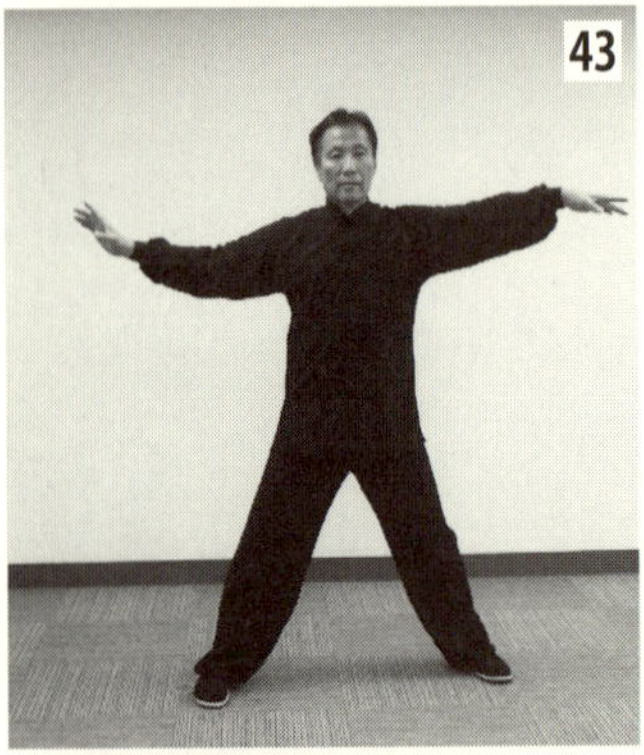

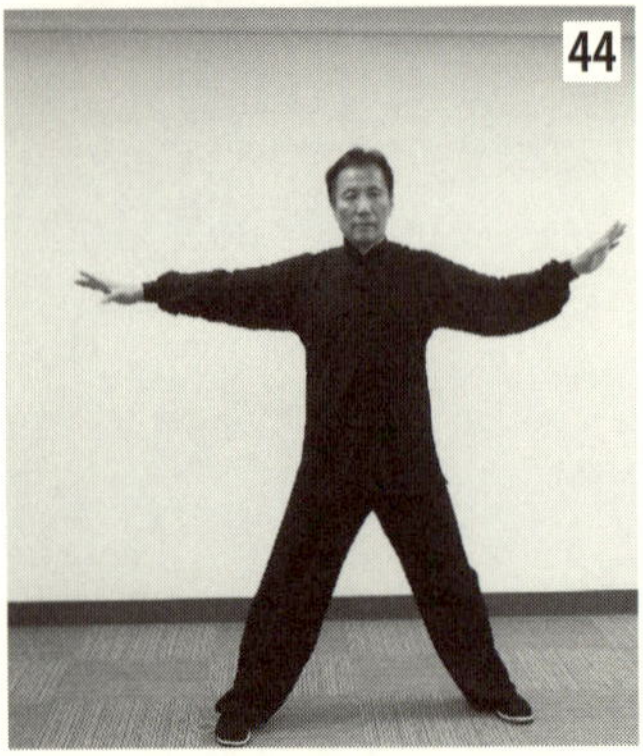

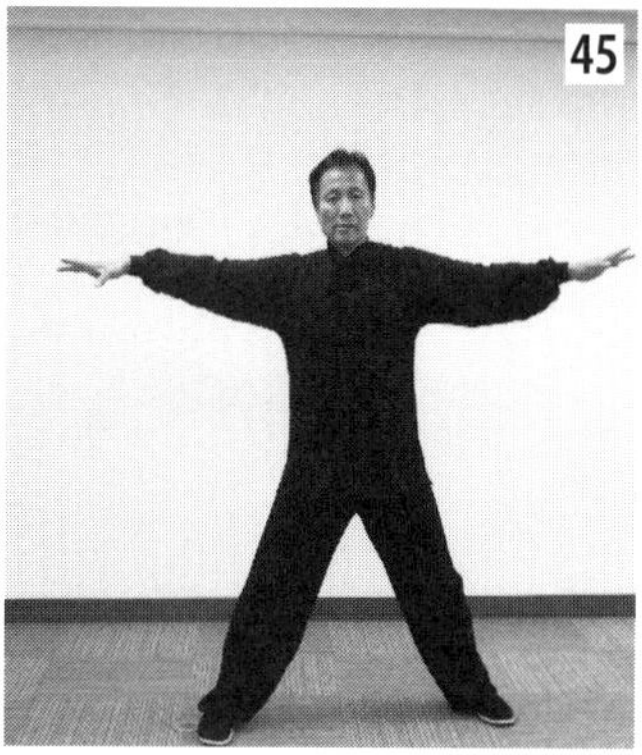
45

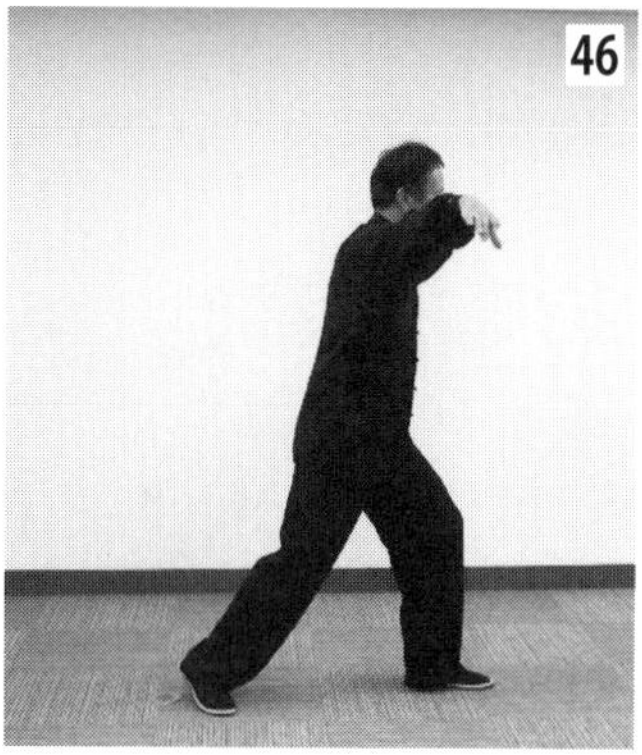
46

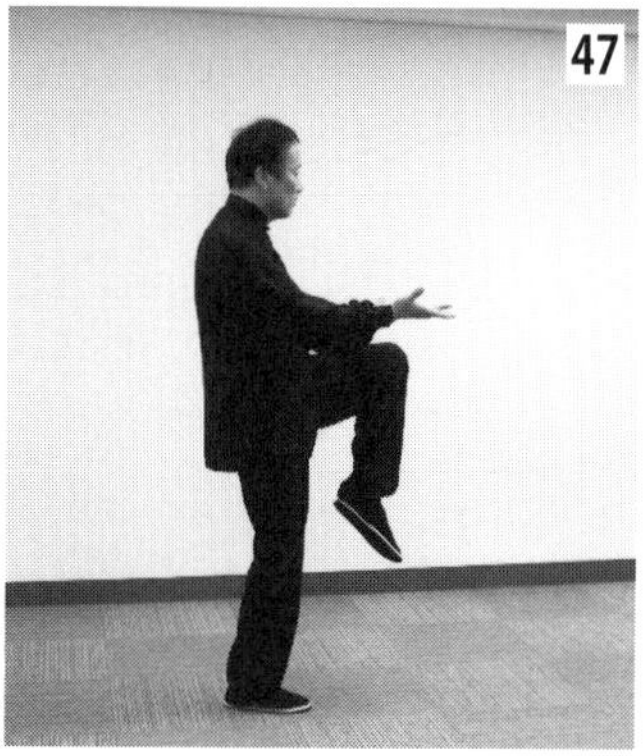
47

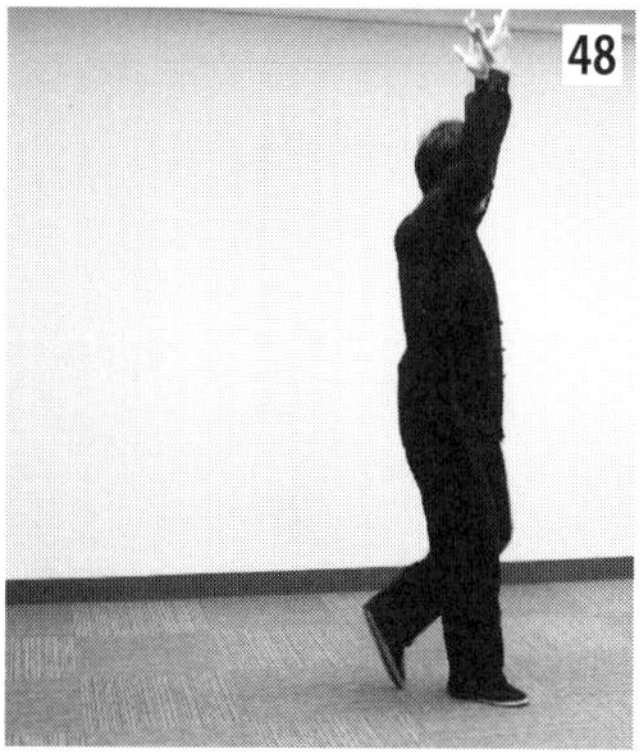
48

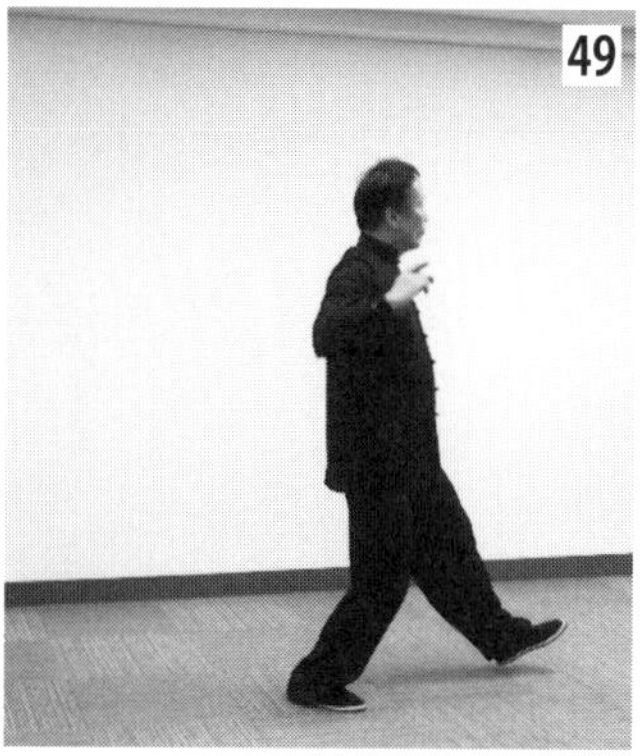
49

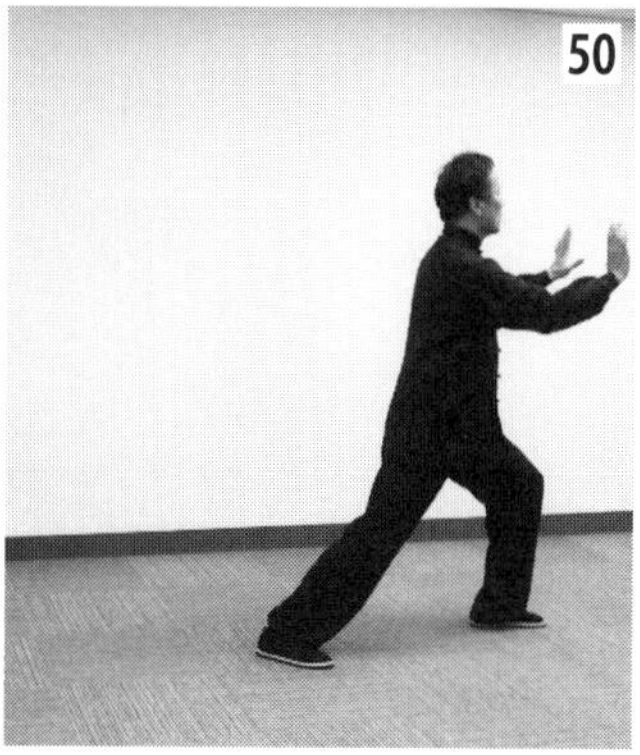
50

第六式「水中撈月」（46～50）：両手を広げたまま左を向き（46）、吸いながら両手を頭上まで上げ（47～48）、肩口まで下ろしたら（49）、吐きながら、気を前方へ放出するイメージで両掌を押し出します（50）。

一般的にゆっくりとした動作で行なうものとしては、太極拳を思い浮かべる方もいらっしゃると思いますが、その（太極拳の）動作の上に「呼吸」と「イメージ」をしっかりして、内面と外面の気を合わせていくのです。最終的には、体の隅々（すべての細胞）まで意識していきます。

一つひとつのポーズには深い意味があります。少林寺気功の練習というのは、入門から悟りに至るまでの修行という人生（ドラマ）です。そのプログラムの流れやシステムなどの全貌が、この「鶴功三十六式」で示されていると言っていいでしょう。ですから、「鶴功三十六式」を実践しながらも、この修行を日常生活と切り離さず、行なっていきます。

（2）虎龍双形養生功

「鶴功三十六式」の鶴は滑らかな動きでしたが、この「虎龍双形養生功」の虎は、森の中の王様と呼ばれ、強さが特徴です。ここでは虎になりきって、イメージをして練習します。その雰囲気、その姿、その気や心までもを虎のように動作して行なえば、その心と体、特に気は、「ワォオー」と吠えたら、周りの動物が怖がって逃げていってしまうような迫力、そして威力を持ちます。

この実践には、「気の強さ」、そして「気の持つ力」を意識して練習する事です。動作や呼吸はあたかも虎のようにイメージして、練磨することです。単に力があるとか、力だけで動作してはいけません。力を加減しながら、またコントロールしながら行なうことです。

そこに「龍」の作用をさせていきます。この龍は雲の中に入ったり出てきたり、海の中に入る事もできます。世界中どこにでも現れて危機を救うことができる存在なのです。

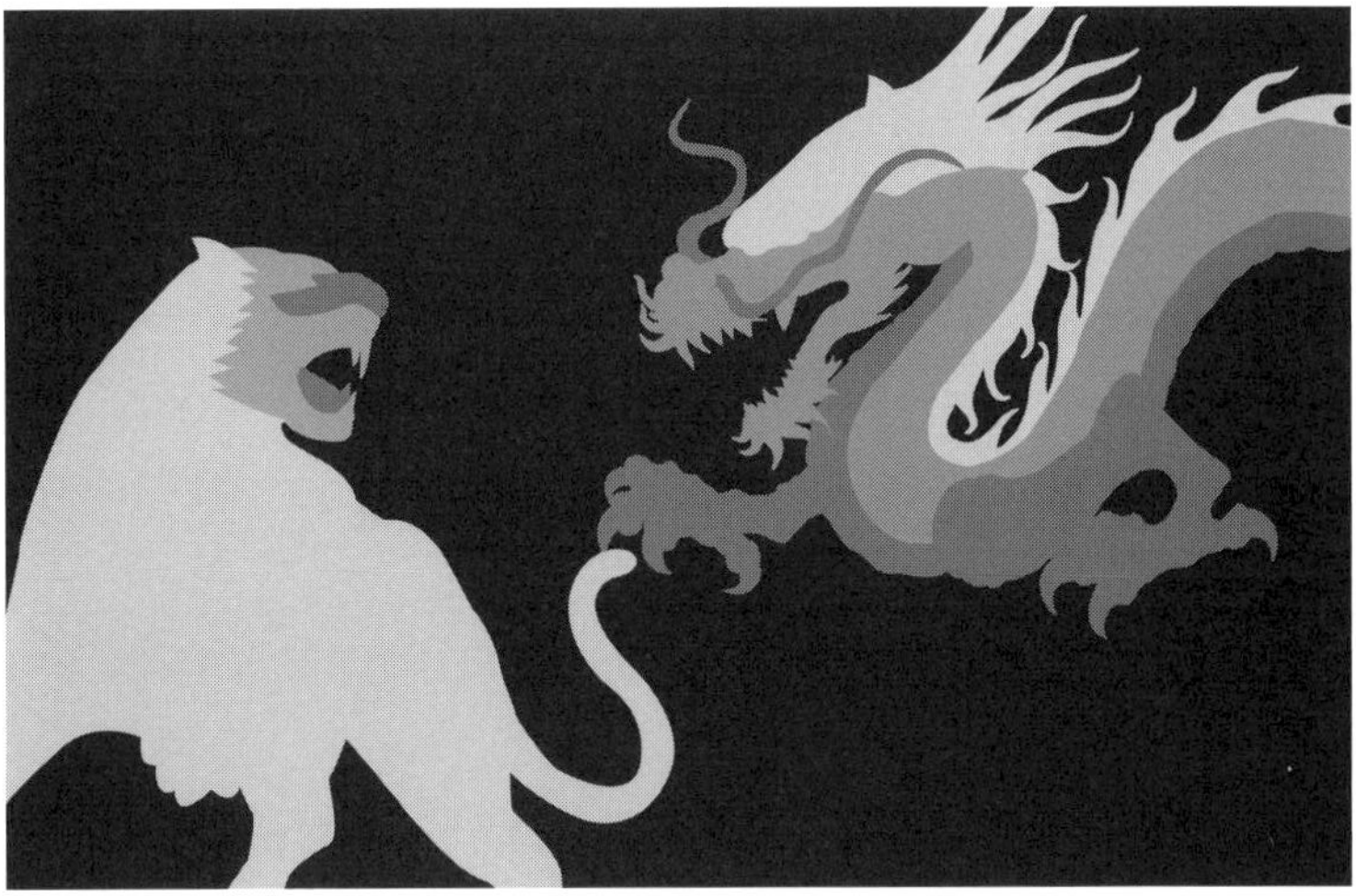

私たちの体内の「気」について、単に気が強いというのではバランスを取れていません。例えばガラスは固いけれど、割れやすいという弱点があります。またセラミックは、強靭性に欠けます。私たち人間にも長所と短所がありますが、「虎龍双形養生功」の実践の中で龍によって、虎の短所をカバーし、柔軟にバランスを整えていきます。

自分は誰よりも強いと思っている人は、顔つきやその目など表情に表れます。しかしずっとそんな表情を保っていたら、しまいには頭に気血が登ってしまう事になるでしょう。頭に気が上がってしまったら、試合には勝てないでしょう。逆に落ち着いていて、平常心を保ち、また表情に表さない、笑顔でニコニコしているような人（強さを隠しているような人）の方が、実は怖いのです。なぜなら、そういう人は自分をコントロールできるからです。

私たちは普段の練習において、己を制御できるよう訓練を行ない、「気」を鍛える時は単なる強さだけでな

虎龍双形養生功

虎の〝勢い〟と龍の〝コントロール〟でバランスのとれた強さをもつ気を養う。気の発出点はおもに指先であり、指先に意識を集中させる。

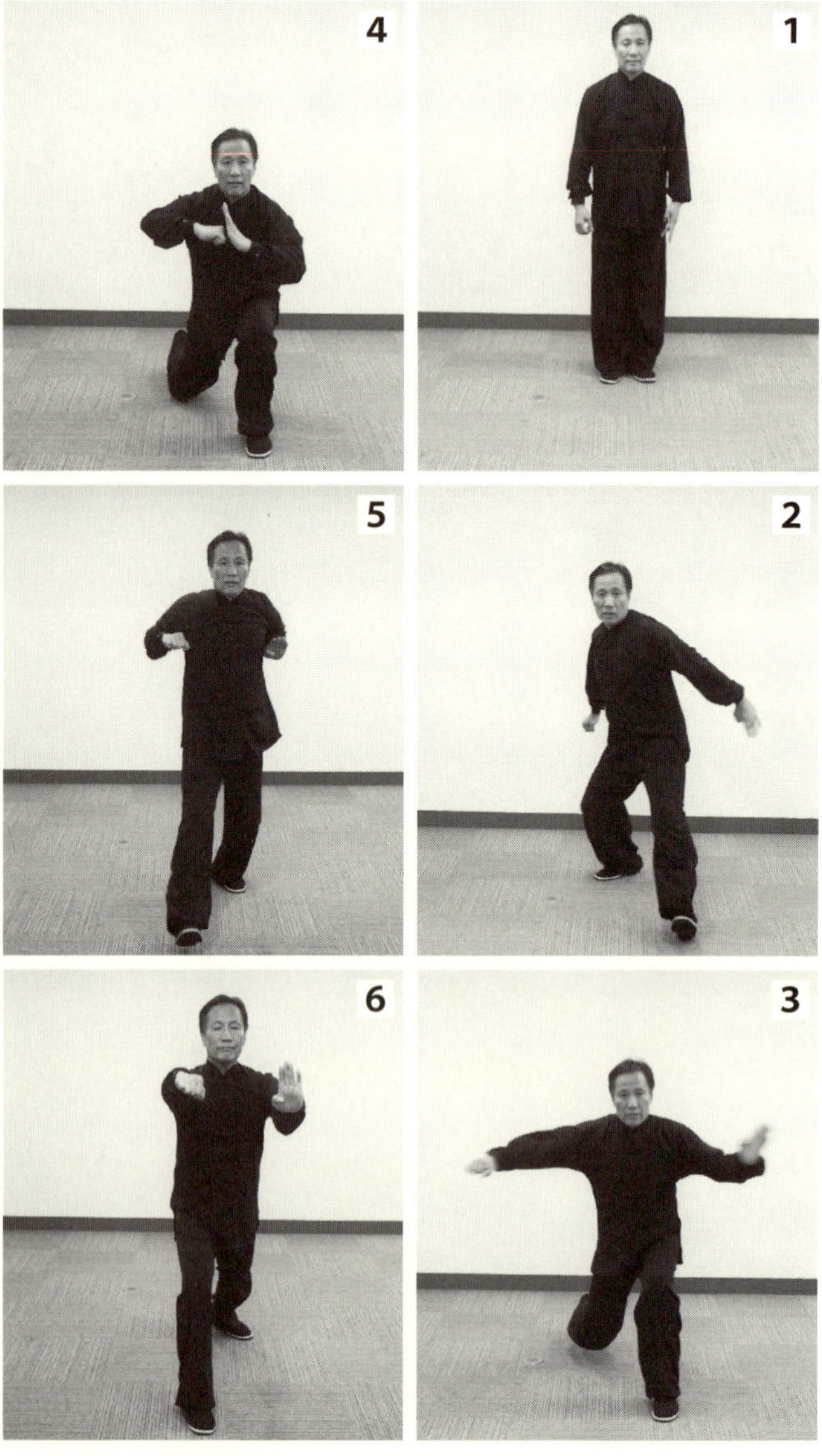

第一式（1～6）：左足で一歩踏み出しながら、右膝をできるだけ低くし、左手の掌（陰）と右手の拳（陽）を合わせます（1～4）。右足を前に踏み出しながら両手を脇に引き、左手の掌、右手の拳を前方へ突き出します（5～6）。第一式、第二式は自然呼吸で行ないます。

第二式（7～12）：掌と拳を水平に向け、外に開きます（7～8）。右足を左足へ一旦寄せるようにしながら弧状に後方へ下げ、さらに右足を同様に下げ、馬歩の姿勢を取ります（9～12）。

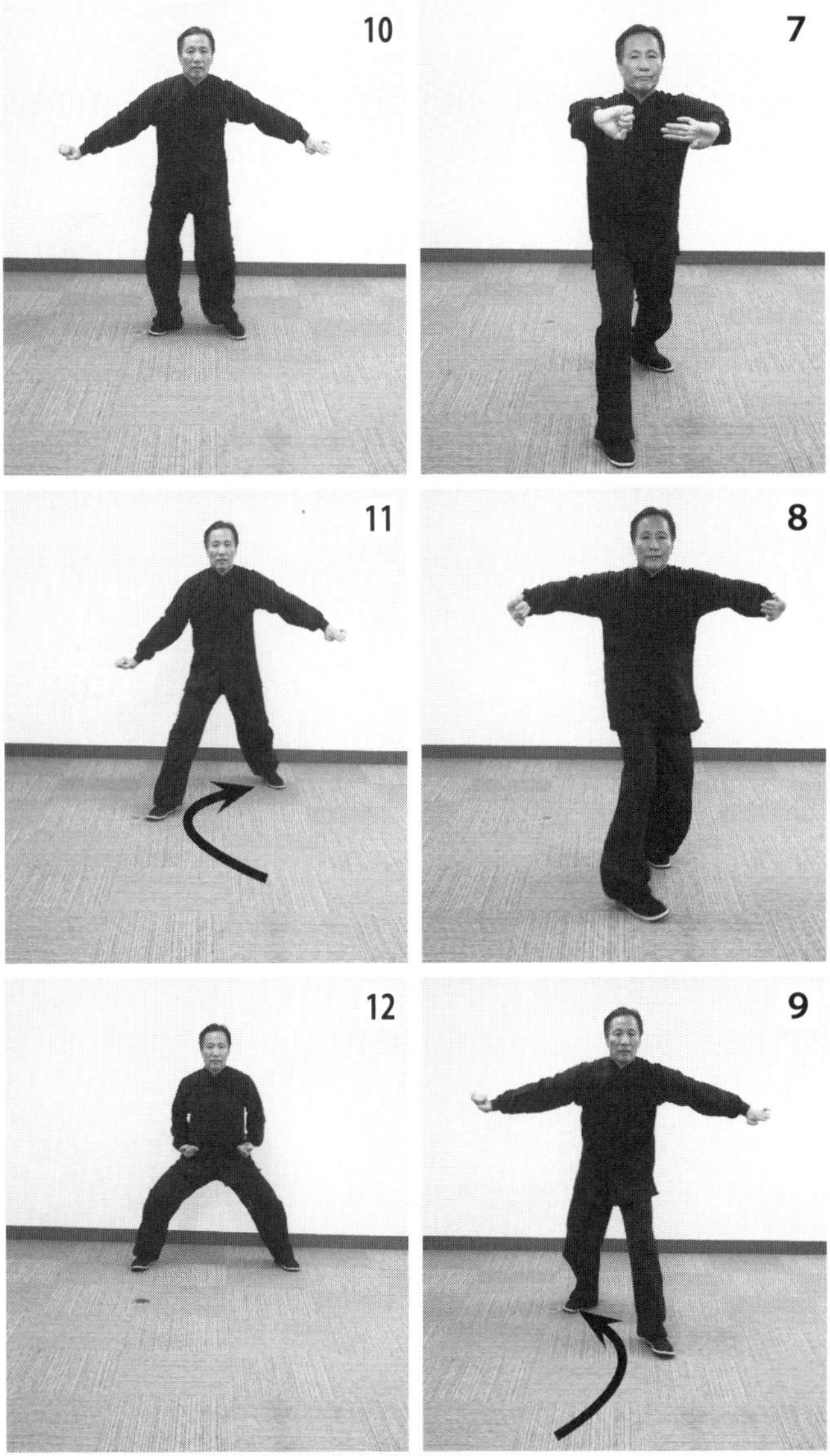

第三式（13～17）：右手の人差し指と中指を伸ばし、薬指と小指を曲げて掌を張り、吸いながらその指先を上に向けます（13）。吐きながら弧状に下ろし、吸いながら弧状に上げる、という動作を2回繰り返します（13～14）。吸いながら、右手を人差し指一本のみ伸ばした状態に変え、頭の後ろに持っていき、そこから吐きながら、張った掌を肩の高さに前方へ突き出します（15～17）。

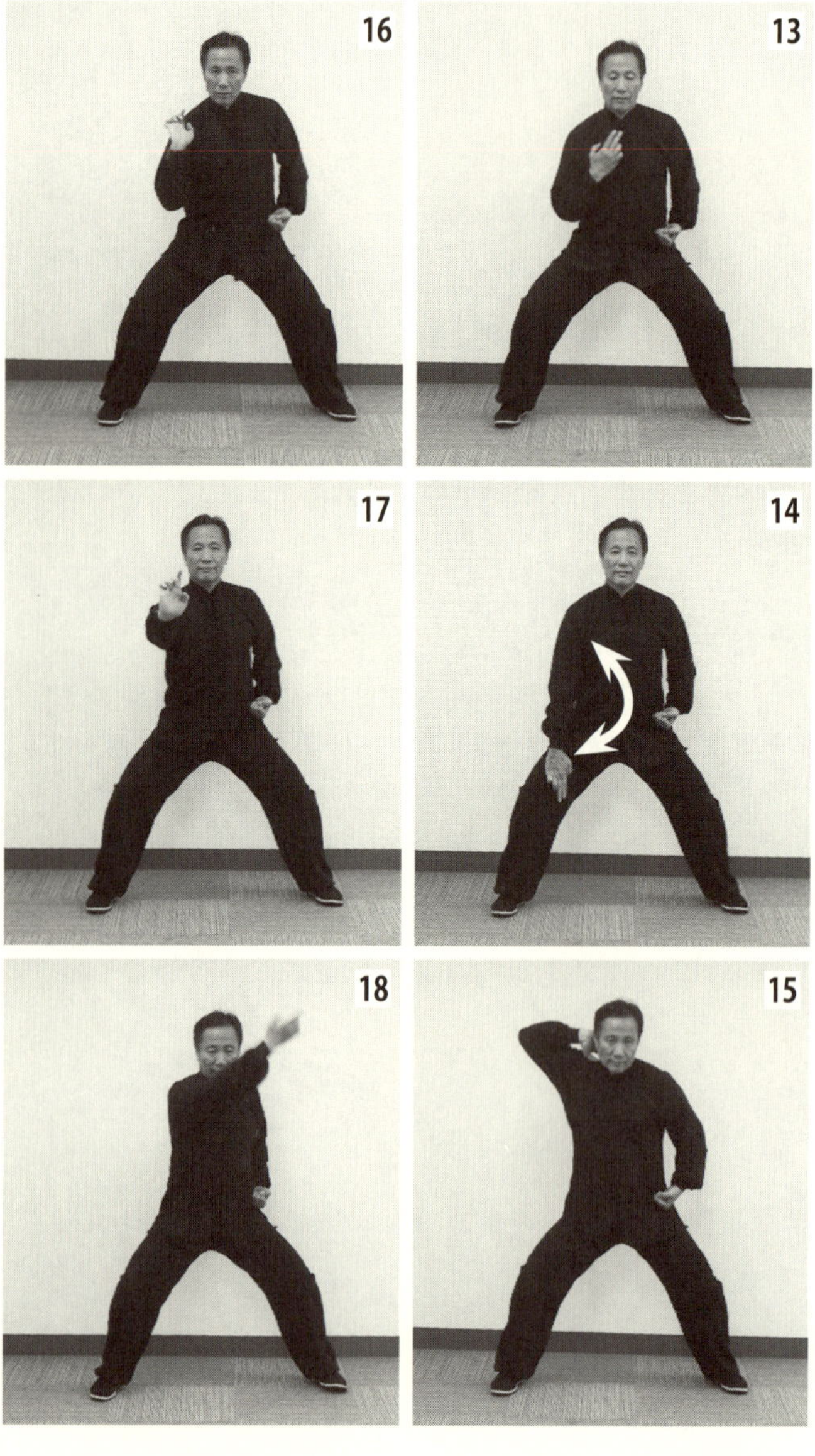

第四式（18～21）：吸いながら、手を頭の回りに左側頭部→後頭部→右側頭部、という要領で回し、吐きながら、四指をそろえた伸ばした手を、その指先から真直ぐ前方に気が放出されているイメージをもって前方へ突き出します（18～21）。

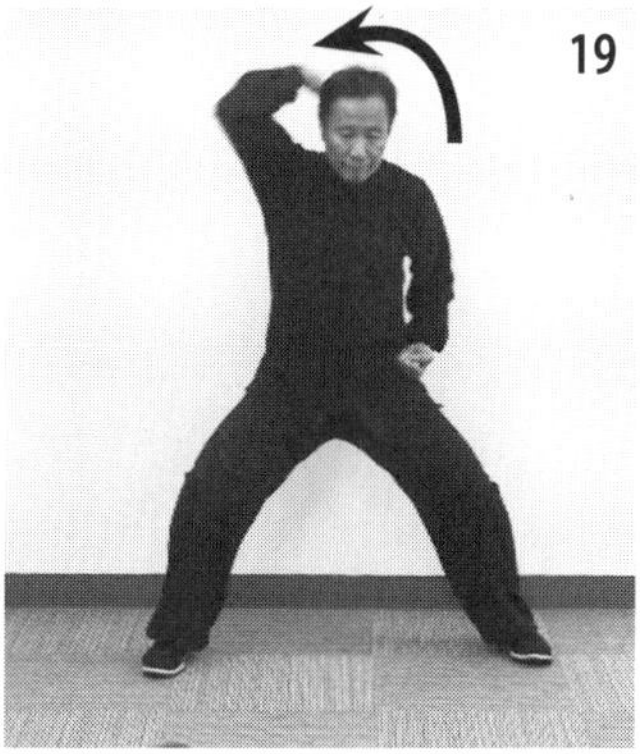

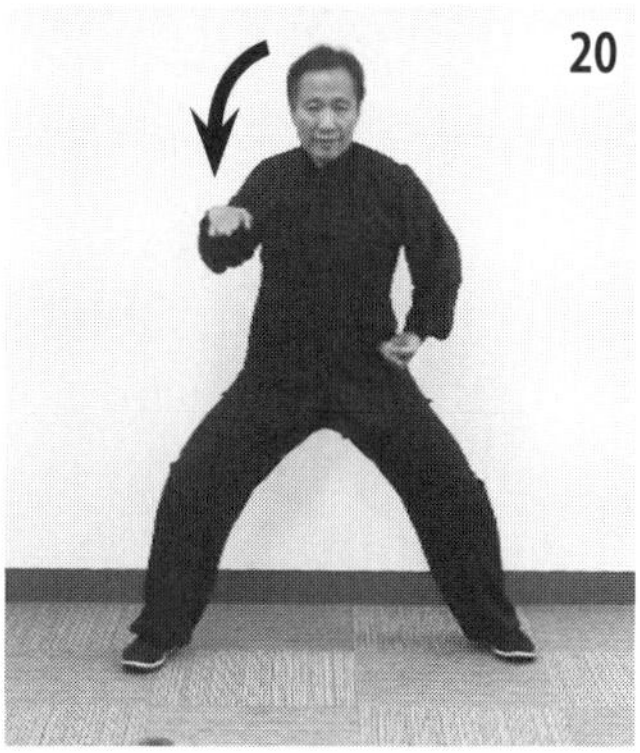

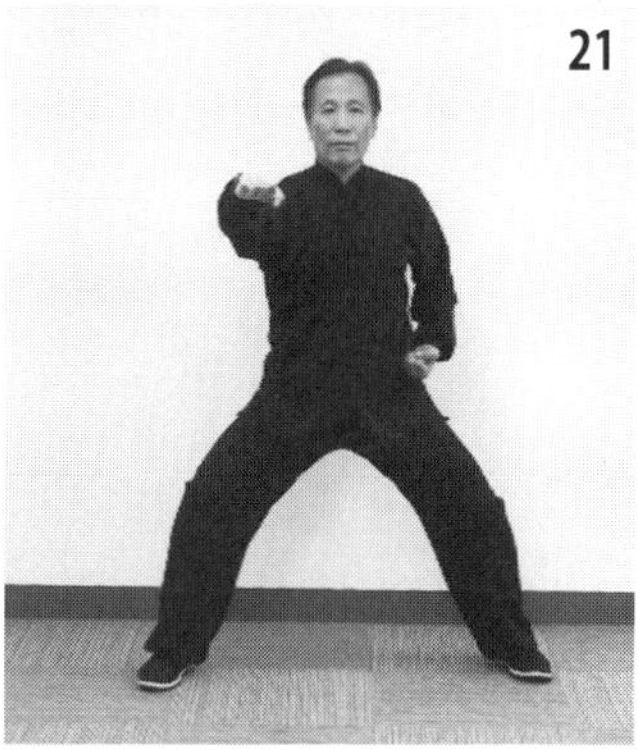

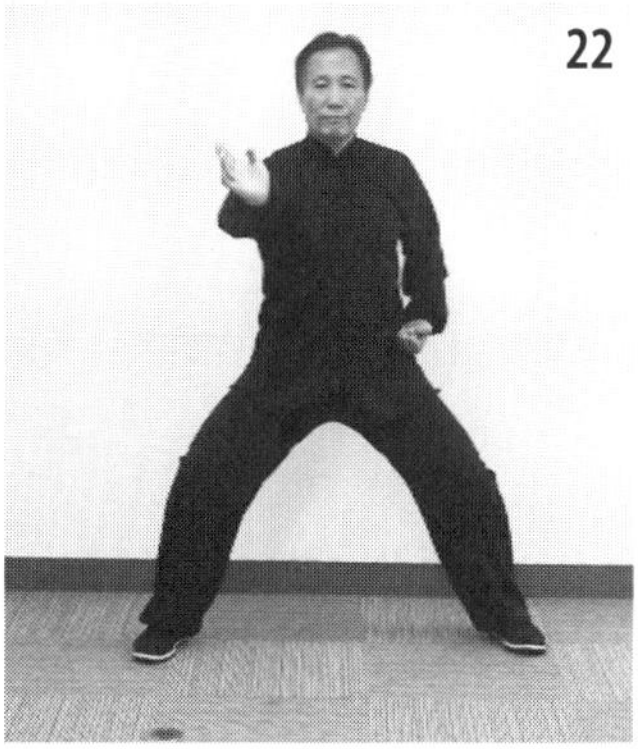

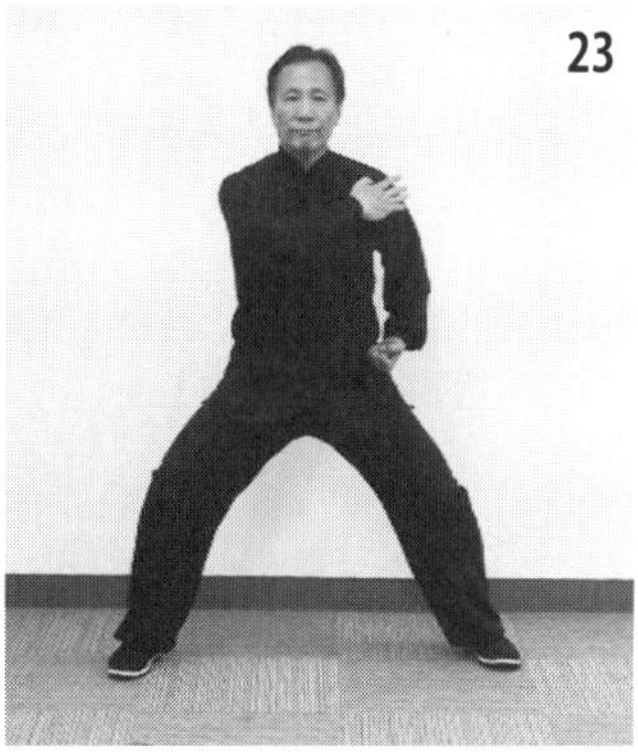

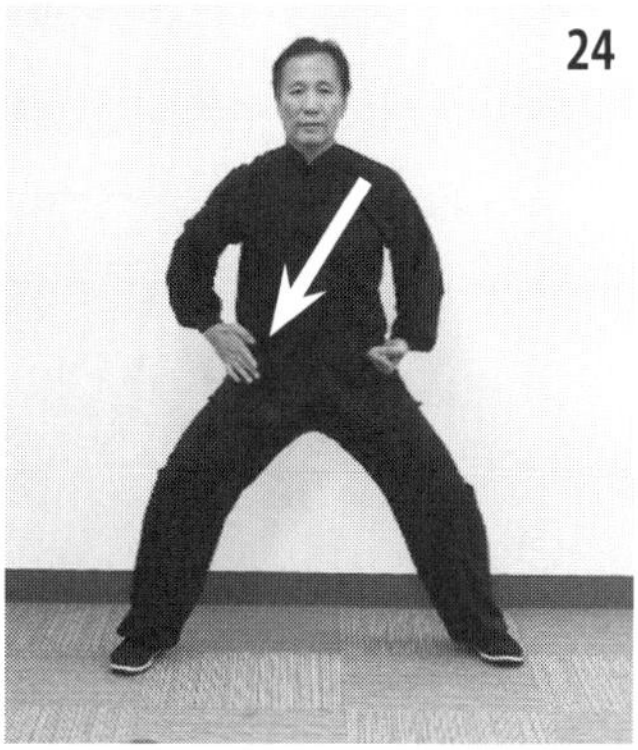

第五式（22～24）：吸いながら、気で自分の身体中を満たすイメージで掌を左肩に当てます（22～23）。吐きながら、右掌を身体全面を斜めに滑らすように下ろします。

く龍のようにバランス良く気を出していく事が大切です。頭に気が登ってしまっては、バランスが悪いのです。気は「下丹田」の位置、または足の方に下げておくことが重要です。そうすれば、心を静めて落ち着くことができます。もし、気が頭に登ってしまったら、心はいつもイライラして不安になり、いくら鍛えようとしても強くなることはできないでしょう。これでは、すぐ焦ってしまったり、ミスをして間違ってしまったりしてしまいます。

たとえ激しい動作であっても、どんな動きであったとしても、きちんと気は流れます。動きの中でもバランスを失わないように心がけて行ないましょう。

(3) 羅漢神功

3番目は「羅漢神功」と言います。この〝羅漢〟とは、よく仏教の中の寺において、十八羅漢とか、五百羅漢など圧巻されるような存在感のものがたくさんありますが、ここでは「修行」と呼ばれるものの意味です。

私たち人間の修行は、どこまでしていけば良いのか？　まずは「健康」になることを意識して、そのレベルから始めていき、修行をしていけば〝仙人〟と呼ばれるような人間になります。〝仙人〟になれば、食事の回数も減り、また超常能力も身につけていきます。この生活は人との交わりから遠のき、山奥などにひっそりと暮らすようになります。この〝仙人〟の上のレベルが〝羅漢〟です。なぜなら仙人の段階では、悩みなどはすべて解決に至るまではありません（心の解決が完全ではないため）。五神通が〝仙人〟。一つ多い、六神通が〝羅漢〟であり、この一つの差が「心の修行」に当たるところです。これ

羅漢神功

イメージは三大動功中最も〝自由自在〟に。自分という気の存在が全体としてうねり、宇宙と繋がり、最後に〝円〟に集中する。

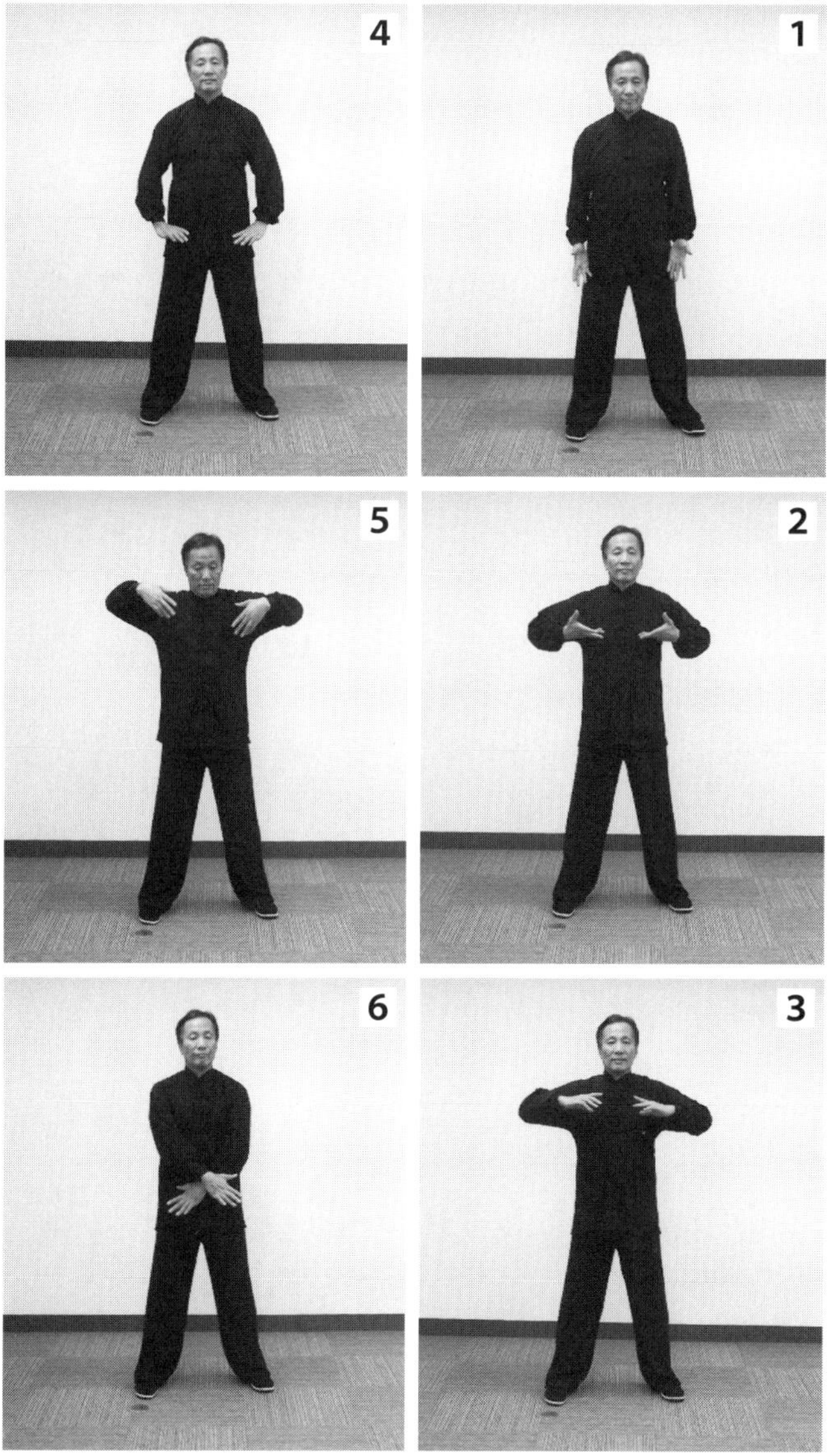

第一式（1～6）：足を肩幅に開き、吸いながら掌を上に向けて上げて行き、吐きながら掌を下に向けて上げていきます。これを3回繰り返します。吐きながら手を交差させるように下ろして行き、右手の内関（内側の手首から指三本の位置にあるツボ）と左手の外関（外側の手首から指三本の位置にあるツボ）を合わせるようにします（5～6）。

第二式（7～12）：手を交差させたまま頭上に差し上げ、右足を上げて片足立ちになり、丹田を中心に１８０度転身します（7～8）。左方へ向け、低い所を通して前方に手を送ります。この時、右手が上で掌を下へ向けた状態で突き出しますが、そこから左手を上に、掌が上に向いた状態にクルッと入れ替えます（8～10）。そこから両手で左右に大きな円を描きます。手が前に来た時、両腕で水平方向の円を、両手指で垂直方向の円を同時に作るようにします（11～12）。

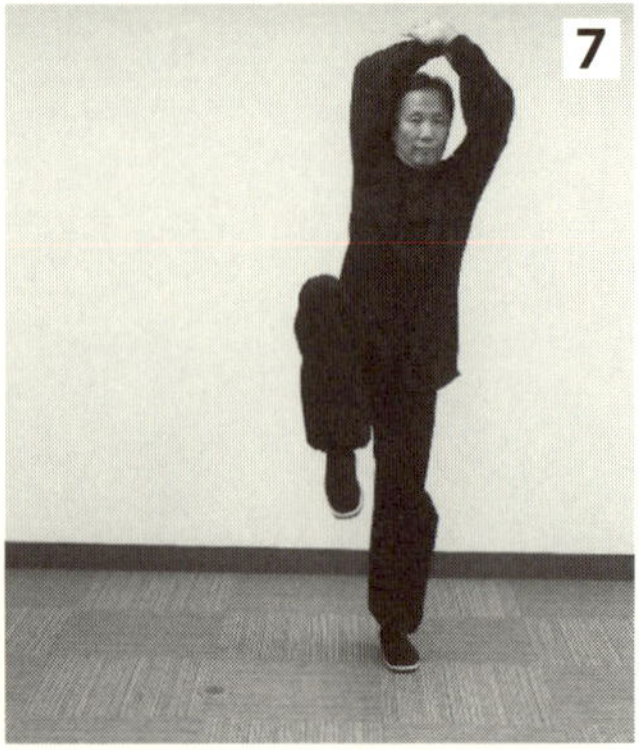

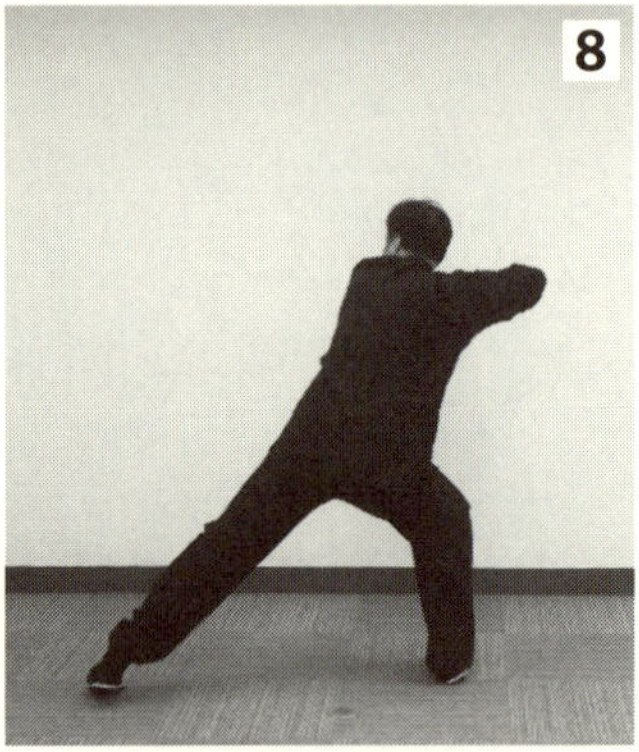

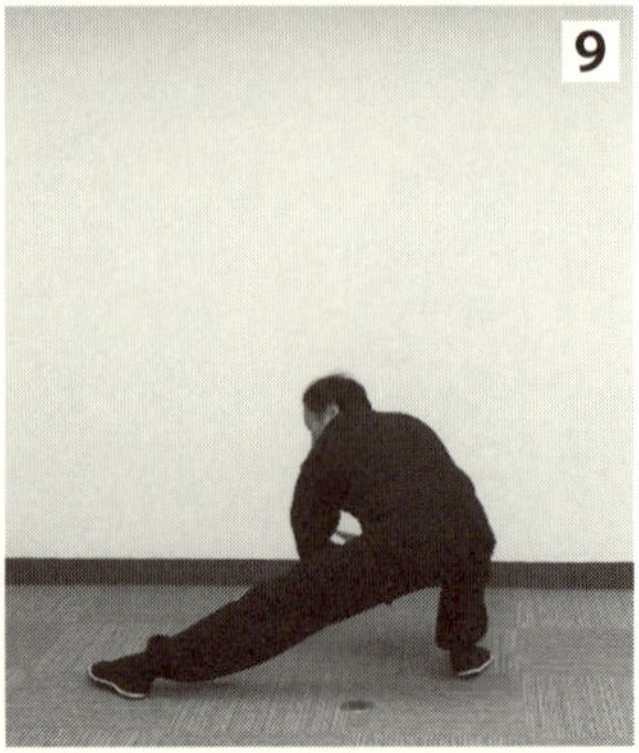

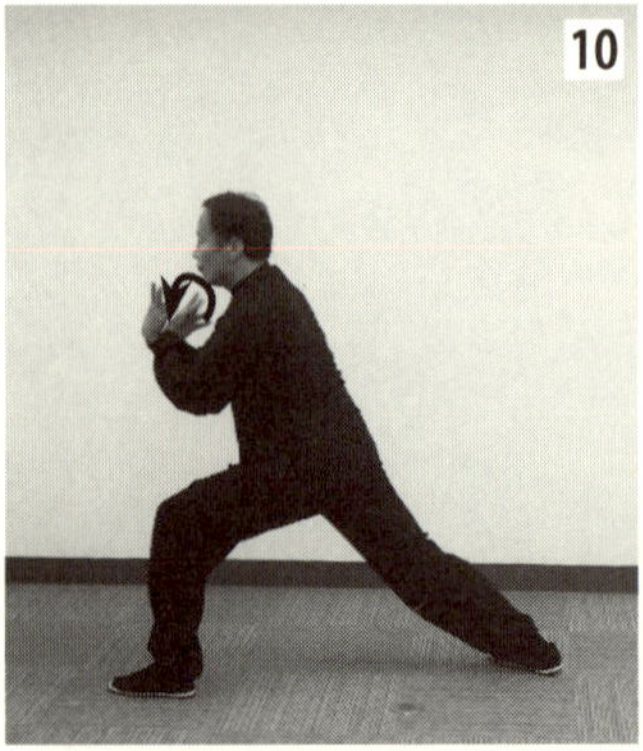

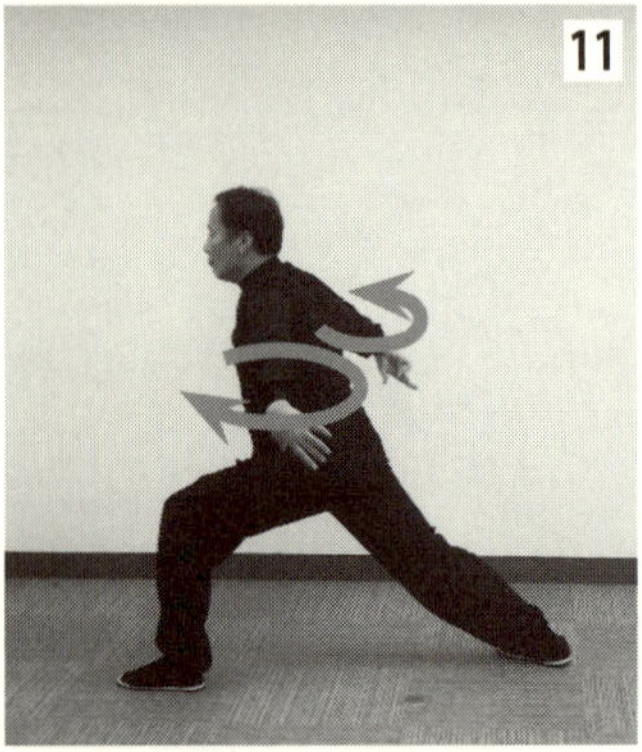

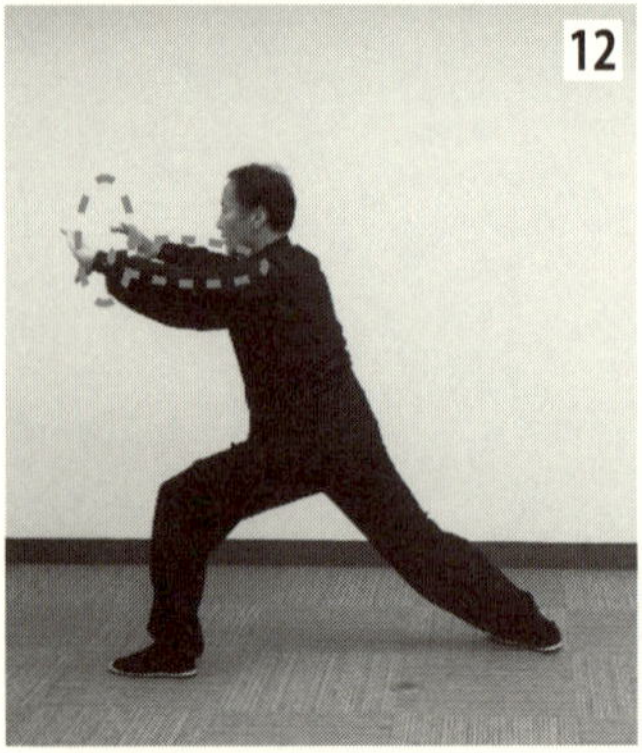

は禅の特有のものです。ですから、これは〝仙人〟をしているだけでは、できないものなのです。そのため、〝羅漢〟は〝仙人〟の能力を持ち、さらに根本的に自分の生と死について解決しており、心の悟りができているのです。

また〝羅漢〟とは、「金剛不壊」の心と体と言われます。基本的に〝羅漢〟のレベルは体だけでなく、どんな状況においても自分を見失ったり、潰れてしまうことはない心が宿り、まるで〝脱胎換骨〟のような強さになり、もう一度生まれて、身体の骨や皮膚など、すべての細胞が変わるほど強くなるのです。自分自身が〝羅漢〟になるよう心と体を鍛えて、強くなるために、この「羅漢神功」を実践していきます。

4 少林寺100種類の修練座禅法

静功→動功とご紹介してきた本章ですが、まとめとして再び静功をご紹介したいと思います。それは、ある意味、〝心の修行〟として一番に頭に浮かぶであろう「座禅法」です。

今、中国に留まらず、日本や欧米へと世界中に広まっている座禅法の原点は、達磨大師の時代から伝承されている「心法」です。長い期間で進化していき、様々な方法が生まれ、今日において完成されたものになりました。

少林寺において、お寺の修行というのは専門的であり、プロ（出家者）が行なうものであって、一般人が実践する事はありません（民間人がお寺の中に入ってもできません。一時的に教えてもらう事はありますが、これは日本でもよく行なわれている『座禅会』のようなものです）。

今日、少林寺でこのような体験をする事は、全日本少林寺気功協会の会員になれば可能であり、実際に多くの会員の方々が体験してきました。僧の説法を聴く機会もあります。それはとても静寂に包まれて、雑念もなく、余計なものが浮かぶ事もなく、〝心の修行〟が実践できる場となります。

しかし、一般の方々がどれくらいの座禅法を行ない、身に付けられるかというと難しいところがあります。週一回、少林寺に通う訳にもいきません。そもそも、お寺のように静寂に包まれた座禅環境を持つ事自体が、多くの方々にとって困難でしょう。

今、誰もが日常生活の中で、多くの悩みや不安を抱えこんでいます。心の中には、まるで悩みなどがこびりついているかのように離れず、さらに新たな悩みが増えていく一方です。実際、お寺で行なう時間がない場合、短い時間でも自宅などで練習を行なうしかないのです。でも、時間がない人が多いですから、お寺に足を運び、実践する事は大変難しい事でしょう。そのため、一般の人がどのようにしたら行なうことが可能か？私は日本に来て、ずっと考えていました。

少林寺は、１５００年の歴史がありますが、その中で、実に多くの座禅法が編み出されました。現在、日本では座禅にそんなに種類があるものとは認識されていないと思います。

日本で広まっている「禅」と中国のそれとは少し違いがあります。しかし、ともに最後は自分自身が、『悟りへの道』に進むものであり、最終的に心を「無（空）」にしていくものです。一般の人は、いくら時間をかけて行なっても、悟りに行き着くのは大変難しいことです。そして、禅の本質も、大変伝わりづらく、理解しにくいものだと思います。

そもそも禅は「不立文字」であり、言葉による表現ではありません。それでも、その本質を伝え、体

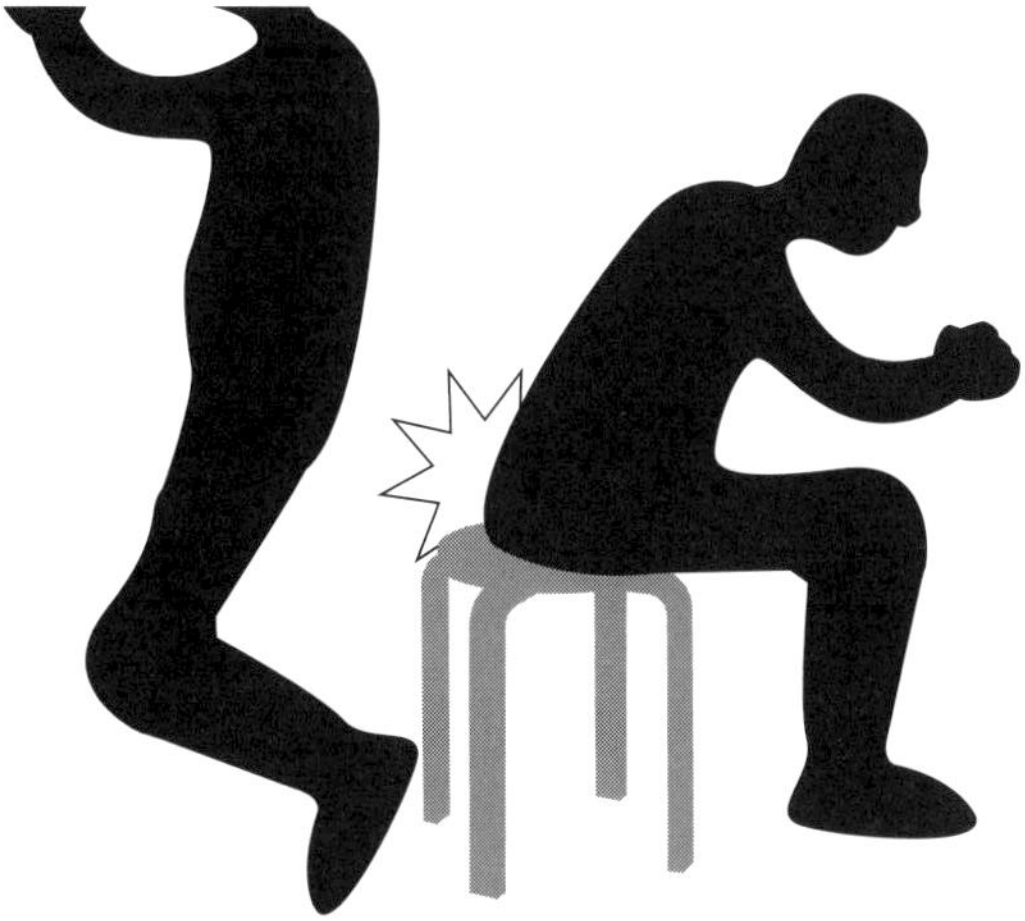

得すべく、長い歴史の中でさまざまな方法が生まれてきました。

全日本少林寺気功協会では、100種類に及ぶ少林寺秘伝の座禅法を行なっています。この100種類には、それぞれ意味があります。

基本的に最初に行なうべき事は、雑念をなくす事です。一般の人は、はじめは雑念だらけになっています。

「雑念」の雑とは、一万もの思いが浮かび上がる念のことです。でも考えてみれば、脳がその一瞬で考えられる対象は一つのみです。対象物が一つという事は、例えば、椅子が一つしかない椅子取りゲームのようなもので、もしAさんが椅子に座ったら、Bさんはもう座ることはできないですね。脳とは、この状況と同じなのです。

椅子の上に、瞬間的にAさん、Bさん、Cさん、Dさんとスピードを速くしてどんどん替わりばんこに座って、入れ替わっていく……。これが〝雑念〟という事です。

こうした状況に陥らないためには、トレーニングが必要です。「万念の変わりに一念する」という事なのです。言葉では簡単ですが、もし一つの方法で10人が実践したら、10通りのイメージで行なうことになるでしょう。実践中のイメージは、人それぞれですから、指導者は注意が必要です。たとえば、「下丹田に赤い気のボールが回っています」とイメージしてもらっても、ある人は、赤い色ではなく、紫色になっちゃった！白い色になっちゃった！となってしまった場合、実際、そうなってもよいのでしょうか？……こうなってしまったら、「だめですよ。〝赤〟と決めたら〝赤〟をイメージして下さい！」と言われてしまうかもしれません。でも、実際には、そうではないはずです。なぜなら、私たちの練習は基本的にその方法（座禅）が目的ではないのです。真の目的は「集中力をつける」という事、脳に一つの事だけを思えるようにさせる事なのです。だんだん一つのことに集中できるように練習していけば、より深いところに入っていけるのです。そうなれば、根本的に「悟り」になり、人生の事を理解して、自分と他の世界を統一することが可能になります。

ある人は、あるイメージがよくできるけど、別のイメージはしにくい。またある人は他のイメージのほうがしやすい…という事があります。そのため、座禅の方法を100種類用意したのです。

この方法は、はじめはやさしい方法からトレーニングしていき、だんだん少しずつ、知らず知らずに座禅によって、集中力がついていきます。そして最後には、悟りの方向に進めるのです。ただ単に座ってじっとしているより、自分のしやすい方法を見つけて行なえば、とても集中しやすいのです。そのためには、実際に実践してみなければなりません。本章ですでにご紹介しました「止観法門」と「六妙法門」は入門の段階の座禅法です。

ここでもう1つ、レベルの高い方法を紹介致します。

当協会の指導員のコースは、最低4年かけて習得していきますが、毎回一つ座禅を覚えていきます。月2回のサイクルで進めていきますので、2週間空くことになります。その間で覚えた座禅を行い、身につけていきます。そして一つひとつの効果を感じていき、次の授業の時、復習してから、新しくまた座禅法を覚えていくのです。「止観法門」や「六妙法門」は、半年かけて行います。

それでは、新しい座禅法「五臓培気法」を行ないましょう。これは「五行」の考え方を取り入れた座禅法です。身体的には「五臓」を強くする効果があります。

まず、座禅の準備から始めましょう。

イメージとして、東を向き、青色の気が東から昇って体内の肝臓に入ります。これによって気が肝臓を育てます。これを5分〜15分間行ないます。

次のイメージは南を向き、赤い気が南から昇って心臓に入ります。これによって心臓を育てます。これをやはり5分〜15分行ないます。

次のイメージは〝真ん中〟です。南を向き、大地から黄色の気が昇り、脾臓に入ります。これが脾臓を育てます。これを5分〜15分間行ないます。

次は西を向き、西から昇った白い気が肺に入ります。これが肺を育てます。これもやはり5分〜15分間行ないます。

次は腎臓なので背中から入ります、背中を北に向け、北からの黒い気が腎臓に入るイメージをします。これが腎臓を育てます。これをやはり5分〜15分です。

なれてきたら、五方向から同時に五色の気が昇り、五臓に入るイメージで行ないます。この時、あま

五臓培気法

座禅姿勢をとり、東から青い気が肝臓に入って、その気が肝臓を強くするとイメージします。続いて南から赤い気が心臓に、下方の大地から黄色い気が脾臓に、西から白い気が肺に、北から黒い気が腎臓に入る、とイメージしていきます（各5～15分）。方角と色のイメージが五臓の強化作用をもたらし、五臓の強化はそのまま心の強化へと繋がります。

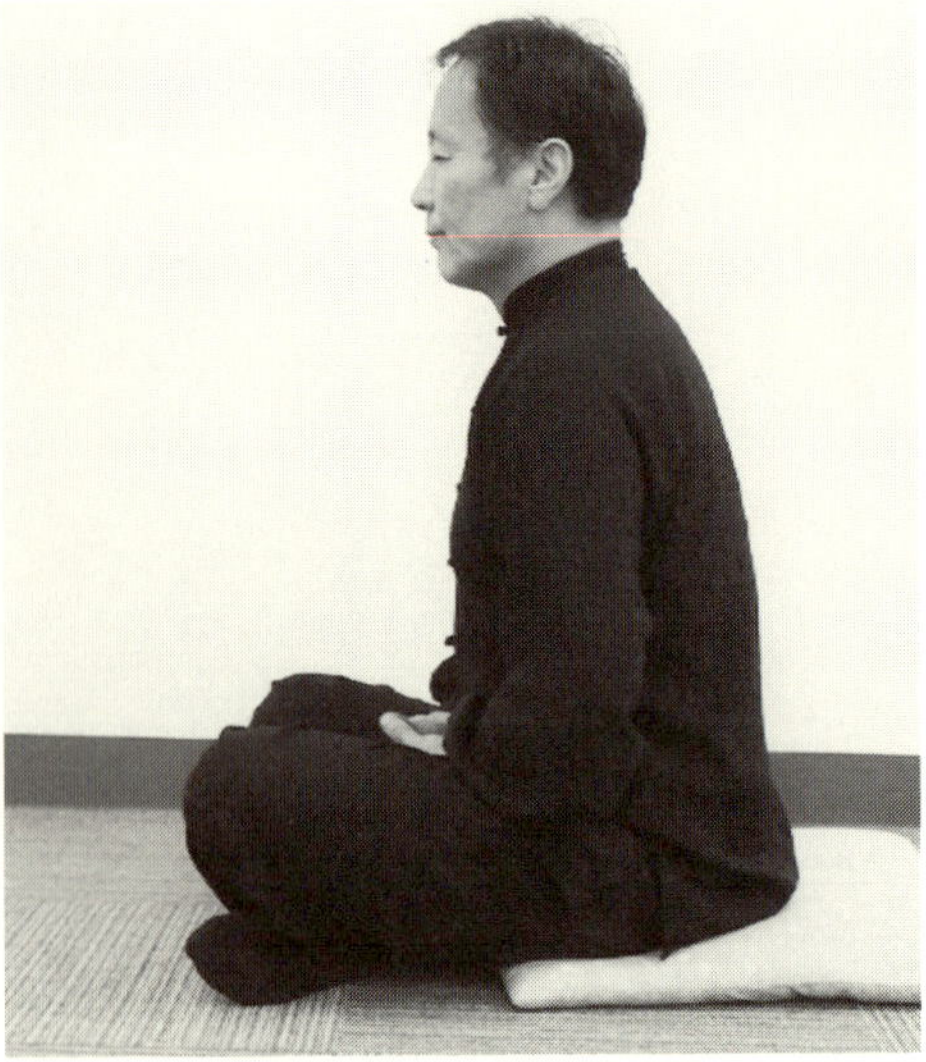

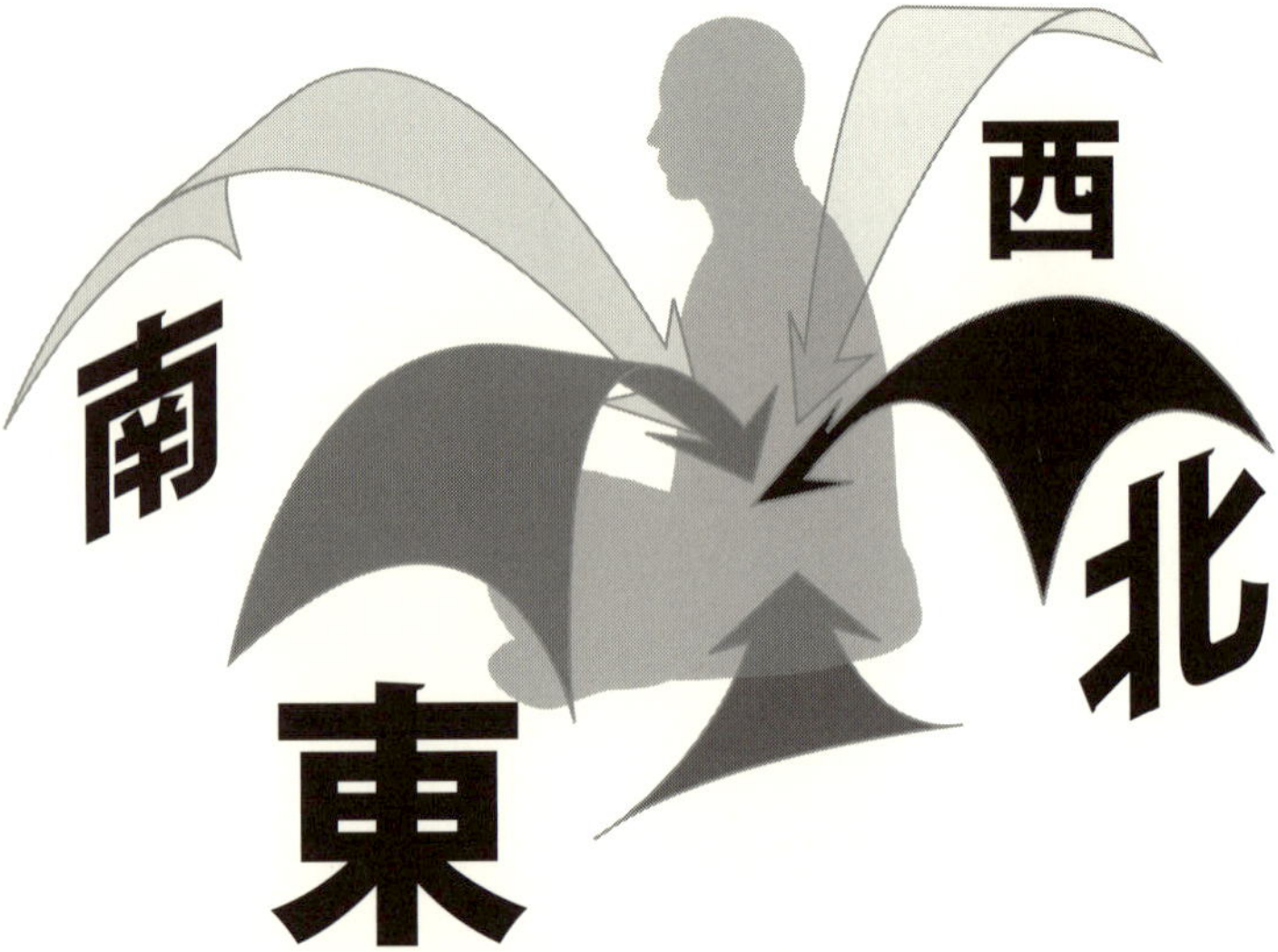

り厳密にそれぞれの色の気が別個の臓器に入っていくイメージを持つ必要はありません。多少あいまいで大丈夫です。

これは、実際に体はどちらの方向へ向けて行なってもけっこうです。でも、南を向くのが一般的なやり方です。あるいは季節によってそれぞれに適した方向で行ないます。春は東、夏と冬は南、秋は西です。もう一つ、朝は東、夕方は西を向いて行なう、という方法もあります。これは太陽に向く、という事です。

その他、100種類の方法の中には、能力を開発させるものもありますし、病気の治療に対応するものもあります。

心の修行をしながら、いろいろな方面(能力開発、治癒力の向上など)の効果があるのです。この練習は一つのシステムで体系化されており、まるで幼稚園から小学校、中学……大学院、博士号という流れのように、一つひとつ理解しやすく、進めていきます。心も鍛えられますから、どんどん強くなります。どの段階でも、具体的な対処法としての方法がありますから、目で見えないから分かりにくいといった座禅法とは違います。

ぜひ、皆さんも体験して頂けたらと思います。

私たちはこれらの練習をする上で、もちろん、以上のような静功をして、さらに三大動功(「鶴功三十六式」、「虎龍双形養生功」、「羅漢神功」の実践)も行なっていき、心を落ち着かせます。

さらに心の強さの上に、さまざまな能力開発もできます。私たちの生命の質も高められます。長い歴史の中、私たち人間の心はどんどん進化していきました。もし心の修行を行なったら、何百、何千、何万年と時間をかけてきた地球上のすべての人類の進化（心の力、心の強さ、心の質）は現実的にレベルアップされる事でしょう。そして私たちの「命」のレベルも高くなるのです。

例えば病気になった時や調子が悪いといった場合、心が弱くなりますが、心の強さ、イメージの力により、変えることがすぐできます。

生命の神秘、そして秘密を座禅法の練習によって、理解していき、そして調節していくのです。人間にはすでにプログラムされた「生老病死」がありますが、その進むスピード、あるいは進む方向は私たちの心の力により、かつ気のレベルにより、変えられる可能性があるのです。そうなれば「健康」になり、「病気」を寄せ付けない自分になり、心も強くなり、人に対して優しくもなれるのです。そして落ち着きのある心により、能力は向上されていくのです。さらに人生は豊かになるのです。

心の修行は〝人類の進化〟にも強い意味があるのです。これまでの宗教と科学の対立から超えて、結びついて一緒に歩むこともできるのです。

医学の分野において、遺伝子やそのプログラムなど、いまだ解決されていない事、謎に包まれた部分などについて、非常に根本的な事は、心のレベルや気のレベルが高くなることにより、分かってくるものなのです。一人ひとり個人の問題ではなく、人類の進化といった事にまで役に立つのです。

すでに歴史的にも証明されていることでもあります。例えば〝ツボ〟と〝経絡〟の発見もそうでしょう。現代においても、いかに顕微鏡で見ようとしても経絡は見ることはできません。しかし、古代中国の医者は、経絡の存在に気づいていました。仮にツボは分かったとしても、経絡までは簡単に分かるものではありません。ツボとツボをつなぐということは、何百、何千通りとある訳ですから、さまざまな可能性が出てきます。現在に伝えられている経絡が唯一の答ですが、それらを見つけ出すというのは至難の業だった事でしょう。

古代中国の医者は、皆〝気〟の修行者でもあります。自分の内面についても、気で見えたのです。経絡の透視を自分自身に対してできるのです。そして自分で自分を通して研究し、まとめたのです。そのようにして経絡の発見に結びついたのです。大昔から気の修行者によって、偉大なる発見をしてきました。

私たちもこれから練習に励み、心と気のレベルを高め、私たち人類の生命に貢献、そして人類の進化・発展にも貢献できるのです。

5 本当に心が強くなるという事

例えば、座禅を経験された事のある方の中には、こんな経験が少なからずあるのではないかと思います。……日々、ストレスが多かったり、思い煩う事が多々あって座禅に取り組もうと思う。そして実際に座禅を行なってみると、確かにやっている最中はそれらが消え去ったかのような心理状態になる。でも、日常生活に戻ってみると、何にも変わっていない……こんな経験です。

座禅に取り組んだら、あたかも外科医が身体を悪くしていた原因を取り去ってくれたかのように、スッキリとした心になる、訳ではないのです。

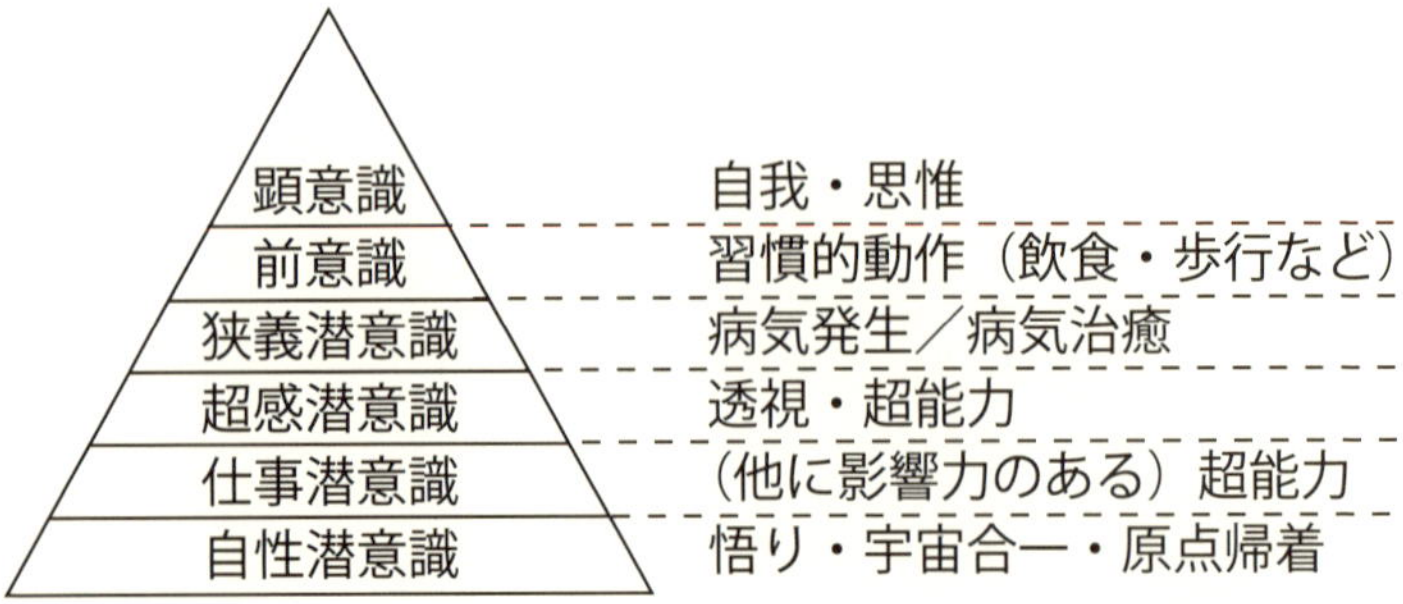

座禅で憑き物が落ちる訳ではありません。意識・心の持ちようと体の持ちよう、これらを相互関係の中で身に付けて行くのです。だから、何か悪いものがごっそり取れた訳でもなければ、何かいいものが付加された訳でもない。心と体の運用法を身に付けた訳なのですから、これをその場限りのもので終わらせず、日常生活、そして人生そのものの運用へ導入していく事が大切なのです。

ここで再び意識層のピラミッドを見てみましょう。

多くの人の日常行動を支配しているのは、一番上の顕意識です。日々のストレス、悩み、怖れなどのほとんどがここにあると言ってもいいでしょう。

座禅を組むと、その時は潜意識に下りて来ます。人によっては〝悟り〟に近いほど、深い所まで下りてくるかもしれません。しかし、そのままの意識状態でそのまま社会活動を営もうとしたら、それはそれで難があります。顕意識のレベルをただ取り払ってしまうと、ある種の〝社会性〟を失ってしまう可能性があるのです。心への対処を誤ると、〝社会性〟を失ってしまう危険性は常に併存しています。宗教等も、その危険性をはらんでいる、と言えるでしょう。

このピラミッドで、「下の方ほど強い心だ」と言いたい訳ではないのです。大事な事は、これらの層を自由に行き来できる、その〝自由度〟であり、〝バランス〟なのです。誰もが、顕意識に支配され、ストレスを感じ、それによって身体・行動においてもよい結果が出せる状態でないにも関わらず、その顕意識層から出られないでいます。だから、ますますストレスは募っていくばかりになります。

今、自殺を選ぶ人がかなりの数、います。その代表的な煩いの一つに、自己評価と社会的評価のギャップがあります。要するに、思うように社会的評価が得られない、という所で思い悩んでしまうのです。それはまさに顕意識レベルの悩みです。そんな人は、顕意識を取り払ってしまう、というよりは、ちょっと下の層に潜れる自由度があるだけで、どんなに救いになる事か。下の層から、自分を煩わせていた顕意識の悩みを見た時、それは本当にちっぽけな物に思えるでしょう。そういう見方ができるというのも、〝バランス〟の為せる業です。

ほんの一時でも、ちょっとだけ深い層の意識に下りられる、その〝自由度〟を持っている事が強い心です。それには、静功（座禅）だけでもなく動功も、〝鶴〟だけでなく〝虎〟の強さも〝龍〟のしなやかさも併せ学ぶ事が、きっとあなたの心によい〝バランス〟と〝自由度〟をもたらすでしょう。怖れ、不安でガチガチになりそうな時、ちょっと深い層の意識へ下りる事ができたら、きっと固まりかけていた体も自由を取り戻します。

そう、精神だけでなく体も、それが人間の真の強さにとって不可欠の〝バランス〟なのです。

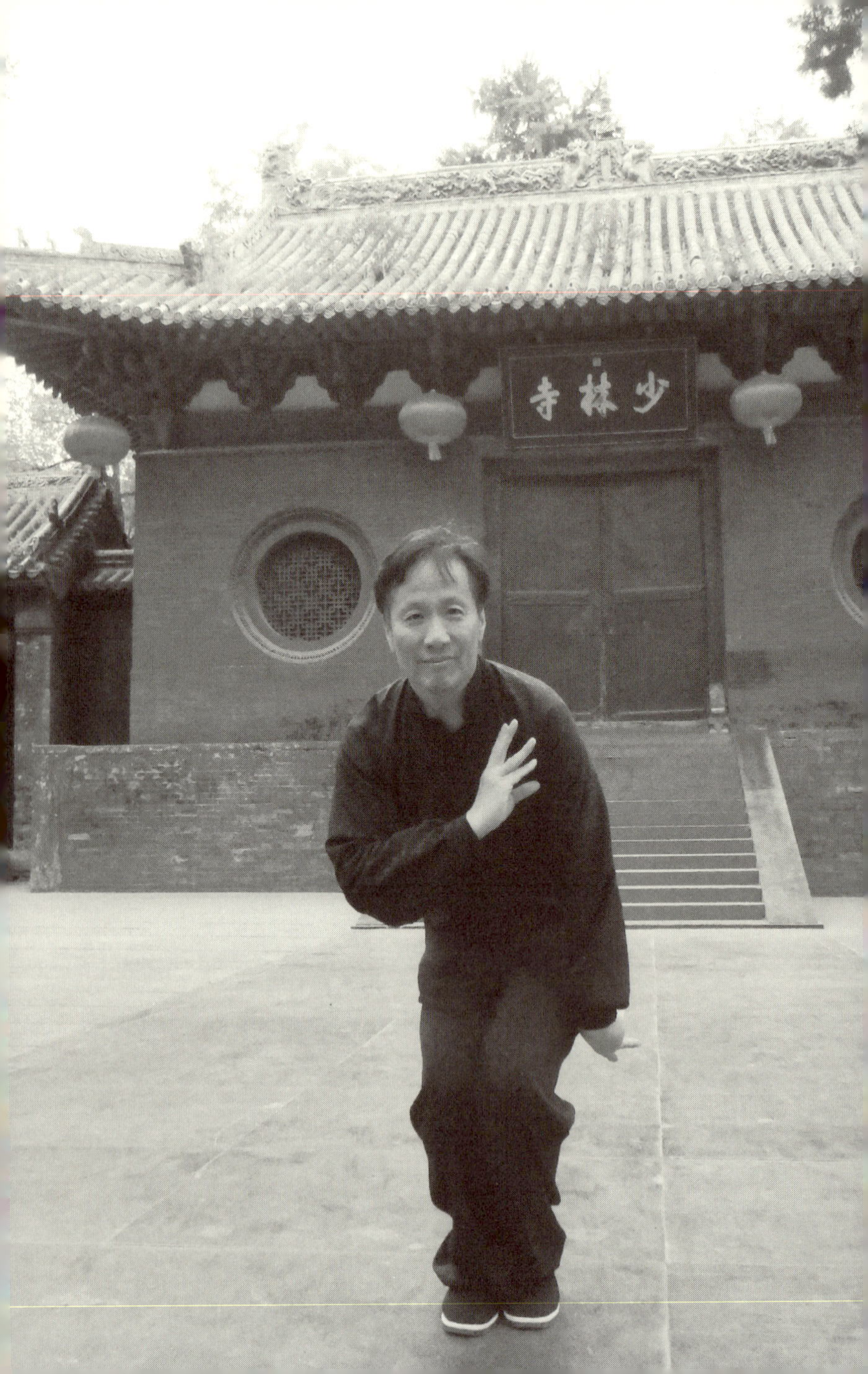
少林寺

終章

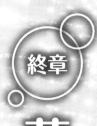

夢・目標を実現するために

本書を手に取って下さった理由は、何か日常的ストレスに負けそうであったり、いつもプレッシャーに負けてしまう自分を何とかしたい、という動機による方が多いかもしれません。いわば〝負〟の状況からの脱出ですね。

でも、せっかく本書を手に取って下さった方には、もっともっと前向きな気持ちになっていただきたい。そういった意味合いから、本書の締めくくりとして触れておきたいのは、夢、目標を実現する、という事です。

運次第ではありません。神様にお願いしたって、実現などしないのです。

実現するのは、誠に当たり前ながら自分自身です。そして、その原動力となるのが、他ならぬ〝心の力〟なのです。

1 ビジネスで成功するには？

本書をお読みになっている方の中には、ビジネスで成功したい！と思っている方も少なくない事でしょう。さて、本書はビジネス書ではありませんが、何か役に立つのでしょうか？

経済政策、経営等に関わっているトップ・リーダーたちは、必ずどこかで行く手を阻む障害や何らかの危機に直面します。そしてそれを乗り越えます。乗り越えた者がトップ・リーダーたり得ているのです。

では、これらトップ・リーダーたちはどのように乗り越えているのでしょうか？

一般的に、何かがまともに立ち行かなくなった時、人は技術（テクニック）や技能（スキル）で対処して乗り切ろう、そして勝ち取ろうとします。

ここに中国の有名な言葉があります。

「小さな成功は〝技（技術）〟により、大きな成功は〝徳〟による」

私たちの日常の中で問題が解決したとか、お金を儲けた、事業がプラスに転じた、仕事で評価されたり成績が上がった等の場合、多くは自分の知識（専門技術を含む）や技術を駆使した結果によるものです。

しかし、もっと大きな成功をつかむ、ような人がやってきた事は、単に技術でなく、ある、大きな成功を生む法則によった行動なのです。

第一に〝人間性〟あるいは〝人間力〟です。大きな目標を持ち、広い心を持ち、目の前の小さな利益に固執したり、自分の事だけを考えているような人間ではないのです。

結局、そういう人間は周りに対して大きな影響力を持ち、周囲は知らず知らずのうちに巻き込まれ、引っ張られ、集められていくのです。「この人と仕事をやりたい！」となんとなく思わせ、「この人と一緒にやれば必ず成功する！」と、引き込まれる側も自信を持って行動し始めるのです。

引き込まれるのはその人に「魅力」を感じるからこそですが、成功者には必ずある要素の一つです。

だからこそ、人が集まり、応援する人も増えて大きな力を生むのです。

第二に、そういう人はどんな状況でも動揺せず、自分の目標に突き進み続ける、という事があります。簡単にあきらめません。冷めやまぬ情熱を持って、成功するまで続けます。

第三に、問題に直面した時の対応の仕方です。そういう時、持っている知識だけに頼らず、本能からの行動、直感の判断を導入する、という事です。持っているあらゆるデータからとか、市場調査した結果だとか、コンピュータの計算によって出した答、などといったものではないという事です。先を読み、市場等の動向の変化に対して直感を働かせ、行動に移すのです。こういう能力については、なかなか持てないものです。ここが成功できるかできないかの大きな違いともなるのです。

そして第四に、自分自身を周りに合わせる事ができる、という事です。〝周囲など目もくれず強引にグイグイと進んで行く〟みたいなイメージを抱いていた方は意外に感じるかもしれませんね。でも、自然に反せず、順応できる柔軟性を持つ事が、生き延びるためにとても必要な事なのです。これが人と人とのコミュニケーションを通じ〝自分と相手が一つになる〟ような良い関係を作る事に繋がります。自我を通すのでなく、一緒に考えて判断できる、という事が大事なのです。

これらが成功者の〝法則〟であり、〝素質〟です。

さて、このような〝素質〟はどのように身につければよいのでしょうか？

いや、そもそも〝素質〟を変える事などできるのでしょうか？　生まれつき決まってしまっているのでは？

今、世の中には〝成功〟を手に入れるためのさまざまなハウツー本が発売されています。その多くは「能力開発」「自己啓発」と言われるものです。しかしこれらによって知識を得ても先に述べた〝素質〟は得られません。

実はこの〝素質〟は、脳の〝潜在意識〟の一番深い所まで入り込んで変えていくような事をしなければ、変わらないのです。これは、意識構造的な話になりますが、すでに深層心理学の分野でも解明されている事なのです。

では、私たちはどういう方法で、表面意識より下の〝潜在意識〟の層に入る事ができるのでしょうか？

これが、例えば本書でご紹介してきたような座禅や動功によって、可能になるのです。

座禅や動功などの気功の本質は、表面意識よりも深いレベルに入り、潜在意識の部分に入る事です。

あくまでも表面的な部分は知識の支配であり、行動の支配ではありません。潜在意識から答を導く事ができれば、それは大きな結果に結びつきます。ですから、座禅に入り、自己を変えて行く必要があるのです。

もちろん簡単に到達する事は難しいですから、なかなか入る事はできないでしょう。でも、少林寺気功によって、早い段階で深い意識に入って行く事も可能なのです。

少林寺のさまざまな修行は、〝動作〟と〝意識〟の持ち方、さらに〝呼吸〟を合わせて実践していきます。そうすれば、心と体は統一されていきます。内面と外面が一つになり、意識も一緒に動くようになります。肉体表現から意識の深い所に繋げていきます。そうすれば行動が変わり、速やかに動けるようになり、自分の肉体から心を変えていく事ができます。このアプローチにより、成功をつかむ、あるいはビジネス面でリーダーシップが発揮できるような〝資質〟が得られるのです。

2　改めて五行を考える

本書でご紹介した、心を〝神〟〝魂〟〝魄〟〝意〟〝志〟という5つの側面からとらえる考え方は、日本の方にはなかなかなじみのないものだったと思います。でも、こうしてみるとこの中に、まさに夢や目

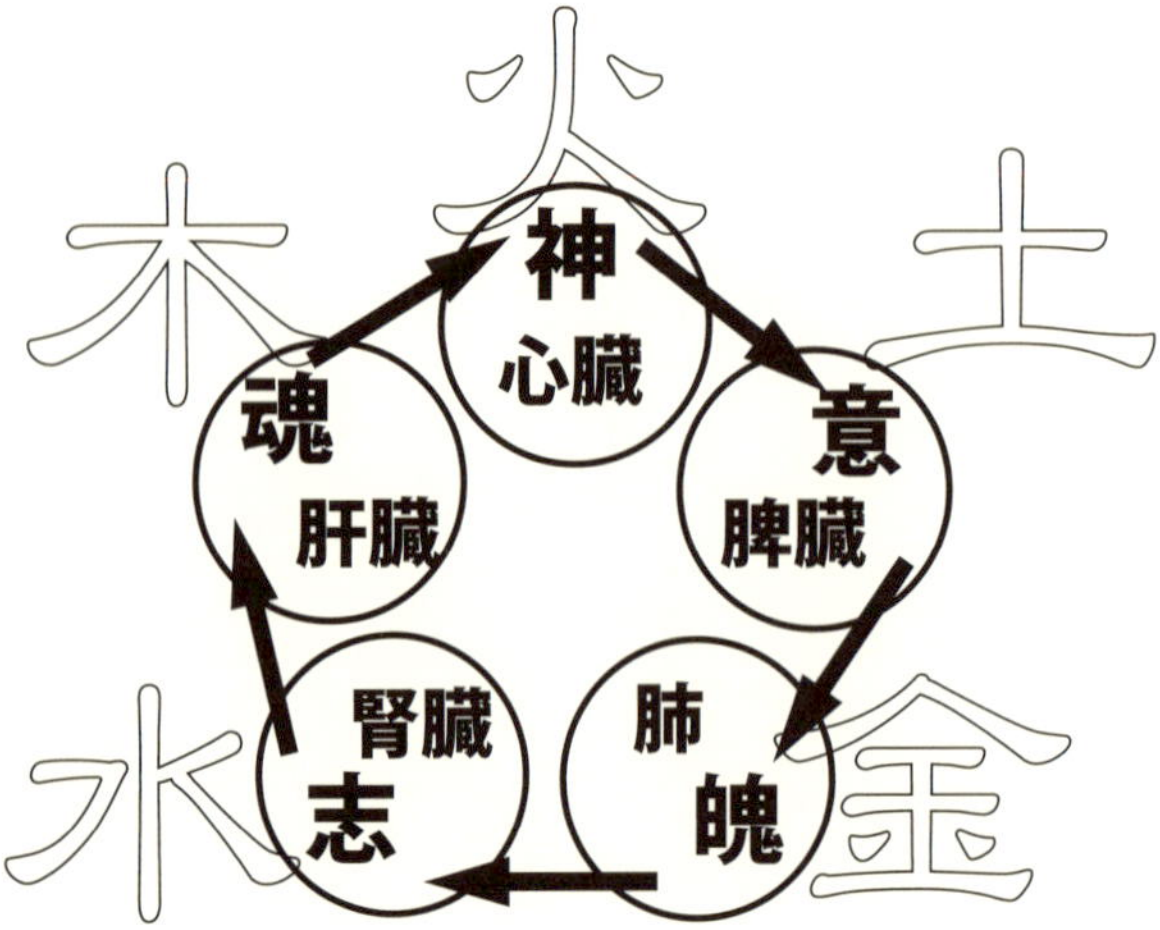

〝志〟は〝魂〟を、〝魂〟は〝神〟を、〝神〟は〝意〟を、〝意〟は〝魄〟を、〝魄〟は〝志〟をそれぞれ生む「母」たる関係にあります。これは水が木を育て、木は燃えて火を生じ、燃えて灰と化した後は土となり、金属は鉱物として土中より生じ、鉱物はその表面に水分を凝結させ水を生ぜしめる、という自然界の関係性にそのまま対応しています。

標を実現する力、そのものがありますね。〝志〟です。

〝志〟は第2章で触れましたように、目標に対して決心し、突き進む原動力となる要素です。日本で用いられる「志《こころざし》」ともニュアンスが近いですから、理解しやすいのではないかと思います。

単純に、〝志〟の要素が強ければ、夢はかなうのだ、と考えてみて下さい。そして5つの要素にはそれぞれ対応する臓器がありました。〝志〟には腎臓です。よって、腎臓が健全ならば、〝志〟の力は十分にある、と考えてしまっていいでしょう。

先には触れませんでしたが、五行にはそれぞれに生み出し、生み出される〝母子〟のような関係があります。

〝志〟は〝魂〟の母です。すなわち〝志〟は〝魂〟を生む、という関係です。これは対応する火土金水木で考えるとよくわかります。

水は木が育つに不可欠です。よって水は木の母です。木は燃えて火となります。よって木は火の母です、といった具合です。

右図のようにぐるり巡って、実はすべてが繋がっています。

実は、〝志〟だけを強くする方法、が存在する訳ではありません。すべてが連関的に強くなっていくのです。逆に、すべてが連関的に弱くなってもいくのです。だからこそ、少林寺気功のような、体を含めての鍛錬が有効になってくるのです。体とは、どこかが悪くなると、それを補うべく別の部分に負担がかかるようになります。その状態が続けば、その部分が新たに悪くなってしまいます。

何かを犠牲にして全体をうまくいかせる事など無理なのです。体はそのようにできている、それはそのまま心にも言う事ができます。

3 夢・目標を実現するための〝心の強さ〟とは？

夢や目標を思い描くのは簡単ですが、それを実現する事は決して簡単な事ではありません。皆さんも少なからず、挫折の経験があるでしょう。誰だって、必ずあるものです。

では、振り返ってみて下さい。あなたは何があって、どんな風に挫折しましたか？

例えば、こんな事もあったでしょう。ずっと努力し続けてきたけれど、ある時、誰かに負けた。上には上がある事を知った。自分には才能がないとあきらめた。こんな感じです。

でも、ここまで読んで下さった皆さんならお気づきでしょう。余計な事を考えてしまっていますね。

〝上には上がある〟まではいいでしょう。でも、〝自分には才能がない〟などと考える必要が、どこにありますか？

これは実は〝自分には才能がないからこの先きっと開花できないのだろう〟という予測です。そんな誰もあずかり知らぬ未来の事を思い煩う必要などありますか？　そんな暇があったら、今、なすべき事をなせばいいじゃありませんか。これこそが「マインドフルネス」でしたね。

負けるのは誰にとっても嫌な事です。負ければ悔しいに決まってます。でも、そんな嫌な事をそのまま水のように柔らかく受け入れ、今なすべき事を努力し続けられる、これこそが〝強い心〟です。

将棋の羽生善治棋士は、「才能とは情熱や努力を継続し続ける力」だと語っています。誰もに〝天才〟と呼ばれるような羽生棋士も、逃げ出したくなるような悔しい敗北を何度も経験してきたのかもしれません。

「歯を食いしばって進む不屈の闘志」

のような絵を思い浮かべる方も多いのでは。でも、もしかしたら羽生棋士は、もっと淡々と、水のようにそれらをそのまま受け入れてしまったのではないでしょうか？

それがきっと、夢や目標を実現する〝心の強さ〟なのです。

4 武術と体と心と気功

ちょっと風邪をひいてしまった。そのくらいの事で、人って全然やる気を失ってしまうものですよね。

そのくらい、やはり心と体はひと繋がりのものなのです。

体調が芳しくない時に思う事、そんな所にも実はけっこう差が出るものです。

風邪をひいてしまったから早く薬を飲まなくちゃ、とか、栄養を摂らなきゃでも食欲がないどうしよう！……これもまた心の焦りを呼んでしまう訳です。

病気の症状には、〝体が戦っている結果〟である場合や、〝体が危険信号を発している〟場合とがあります。焦ったり、過剰反応してしまったり、よけいな情報、先入観が頭の中にあったりすると、得てして間違った処置を体に対し、してしまいがちです。

〝異常〟に対して、なんでもかんでも排除が必要だとは限りません。時には抵抗なく受け入れる事が必要な事もあります。それを見極めるには、〝体に耳を傾ける事〟です。内観ですね。

気功は、身体的に言えば健康な状態をもたらすものです。でも、何によって？

それは、柔らかく、滞りなく気が巡る体を実現する事によってです。

実は、武術においても同じなのです。

武術の強さというと、それこそ、何ものをも跳ね返してしまうような鋼のような頑健さが思い浮かぶかもしれませんね。

仮に、パンチでもキックでも、たいがいの打撃は跳ね返してしまう頑健な肉体を持った武術家がいたとします。

でも、その肉体的限界をちょっとだけ超えるパンチを持った敵が相手だったら？

武器でも考えてみましょう。たいがいの刀の攻撃にはビクともせず跳ね返してしまう強固な刀を、あなたは持っていたとします。相手が刀で攻撃してきても、あなたはその強固な刀で弾いてしまえばいい。

たいがいの他の刀よりも、あなたの刀は強固なのだから。

でも、もし相手が持っていた刀が、あなたの刀よりほんの少しだけ強度の高いものだったら？ あなたの刀は折れ、相手の刃があなたの体に食い込むでしょう。

武術において、相手を跳ね返してしまうような硬さは、時には確かに有効な武器にもなります。しかし、相手がそれをちょっと上回るものだったら、それだけで、もうおしまいなのです。だから、武術が本当に信じる強さとは、実はそこではありません。

滞りなく動き続ける事です。

動き続けられれば、必ずいつか勝機が訪れます。でも、止まってしまったら、狙い打たれておしまいです。

ビビって体の動きが止まってしまってもおしまい。力んで緊張して固まってしまってもおしまい・・・。心と体は同じ事なのです。

相手の攻撃とぶつかりあって、跳ね返す必要などありません。

武術のシビアな話だと少々物騒に聞こえてしまったかもしれませんが、夢や目標を達成するために必要な事も、きっと同じです。

少林寺気功は、体も心も柔らかく動き続けられるようにしてくれます。

体も心も、柔らかく、滞りなく動き続けられれば、きっとそれぞれお互いを柔らかく動き続けられるように保ってくれるでしょう。そして、動き続けられれば、必ず夢や目標に近づいていけるのです。

ビビったら、ああ自分はビビっているなと受け入れてしまいましょう。嫌な事があったら、ああ嫌だなあとそのまま受け入れてしまいましょう。

それでもそれはそれと動き続けられるのなら、あなたはもう相当に〝強い心〟を手に入れています。

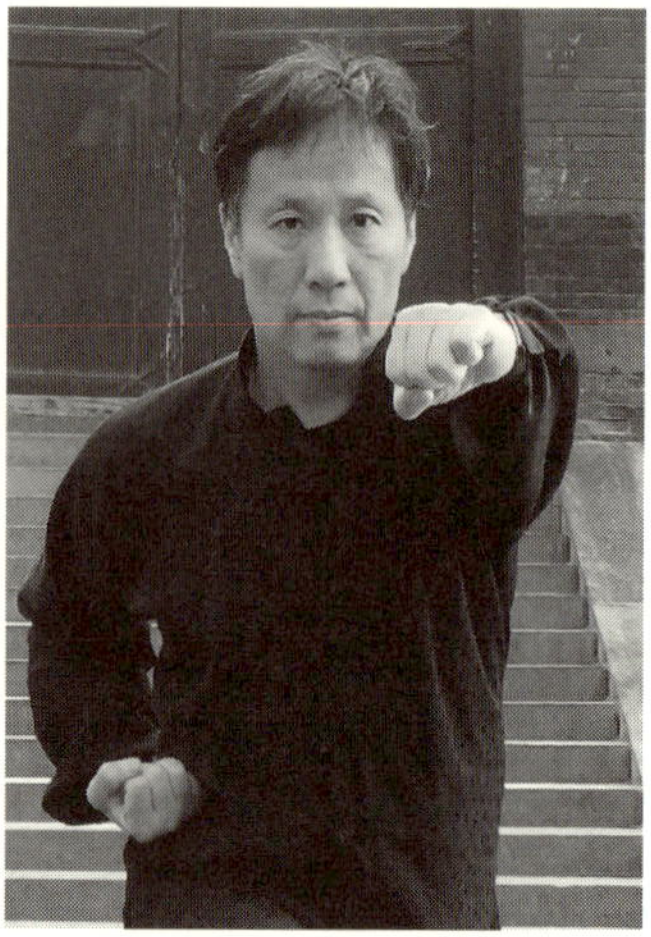

秦 西平（しん せいへい）

嵩山少林寺第 34 代最高師範
一般社団法人全日本少林寺気功協会会長
中国政府認定主任中医師／西安体育大学客員教授／
元東京大学客員研究員／東洋医学博士
幼少時より少林寺の修行を始め、長年にわたる修行の中で 28 日間の断食を含む 100 日の「大閉関」を達成。2000 年に世界初の気功麻酔による抜歯に成功。この実績により世界医療トップの全米歯科学会でアジア人初の招聘講演を行なう。2007 年、2010 年、2013 年、2016 年に世界最大規模の気功大会を主催。2007 年国連より世界平和賞を受賞。2010 年にオバマ大統領より金賞を授与された。気の本質、精神と科学の関係、意識の構造と本質などを科学的に解明するという見地から、実技も理論も世界トップレベルの弟子を多数育て、現在も精力的に指導にあたっている。

著書：『嵩山少林寺第 34 代最高師範のこれが気功と武術だ!』（三五館　1999 年）
『華の少林寺ダイエット』（三五館　2000 年）
『少林寺気功健康法　中国武術の総本山少林寺が伝える秘法』（グラフ社　2001 年）
『少林寺気功理論』（春秋社　2006 年）
『少林寺気功のチカラ』（三五館　2007 年）
『嵩山 少林寺秘伝　禅・気・武の源流』（秀作社出版　2013 年）

装幀：中野岳人
本文デザイン：リクリ・デザインワークス

少林寺気功で心を強くして夢を実現する！
究極のマインドフルネスが実現する“折れない心”

2017年1月10日　初版第1刷発行

著　　者　秦西平
発 行 者　東口敏郎
発 行 所　株式会社ＢＡＢジャパン
〒151-0073 東京都渋谷区笹塚1-30-11　4・5Ｆ
TEL　03-3469-0135　　FAX　03-3469-0162
URL　http://www.bab.co.jp/
E-mail　shop@bab.co.jp
郵便振替 00140-7-116767
印刷・製本　株式会社暁印刷

ISBN978-4-8142-0027-6　C2075

BOOK Collection

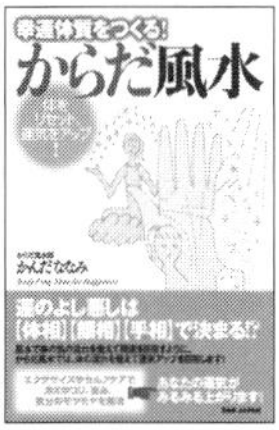

体をリセット、 運気をアップ!

幸運をつくる! からだ風水

運のよし悪しは【体相】【顔相】【手相】で決まる!? 風水で家の気の流れを整えて開運を目指すように、からだ風水では体の流れを整えて運気アップを目指します。エクササイズやセルフケアで冷えやコリ、歪み、気分のモヤモヤを解消し、あなたの運気がみるみる上がります。

●かんだななみ 著 ●四六判 ●208頁 ●本体1,400円+税

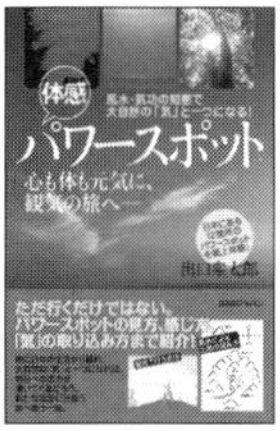

風水・気功の知恵で大自然の「気」と 一つになる!

体感パワースポット

「心も体も元気に、観気の旅へ」 東京、日光、軍刀利神社、箱根、伊豆、富士山、富山、遠野、北海道、京都、熊野、琉球——大自然のパワーを放つ写真を多数掲載し、日本にある12箇所のパワースポットを紙上体験できます。日々の忙しさを抜け出し、大自然の「気」と一つになれば、明日への活力が湧いてきます。新たな自分に出会う旅へと誘う一冊です。

●出口衆太郎 著 ●四六判 ●268頁 ●本体1,400円+税

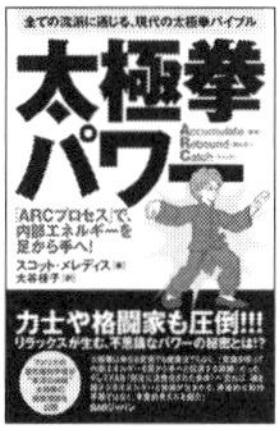

太極拳パワー

「ARC プロセス」 で、内部エネルギーを足から手へ!

アメリカの最先端科学者が、“東洋の神秘”太極拳の極意理論を公開!!「リラックス」が生む、不思議なパワーの秘密とは!? 太極拳は「意識を使って、内部エネルギーを足から手へと伝達する訓練」だった。そしてFAB(完全に活性化された身体)へ至れば、魂を揺さぶるエネルギーと快楽が生まれる。

●スコット・メレディス 著 ●四六判 ●268頁 ●本体1,600円+税

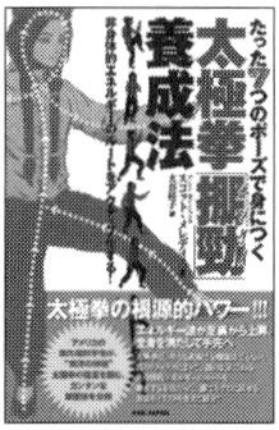

たった7つのポーズで身につく

太極拳「掤勁(ぽんけい)」養成法

太極拳は、真のリラックスによって、波のようにうねる非身体的エネルギーのルートを確立する方法だった。誰でもすぐに試せる方法をイラストを交えて紹介! アメリカの最先端科学者が、“東洋の神秘”太極拳の極意を掴む、カンタンな練習法を公開。柔らかさと堅さが同時に存在する内部エネルギー体験、それが太極拳の本質だった!!

●スコット・メレディス 著 ●四六判 ●212頁 ●本体1,300円+税

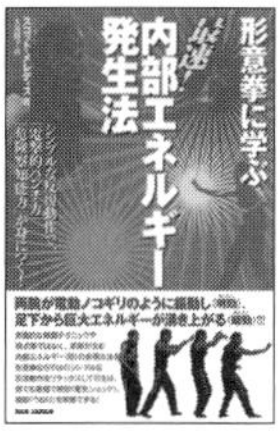

形意拳に学ぶ

最速! 内部エネルギー発生法

表面的な格闘テクニックや様式美ではなく、武術が生む内部エネルギー(勁=中国武術の極意“非身体的エネルギー”)の会得方法を、マサチューセッツ工科大学博士であるスコット・メレディスが公開します。形意拳ならではのシンプルな反復動作をリラックスして行えば、誰でも最短で明勁、暗勁を実感できます。太極拳をはじめ、あらゆる武術が向上します。

●スコット・メレディス 著 ●四六判 ●204頁 ●本体1,400円+税

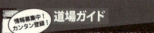

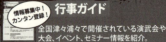

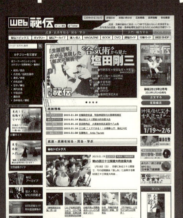